Hippokrates

Der Autor

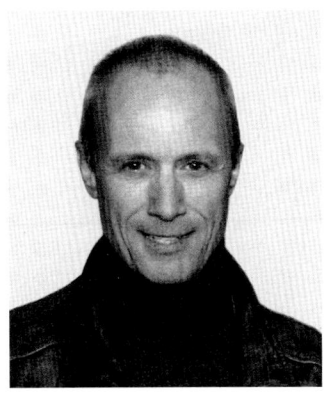

Univ.-Doz. Dr. med. Lorenz Fischer

geb. 1953. Medizinstudium in Bern. Staatsexamen 1981, Promotion 1984. 1981 – 1983 Assistent am Anatomischen Institut der Universität Bern in der Abteilung für Entwicklungsbiologie. Danach Ausbildung zum Facharzt für Allgemeinmedizin an verschiedenen Kliniken (Allgemeine Chirurgie, Innere Medizin, Rheumatologie und Neurologische Rehabilitation).

Zwischenzeitlich Einsätze als Arzt bei der Schweizerischen Rettungsflugwacht im Gebirge.

Seit 1989 niedergelassen in eigener Praxis. Seit 1994 Vortrags- und Kursleitertätigkeit auf dem Gebiet der Neuraltherapie in verschiedenen Ländern in Europa, in den USA, Mittel- und Südamerika.

2002 Wahl als Dozent für Neuraltherapie (Lehrstuhl 25 %) an der Universität Bern. Verschiedene Forschungsprojekte, u. a. Betreuung neuraltherapeutischer Dissertationen.

Neuraltherapie nach Huneke

Neurophysiologie, Injektionstechnik und Therapievorschläge

Lorenz Fischer

3., überarbeitete Auflage

88 Abbildungen
3 Tabellen

Hippokrates Verlag · Stuttgart

Bibliografische Information der Deutschen
Nationalbibliothek

Die Deutsche Nationalbibliothek verzeichnet
diese Publikation in der Deutschen
Nationalbibliografie; detaillierte bibliografische
Daten sind im Internet
über http://dnb.d-nb.de abrufbar.

Anschrift des Autors:

Univ.-Doz. Dr. med. Lorenz Fischer
Facharzt für Allgemeine Medizin FMH
Neuraltherapie SANTH/FMH
Schwanengasse 5/7
CH – 3011 Bern

1. Auflage 1998
2. Auflage 2001

Wichtiger Hinweis: Wie jede Wissenschaft ist die Medizin ständigen Entwicklungen unterworfen. Forschung und klinische Erfahrung erweitern unsere Erkenntnisse, insbesondere was Behandlung und medikamentöse Therapie anbelangt. Soweit in diesem Werk eine Dosierung oder eine Applikation erwähnt wird, darf der Leser zwar darauf vertrauen, dass Autoren, Herausgeber und Verlag große Sorgfalt darauf verwandt haben, dass diese Angabe **dem Wissensstand bei Fertigstellung des Werkes entspricht.**
Für Angaben über Dosierungsanweisungen und Applikationsformen kann vom Verlag jedoch keine Gewähr übernommen werden. **Jeder Benutzer ist angehalten,** durch sorgfältige Prüfung der Beipackzettel der verwendeten Präparate und gegebenenfalls nach Konsultation eines Spezialisten festzustellen, ob die dort gegebene Empfehlung für Dosierungen oder die Beachtung von Kontraindikationen gegenüber der Angabe in diesem Buch abweicht. Eine solche Prüfung ist besonders wichtig bei selten verwendeten Präparaten oder solchen, die neu auf den Markt gebracht worden sind. **Jede Dosierung oder Applikation erfolgt auf eigene Gefahr des Benutzers.** Autoren und Verlag appellieren an jeden Benutzer, ihm etwa auffallende Ungenauigkeiten dem Verlag mitzuteilen.

© 2007 Hippokrates Verlag in
MVS Medizinverlage Stuttgart GmbH & Co. KG
Oswald-Hesse-Straße 50, 70469 Stuttgart

Unsere Homepage: www.hippokrates.de

Printed in Germany

Zeichnungen: Hans Holzherr, Ostermundigen (CH)
Umschlaggestaltung: Thieme Verlagsgruppe
Umschlagzeichnungen: Hans Holzherr, Ostermundigen (CH)
Satz: OADF, Holzgerlingen
gesetzt in InDesign
Druck: Grafisches Centrum Cuno, Calbe
ISBN 978–3–8304–5368–0   1 2 3 4 5 6

Für Doris, Stephanie, Raphael, Dominik und Isabelle

Geleitwort zur 1. Auflage

Im Dezember 1996 hörten wir auf einem Kongress der mexikanischen Neuraltherapie-Gesellschaft den Vizepräsidenten der Schweizer Gesellschaft Dr. Lorenz Fischer über „neue biophysikalische Erklärungsmöglichkeiten der Wirkungsweise der Neuraltherapie nach Huneke und anderer Regulationstherapien" sprechen. Wir waren mit dem ganzen Auditorium begeistert und erfuhren von Lorenz Fischer, dass er seine Gedanken in dem vorliegenden Buch veröffentlichen wolle.

Der Autor wurde beim Studium der Lehrbücher von dem Hinweis Ferdinand Hunekes fasziniert, der beizeiten der Überzeugung war, dass vor allem sein Sekundenphänomen „etwas mit der Quantenphysik zu tun haben müsse!"

1965 hatte Ferdinand Huneke im Vorwort zur 2. Auflage seines Buchs *Das Sekundenphänomen. Testament eines Arztes* (Haug Verlag, Heidelberg) geschrieben:

„So ist die Erkenntnis von der Bipolarität des Lebendigen zunächst Erlebnis-Aussage. Teilweise noch ungeklärte quantenphysikalische Vorgänge in der energetischen Struktur des Vegetativum dürften die Brücke bilden zwischen den Formkräften des Vegetativum und den exakt nachweisbaren Teilvorgängen."

Seitdem beschäftigte sich Lorenz Fischer intensiv mit der Integration moderner Physik in biologische Systeme und mit Erklärungsversuchen der neuraltherapeutischen Phänomene. Dieses Buch erweitert unser Gesichtsfeld über die Grundlagen der Neuraltherapie mit Lokalanästhetika und untermauert die wissenschaftlichen Grundlagen für die endgültige Anerkennung.

Wir danken dem Kollegen für seine bahnbrechende Arbeit und können sein Buch allen Neuraltherapeuten und Freunden der Regulationsmedizin nur wärmstens empfehlen!

Dr. med. Jürgen Huneke
Ehem. Präsident der Internationalen medizinischen Gesellschaft für Neuraltherapie nach Huneke, Regulationstherapie e. V. und jetziger Ehrenpräsident

Dr. med. Peter Dosch †
Ehem. Ehrenpräsident der Gesellschaft

Vorwort zur 1. und 3. Auflage

Den Brüdern Ferdinand und Walter Huneke verdanken wir diese Therapieart, indem sie vor Jahrzehnten ihre Beobachtungen genial interpretierten und zu einer Methode entwickelten. Die Grundlagen der Relationspathologie Rickers, der Neuralpathologie Speranskis (eines Schülers von Pawlow) und später die Arbeiten der Wiener Gruppe um Prof. Pischinger (Bergsmann, Hopfer, Stacher u.a.) bedeuten eine erste wissenschaftliche Basis für die Neuraltherapie. Dass sich die Neuraltherapie in den letzten Jahrzehnten in derart vielen Praxen auf der ganzen Welt etabliert hat, ist insbesondere das Verdienst von Peter Dosch, der vor Jahrzehnten mit seinem Lehrbuch und seinen Kursen der Neuraltherapie zum endgültigen Durchbruch verhalf. Einen weiteren Markstein stellt Hans Barops Lehrbuch dar, das viele bisher unerklärliche Wirkungen der Neuraltherapie auf eine solide neuroanatomische und neurophysiologische Basis stellt.

Die Faszination der Neuraltherapie besteht im äußerst breiten Anwendungsbereich bei akuten und chronischen Erkrankungen, wobei lediglich ein Lokalanästhetikum, eine Nadel und eine Spritze die aufgrund der Pathomechanismen kausale Therapie darstellen. Speziell die Pathophysiologie des Schmerzes zeigt die Logik der neuraltherapeutischen Interventionen bei akuten und chronischen Schmerzkrankheiten auf. Vieles aus der Neuraltherapie wird von Schmerzkliniken, Rheumatologen usw. durchgeführt. So gibt es wahrscheinlich weltweit keine einzige Schmerzklinik, in der nicht Teile der Neuraltherapie sowohl in den diagnostischen als auch in den therapeutischen Bereich integriert sind, wenngleich oft nicht unter dem Namen Neuraltherapie, obwohl historisch gesehen von dieser übernommen.

Weiter besticht bei richtiger Anwendung die Klarheit und Raschheit der Antwort des Organismus, insbesondere bei funktionellen Erkrankungen und Schmerzen. In diesem Sinne stellt die Neuraltherapie diagnostisch und therapeutisch eine Bereicherung für fast jede Praxis dar, und es ist zu hoffen, dass in Zukunft möglichst viele Patienten von dieser nebenwirkungsfreien Therapie profitieren können. Zurzeit sind wir an der Fertigstellung von zwei Studien, die zeigen, dass die Integration der Neuraltherapie in eine Grundversorger-Praxis eine Medikamenteneinsparung von 30–50% bringt.

Im vorliegenden Buch wird ersichtlich, wie die Neuraltherapie in ein bestehendes Praxiskonzept integriert werden kann. Entsprechend dem großen Indikationsbereich richtet sich dieses Handbuch an praktische Ärzte fast aller Fachrichtungen, auch an Studenten und Ärzte in der Klinik sowie an Zahnärzte. Gerade der wichtige Zahn-Kiefer-Bereich hat einen entsprechenden Stellenwert. Teil I enthält unter anderem den Versuch, biologische Vorgänge und neuraltherapeutische Wirkungen unter dem Aspekt moderner Physik und Neurophysiologie darzustellen. Diese in kompakter, zusammenfassender Form gestalteten Kapitel dienen auch als allgemeine Grundlage zum Verständnis regulationsmedizinischer Prinzipien. Es ist wichtig, die Kapitel der physikalischen und neurobiologischen Grundlagen der Reihe nach zu lesen, da sie aufeinander aufbauen und sich die biophysikalischen und neurophysiologischen Grundlagen wie ein „roter Faden" durch das ganze Buch hindurchziehen. Viele Fragen bleiben offen und sollen Anreiz zu weiterer Überprüfung und Forschung sein. Es wurde versucht, auch komplexe Zusammenhänge in knapper, einfacher Form darzustellen.

Die Abbildungen sind ebenfalls bewusst einfach gestaltet, indem lediglich für die jeweilige Injektion wichtige Leitstrukturen dargestellt sind.

VIII

Dank der großen Arbeit (Übersetzung, Organisation) von Armin Reimers entstand in der Zwischenzeit auch eine spanischsprachige Ausgabe des Buchs (Mexiko 2000). In Moskau wurde 2004 die russische Version gedruckt.

Nachdem Peter Dosch wichtige Pionierarbeit geleistet hat, sind es nun Armin Reimers in Mittelamerika und Julio Cesar Payan de la Roche in Kolumbien, Ruben Calvo in Argentinien, die Verantwortlichen der Neuraltherapie-Ärztegesellschaften in Ecuador und weiteren Ländern, die der Neuraltherapie auf jenem Kontinent zu einem großen Aufschwung verhelfen, u.a. mit der Organisation von Internationalen Kongressen und Kursen, z.T. an Universitäten. Neben der Arbeit an alternativen Injektionstechniken hat Armin Reimers auch interessante klinische Forschungen durchgeführt, insbesondere über die Themen Sympathikus und Durchblutung. Beeindruckend auch die Sichtweise von Julio Cesar Payan de la Roche über komplexe Zusammenhänge.

Das Weiterführen des von Peter Dosch begonnenen Austauschs zwischen Europa und Amerika verdanken wir der offenen Art von Jürgen und Holger Huneke, den ehemaligen Präsidenten und jetzigen Ehrenpräsidenten der Internationalen Ärztegesellschaft für Neuraltherapie nach Huneke.

Neben den „etablierten" Neuraltherapie-Ländern in Europa, wie Deutschland, Österreich, Schweiz, Holland, Belgien, sind es zurzeit vor allem Ärztinnen und Ärzte in Ungarn (Josef Tamasi, Erika Balaicza), der Türkei (Hüsein Nazlikul), Spanien (David Vinyes, Katia Puente de la Vega und früher Isabel Mora und Fernando R. Rojas), die sich mit Kursen, Kongressen und zum Teil Zusammenarbeit mit Universitäten mit großem Einsatz um die Integration der Neuraltherapie in das offizielle Medizinsystem verdient machen. Bei auftretenden Fragen, insbesondere gesundheitspolitischer Art, muss hier die großzügige und unkomplizierte Hilfe des Präsidenten der Internationalen Gesellschaft, Jürgen Rehder, erwähnt werden.

Meine Verantwortung ist es, als Lehrstuhlinhaber für die Neuraltherapie an der Universität Bern, die in der Praxis beobachteten Phänomene und Resultate weiter zu erforschen und in Vorlesungen der zukünftigen Ärztegeneration zugänglich zu machen.

Die Entstehung dieses Buchs war nur möglich dank der äußerst engagierten und präzisen Arbeit des Illustrators Hans Holzherr. Das Verdienst von Hans Barop liegt nicht nur darin, sich als Ansprechpartner für interessante fachliche Diskussionen engagiert zu haben, sondern auch in der steten Ermunterung, die erste Auflage dieses Buchs zu realisieren.

Ihm und dem Biophysiker Herbert Schwabl danke ich für das kritische Durchlesen des Manuskripts.

Bedanken möchte ich mich auch bei der Programmplanerin Frau Silvia Mensing für die vielen gestalterischen Ideen sowie bei Frau Ulrike Marquardt und Frau Wiebke Hüsgen vom Hippokrates-Verlag und bei Frau Corinne Schmidhauser für stilistische Verbesserungen. Meiner Familie, der ich dieses Buch widmen möchte, danke ich für die Unterstützung.

Ostermundigen, Frühjahr 2007
Dr. med. Lorenz Fischer

Inhaltsverzeichnis

Teil I

Physikalische und neurobiologische Grundlagen

1 Moderne Physik und Biologie

1.1 Einleitung

In seinem Buch *Das Sekundenphänomen in der Neuraltherapie* [48] äußerte Ferdinand Huneke in einem Satz die Vermutung, die Phänomene „könnten etwas mit der Quantenphysik von Max Planck zu tun haben". Mit dem revolutionären Umbruch in der Physik gewinnt dieser damals kaum beachtete Satz mehr und mehr an Bedeutung. In den folgenden Abschnitten soll versucht werden, neuraltherapeutische – und ganz allgemein biologische – Vorgänge aus der Sicht moderner Physik zu betrachten. Diese lässt sich auch ausgezeichnet in ältere Theorien der Regulationsmedizin integrieren, wie in den folgenden Abschnitten gezeigt werden soll.

Die *klassische Physik* mit den Newton'schen Gesetzen sowie den Descartes'schen Koordinaten und dessen Trennung von Körper und Geist verführten die Wissenschaftler lange Zeit zur Überlegung, alle Vorgänge in der belebten und unbelebten Welt könnten in einzelne mathematische und mechanische Begriffe zerlegt werden. Alles wird ausgeklammert, was nicht direkt mit der Fragestellung zu tun hat *(Reduktionismus)*. Bei komplexen Problemen werden unter Anwendung **linearer Gleichungen** Teillösungen aneinander gereiht. Lineare Gleichungen erlauben die Übertragung auf andere Systeme. Eine Verallgemeinerung und Voraussagbarkeit ist damit möglich *(Determinismus)*. Dagegen ist das Einmalige, Individuelle der klassischen Naturwissenschaft unzugänglich. Dennoch ist diese Art der Wissenschaft in vielen Bereichen (Technik, Akutmedizin) notwendig, um gezielte Fortschritte zu erreichen (und es wurden auch fantastische Erfolge erzielt). Sie darf jedoch nicht als prinzipiell richtig für alle Gebiete (z. B. chronische Krankheiten, komplexe Naturphänomene) angesehen werden.

Es ist also eine Illusion zu glauben, zwecks Erklärung und Voraussagbarkeit für alles in der Natur müssten nur noch die kleinsten Subsysteme und Bausteine isoliert, erforscht und wieder mosaikartig „zusammengesetzt" werden. Denn mittels kleinster Bausteine (subatomarer Teilchen) und ihrer einfachen Eigenschaften und Wechselwirkungen können komplexe Naturphänomene nicht mehr erklärt werden. Es müssen stets neue, ergänzende Teilchen mit zunehmend komplizierteren Eigenschaften postuliert werden. Damit stößt diese partikularistische, klassische Naturwissenschaft an Grenzen: Je umfassender die Erklärungsmöglichkeit der Modelle sein soll, desto komplexer und erklärungsbedürftiger muss das Modell selbst werden [58]. Mit dem Aufkommen der Quantentheorie und der mathematischen Chaostheorie wurde deutlich, dass der Reduktionismus nicht ohne Fehler möglich ist und die eindeutige Voraussagbarkeit in der Natur unmöglich ist. **Nichtlinearität, positive Rückkoppelung und Indeterminismus** herrschen in komplexen Naturphänomenen und in lebenden Organismen vor (auch wenn auf gewissen „Inseln der Ordnung" Linearität und negative Rückkoppelung existieren). Alles hängt mit allem zusammen, das Ganze ist mehr als die Summe seiner Teile.

Bereits Ausgang des 19. Jahrhunderts gerieten die Newton'schen Gesetze ins Wanken: Für ein idealisiertes System von zwei Körpern (z. B. Erde/Mond) ergeben sich für die Newton'schen Gleichungen exakte Lösungen. Kommt ein dritter Körper hinzu, kann erstaunlicherweise nur noch die mathematische Methode der schrittweisen Näherung angewandt werden. Für die praktische Technik ist dieses Verfahren zwar von genügender Exaktheit. Henri Poincaré erkannte jedoch, dass das Vielkörperproblem nichtlinear ist und durch positive Rückkoppelung die Möglichkeit besteht, dass auch nur die minimalste Gravitation eines dritten Körpers (z. B. ein Asteroid) unter ganz bestimmten Bedingungen einen Planeten völlig aus der gewohnten Bahn werfen kann. Leider fand diese Entdeckung vorerst noch nicht die genügende Beachtung. Die Newton'schen Gesetze wurden jedoch wenige Jahre später erneut erschüttert, einerseits durch die **Quantenphysik** (Max Planck), andererseits durch Einsteins erste Arbeiten über die **Relativitätstheorie.**

Die Quantentheorie lehrt uns, dass eine objektive Beschreibung der Natur nicht möglich ist; der Beobachter ist im Experiment immer mit einbezogen (siehe Kapitel „Quantenphysik"). Die Materie im üblichen Sinn existiert nicht mehr; Teilchen sind nur mehr Orte mit großer Feldstärke.

Einsteins Spezielle Relativitätstherorie ergibt ein völlig neues Konzept von Raum und Zeit. Eine der Folgerungen ist das Masse-Energie-Äquivalenzprinzip: Materie ist eine Form von Energie: $E = m \times c^2$ (Energie gleich Masse multipliziert mit dem Quadrat der Lichtgeschwindigkeit).

1915 begann **Einsteins Allgemeine Relativitätstheorie**, eine neue Theorie der Schwerkraft, das nicht für jeden Bereich geltende Newton'sche Gravitationsgesetz abzulösen. Nach Einstein ist die Gravitation eine Folge der raumzeitlichen Krümmung. Dies war sowohl aus seinen Berechnungen als auch von der Vorstellungskraft des gesunden Menschenverstands her sehr schwer nachzuvollziehen.

Auch andere Forscher machten fantastische Entdeckungen, und mit der Zeit konnte man die Naturvorgänge mit Hilfe der folgenden vier **Elementarkräfte** erklären:

1. Die starke Kernkraft
2. Die schwache Wechselwirkung (spontaner radioaktiver Zerfall und Zerfall der Neutronen)
3. Die elektromagnetische Wechselwirkung
4. Die Gravitation

Immer noch ist es ein Traum der Physiker, alle vier Elementarkräfte in einer einzigen Theorie zu vereinigen. Die Schwierigkeit liegt darin, dass sich die Quantenmechanik bisher nicht mit der Allgemeinen Relativitätstheorie verbinden lässt. Dirac (1928) und später Feynman (Nobelpreis 1965) gelang es hingegen, die Spezielle Relativitätstheorie mit der Quantenmechanik zu vereinigen. Diese erfolgreiche Theorie erhielt den Namen „Quantenelektrodynamik" (QED). Sie beschreibt mittels der Wechselwirkung von Elektronen mit Licht (Fotonen) alle Naturvorgänge mit Ausnahme der Gravitation und der Radioaktivität. Auch die gesamte Chemie kann damit erklärt werden [26].

Es war schon immer der „Sport" des originellen Spaßvogels Feynman, immer wieder geltende Gesetze der Logik und der Mathematik zu hinterfragen. So ist denn auch – sogar für ihn selber – seine Quantentheorie mit gesundem Menschenverstand nicht zu verstehen, aber sie funktioniert ausgezeichnet und präzis wie kaum etwas zuvor.

In den 70-er Jahren gelang es Georgi, alle Elementarkräfte außer der Gravitation auf einen Nenner zu bringen.

Theorien zur Vereinigung aller vier Elementarkräfte beinhalteten bis zu 26 Dimensionen. Der Durchbruch war noch nicht gelungen. In den letzten Jahren kam jedoch Hoffnung auf mit der sog. **„Superstring"-Theorie**: Die Raumzeit ist ein Netz aus schlaufenartigen Fäden („Strings"), deren niedrigster Schwingungszustand die Basis aller Elementarteilchen darstellt [55]. Mit anderen Worten: Die vielen unterschiedlichen Teilchen in der Natur sowie die vier Elementarkräfte sind lediglich unterschiedliche Resonanzschwingungen (energetische Zustände) der Strings.

Eine weitere Art Vereinigungstheorie stellen moderne physikalische Theorien von David Bohm, Burkhard Heim oder Rupert Sheldrake [14, 44, 92] dar: Sie postulieren grundlegende Ebenen (Dimensionen) „hinter" den materiellenergetischen Dimensionen. Diese sind mit den bisherigen Methoden der Naturwissenschaft nicht messbar, wohl aber zum Teil mit mathematischen Modellen berechenbar.

Allein in der materiell-energetischen Dimension („gewöhnliche" Raumzeit) gilt die Lichtgeschwindigkeit (Fotonen) als die rascheste Nachrichtenübermittlung. Nun sind jedoch die genannten zusätzlichen Ebenen („Dimensionen") **potenzielle Struktur- und Informationsmuster** für die gewöhnliche Raumzeit; sie verbinden diese „netzförmig" zu einer **Ganzheit**. Auf diese Weise ist jeder Punkt des Systems über das Ganze informiert, und zwar **ohne Zeitverzug** (hier also schneller als mit Lichtgeschwindigkeit). Diese koordinierenden, „steuernden" Ebenen außerhalb der gewöhnlichen Raumzeit haben je nach Autor verschiedene Namen: „Struktur- und Informationsmuster", „Quantenfeld", „Morphogenetische Felder". Alain Aspect hat mit seinem genialen Experiment (im Kapitel „Quantentheorie" beschrieben) die Existenz solcher Felder oder „Muster" praktisch bewiesen. Diese neue Physik- und Wissenschaftsrichtung scheint die Richtigkeit der ganzheitlichen, holistischen Betrachtung der Regulationsmedizin, zu der auch die Neuraltherapie gehört, zu bestätigen.

Zusammenfassung
Mittels klassischer, reduktionistischer und deterministischer Naturwissenschaft (insbesondere der Newton'schen Physik) lassen sich die Naturvorgänge nicht genügend beschreiben. Dazu bedarf es der zusätzlichen Aussagen der modernen Physik. Diese münden in eine ganzheitliche (holistische) Betrachtungsweise der Natur, wie es auch der Regulationsmedizin entspricht.

1.2 Quantenphysik

1900 machte Max Planck die Entdeckung, dass Licht nicht gleichmäßig, sondern in Portionen (Teilchen, Quanten) absorbiert wird [89]. Darauf aufbauend entwickelte sich eine der erfolgreichsten Theorien der letzten hundert Jahre: die Quantentheorie. Sie befasst sich mit Bewegungen und Energien atomarer und subatomarer Teilchen. Im Wesentlichen geht es um die Wechselwirkung von *Licht* (Synonyme: *elektromagnetische Wellen, Fotonen*) und *Materie*. Alle Teilgebiete der Physik – mit Ausnahme der Gravitation – und auch der gesamten Chemie können damit erklärt werden [26].

Mit anderen Worten: Außer der rätselhaften Gravitation ist die gesamte physikalische und „chemische" Welt als Wechselwirkung zwischen Fotonen und Elektronen beschreibbar. Diese äußerst breite Anwendbarkeit und Präzision der Quantenphysik verdeckt die Tatsache, dass sie mit den bisherigen Begriffen der Logik nicht verstanden werden kann. Es existieren oft mehrere paradoxe, einander sogar widersprechende Lösungen der Gleichungen, und erst der Akt der Beobachtung bringt eine Entscheidung. Aussagen der Quantenphysiker und Nobelpreisträger Niels Bohr („wer von der Quantentheorie nicht schockiert ist, der hat sie nicht verstanden") und Richard Feynman („man kann die Quantentheorie nicht verstehen, man gewöhnt sich nur daran") unterstreichen diese Tatsache.

In der klassischen Physik (und Biologie) schritt man bisher in Bezug auf Reduktionismus (siehe vorangegangenes Kapitel) und Determinismus (Voraussagbarkeit) und der Trennung von Subjektivem und Objektivem immer weiter voran. Die Quantenphysik deckte dann schonungslos auf, dass sich die Natur in dieser Weise nicht genügend beschreiben lässt. Eine Revolution, ein völliges Umdenken musste stattfinden. Dennoch scheinen die meisten Anwender der Quantenphysik sich nicht bewusst zu sein, was diese äußerst exakte Theorie alles beinhaltet.

Beobachtereffekt

Die Trennung von Subjekt und Objekt ist in der Quantenphysik nicht mehr möglich. Je nach Anordnung des Experiments kann Licht entweder als Welle oder als Teilchen dargestellt werden. Bereits Niels Bohr erkannte, dass die subatomaren „Teilchen" ihre klar definierten Eigenschaften erst dann erhalten, wenn sie jemand beobachtet. Der Akt der Beobachtung hat auch Einfluss auf das Resultat, indem er Position und Geschwindigkeit eines „Teilchens verändert" [55].

Vor über hundert Jahren haben Michelson und Morley experimentell gemessen, dass entgegen dem gesunden Menschenverstand die Lichtgeschwindigkeit nicht davon abhängt, ob man sich mit oder gegen den Lichtstrahl bewegt. Einstein prüfte dies nach und bestätigte, dass die Lichtgeschwindigkeit wirklich konstant und für alle Beobachter gleich sei. Als „Preis" dafür musste er absolute Längen- und Zeitmaßstäbe über Bord werfen: Bewegte Uhren gehen schneller, bewegte Maßstäbe schrumpfen. Damit lässt sich die Theorie erhalten und alles exakt bemessen in der Technik. Es ist aber außerordentlich spannend, solche anscheinend klaren Gegebenheiten zu hinterfragen: So schlägt Meyl Folgendes vor: Er lässt die Zeit konstant und postuliert eine Feldabhängigkeit der Lichtgeschwindigkeit [73]. Wenn nun die von Einstein postulierte Konstanz der Lichtgeschwindigkeit gar nicht existierte, könnten wir dies weder beobachten noch messen [73]. Wird nämlich eine Lichtquelle auf einen Messempfänger zu oder von ihm weg bewegt, werden sich die Geschwindigkeiten addieren oder subtrahieren [73]. Beim Lichtstrahl überlagern sich jedoch auch die Felder, welche die Lichtgeschwindigkeit, den Messempfänger **und** den Messtechniker beeinflussen [25, 73]. Letzterer wird somit immer identische Lichtgeschwindigkeit beobachten und messen und beweist fälschlicherweise eine konstante Lichtgeschwindigkeit [73].

Wie die Objektivität in Frage gestellt werden kann, erleben wir oft im Alltag. Ein einfaches Experiment: Wir haben gelernt, dass ein bestimmtes elektromagnetisches Spektrum eine bestimmte Farbe ergibt. Eingefangen wird dieses Spektrum auf der Retina, welche in ein bestimmtes Hirnareal projiziert und uns Rot oder Blau usw. zum Bewusstsein bringt. Trage ich einen roten Pullover in einem Büro mit Neonlicht (kürzerwelliges elektromagnetisches Spektrum), gehe danach wieder in den dunk-

len Gang mit wenig Licht, dann nach draußen an die untergehende Sonne (längerwelliges elektromagnetisches Spektrum): Jedes Mal ist das Gesamt-Lichtspektrum (Frequenzgemisch) für meine Retina beim Blick auf den Pullover ein anderes, und dennoch sehe ich an allen drei Orten dasselbe Rot meines Pullovers. Also ist nicht nur das von einer bestimmten Farbe ausgehende Lichtspektrum maßgebend für das Erkennen einer Farbe, sondern mindestens genauso unsere Erfahrung und die Struktur unseres Nervensystems. Maturana [69] sagt in diesem Zusammenhang: Es sei möglich, eine Korrespondenz zwischen der Benennung von Farben und Zuständen neuronaler Aktivität, jedoch nicht mit Wellenlängen, festzustellen. Welche neuronalen Aktivitätsmuster durch welche Reize ausgelöst werden, sei allein durch die individuelle Struktur jeder Person bestimmt [69]. Ganz ähnlich sind eben die Probleme – wie schon erwähnt – in der experimentellen Teilchenphysik (u. a. Abhängigkeit von der Struktur des Teilchendetektors).

Es gibt also nicht eine „Welt da draußen" und wir sind die objektiven Beobachter. Wir sind in dieser Welt integriert und **selbst** mit dem vernetzt, was wir messen. Zudem kann erkannt werden, dass „unsere Welt" eine Ganzheit ist und dass ein Herauslösen eines Teils aus dieser Ganzheit und ein Experimentieren darin niemals ohne Fehler möglich ist.

Diese Ausführungen sollen u. a. zeigen, dass die ganzheitliche und individuelle Betrachtungsweise der Regulationsmedizin einen modernen wissenschaftlichen Boden hat. Auf diese Ganzheitlichkeit werden wir bei den Phänomenen der Neuraltherapie zurückkommen.

Relativierung des Materiebegriffs

Wie bereits in der Einstein'schen Relativitätstheorie hat die Materie im üblichen Sinn auch in der Quantentheorie keinen Platz mehr: Die subatomaren „Teilchen" sind keine isolierbaren „Kügelchen", sondern ein kompliziertes Netzwerk von energetischen Zusammenhängen, in dem alles mit allem verflochten ist.

Nach wie vor sucht man weltweit nach den kleinsten Bausteinen, d. h. nach immer kleineren subatomaren Teilchen, welche sich dann nach dem Prinzip des Reduktionismus wieder zu einem Ganzen zusammenfügen lassen. In der experimentellen Teilchenphysik sind jedoch Beobachtung, Messung und Theorie stärker miteinander verflochten als man wahrhaben will [25, 107]. Somit ist der Materiebegriff stark relativiert worden: Die subatomaren Teilchen sind keine eigentlichen Substanzen, sie sind keine Entitäten für sich. Sie können nicht unabhängig von ihrer Wechselwirkung mit der Messapparatur erfasst werden, d. h. es gibt sie eben unabhängig von der Messapparatur nicht [25]. Mit anderen Worten: Die vermuteten subatomaren Teilchen entstehen erst als Folge der Eigenschaften des Teilchendetektors, nachdem die Wellen, welche zu einem ganzheitlichen Quantensystem gehören, „kollabiert" sind [25]. In der „Quantenwelt" können demzufolge keine Teile aus der komplex verflochtenen Ganzheit ohne Fehler isoliert werden.

Indeterminismus

Zuerst soll der Begriff des *Determinismus* erklärt werden: In der Physik von Newton mit der mechanischen Zeit, dem grenzenlosen Raum und der toten, trägen Materie ist der Determinismus (Voraussagbarkeit, Bestimmbarkeit) gegeben. Mit anderen Worten: Es herrscht eine lineare Ursache-Wirkungs-Beziehung. Diese ist auf andere (**nicht** lebendige, technische) Systeme übertragbar und reproduzierbar.

Die Quantenphysik zeigt auf, dass diese lineare Beziehung zwischen Ursache und Wirkung auf atomarer und subatomarer Ebene nicht mehr gilt *(Indeterminismus)*.

Dies wurde durch die *Heisenberg'sche Unschärferelation* aufgezeigt: Niemals lassen sich Ort und Geschwindigkeit eines subatomaren Teilchens gleichzeitig messen. Der Experimentator muss demnach entscheiden, ob er den Ort oder die Geschwindigkeit messen will. Wenn wir den Ort definiert haben, können wir keine Aussagen mehr über die zukünftige Bahn des

Teilchens machen (und umgekehrt). Die Voraussagbarkeit der klassischen Physik ist hier nicht mehr gegeben. Viele Wissenschaftler betrachten diese Unschärfe als etwas Negatives. Im Grunde ist sie jedoch Ausdruck eines unendlich engen Zusammenhangs zwischen Gegenwärtigem und Zukünftigem. Dabei ist in einem dynamischen Prozess von Wechselwirkungen jeder Punkt eines Systems stets über das Ganze informiert (holographische Betrachtungsweise).

Auch Niels Bohr schließt sich einer solchen Betrachtung an: Gerade weil die unbeobachteten Teilchen eine Ungenauigkeit aufweisen, können sie niemals als isolierbare Einheiten aufgefasst werden, sondern nur als Teile eines großen, ganzheitlichen (holistischen) Systems.

David Peat [15, 78], Fred Alan Wolf [114] und Rupert Sheldrake [92] haben die revolutionäre Idee, dass gerade der Indeterminismus auf Quantenebene die Basis für einen Einfluss des Geistes auf die Materie darstellt. So unwahrscheinlich dies klingen mag: Bei „unbeobachteten" subatomaren Teilchen ist noch keine „Entscheidung" gefallen.

Nichtlokalität

Auch hier soll zuerst die *Lokalität* der klassischen, Newton'schen Physik erklärt werden: Zwei Massen beeinflussen sich gegenseitig nur, wenn sie in „lokaler" Beziehung zueinander stehen. Diese Wechselwirkung geschieht über Felder: Gravitationsfeld, elektromagnetisches Feld und Felder der starken und schwachen Wechselwirkungen im subatomaren Bereich. Die Kräfte nehmen mit zunehmender Distanz ab und das Tempo der Übermittlung ist auf die Lichtgeschwindigkeit beschränkt.

Demgegenüber besagt der Begriff *„Nichtlokalität"* Folgendes: Es existieren Korrelationen zwischen Teilchen, die mit zunehmender Entfernung nicht abnehmen und die nicht an Felder gebunden sind [62]. So zeigte Alain Aspect 1981 experimentell [3], dass Fotonen ohne Zeitverzug, das heißt noch schneller als mit Lichtgeschwindigkeit, kommunizieren. Diese Beobachtung stützt die Theorie des englischen Physikers David Bohm [14]: Es existiert ein *„Quantenpotenzial"* außerhalb der üblichen physikalisch messbaren Dimensionen von Raum und Zeit. Das Quantenpotenzial bestimmt Ort und Geschwindigkeit der Elementarteilchen und verbindet diese netzförmig. Dadurch ist jedes Teilchen ohne Zeitverzug (schneller als mit Lichtgeschwindigkeit) über die anderen informiert. Da die Mathematik der „normalen" Quantenphysik linear ist und sich dadurch für die Gleichungen jeweils mehrere paradoxe Lösungen ergeben, wollte Bohm mit der Einführung des mathematisch nichtlinearen, „chaotischen" Quantenpotenzials „Ordnung schaffen" (hier zeigt sich wieder dieses Paradoxon „Ordnung durch Chaos"). Dadurch zeigte er, dass alles mit allem zusammenhängt, unendlich rückgekoppelt und für Zufälligkeiten kein Platz ist [14, 15, 67]. Bohm ist es also gelungen, die auch nach Ansicht von Einstein unvollständige Quantenphysik zu vervollständigen. Dadurch stützt er das holographische Prinzip (jeder Teil enthält die Gesamtinformation, jeder Teil weiß – unabhängig von der Entfernung –, was ein anderer Teil „tut"). Dies ist das Ende der ausschließlichen Gültigkeit des Reduktionismus der klassischen Naturwissenschaften – in Quantensystemen gibt es keine Trennbarkeit, keine isolierten Systeme.

So gesehen erscheinen uns die sog. Somatotopien („Abbildungen" des ganzen Körpers auf dem Ohr, der Fußsohle, der Mundschleimhaut usw.) nicht mehr fremd. Erhärtet wird dieser Umstand noch durch die sog. „fraktale Geometrie" (siehe Kapitel „Chaostheorie").

Quantenphysik und Biologie (Beispiele)

Nach Popp [82] befindet sich im Innern der Zelle ein Feld elektromagnetischer Wellen *(Biofotonen)*. Dieses ist *kohärent* (kohärent sind Wellenzüge, wenn zwischen ihnen an jedem beliebigen Raumpunkt eine zeitlich nicht veränderliche Phasenbeziehung besteht nach dem Prinzip des Laserlichts, das die Fähigkeit zur Information hat). Die Felder aller Einzel-

zellen sind miteinander verbunden. Dadurch und in Verbindung mit dem Feld des Grundsystems (siehe entspr. Kapitel) entsteht ein gemeinsames Biofotonenfeld, das den gesamten Organismus durchdringt und die verschiedensten Vorgänge [13, 82] in Zusammenarbeit mit materiellen Strukturen koordiniert. Mit Lichtgeschwindigkeit können auf diese Weise Informationen an jeden Ort des Körpers gelangen. Bereits durch kleinste, gezielte Änderungen des Biofotonenfeldes, wie mit einem neuraltherapeutischen Stich am richtigen Ort, kann eine große Wirkung auf biochemische Prozesse, Durchblutung, Muskeltonus usw. erreicht werden [60, 82]. Exogene elektromagnetische Einflüsse (z.B. Wohnen in der Nähe einer Mobilfunkantenne) können unser Biofotonenfeld ebenfalls beeinflussen. Dabei scheint nicht unbedingt die Quantität das Maßgebende zu sein, sondern das Frequenzmuster, das bei jedem Menschen auf ein unterschiedliches Biofotonenfeld trifft und somit unterschiedliche Störungen verursacht.

Ein Beispiel für eine Erkrankung „quantenphysikalischer" Art ist das Experiment von Kasnachejev und Michailowa [82]:

Zwei verschlossene Glaskolben enthalten die gleichen Zellkulturen. Die Böden der Glaskolben berühren einander. Die eine Zellkultur wird mit einem Virus infiziert. Besteht der Boden der Glaskolben aus normalem Glas (keine UV-Durchlässigkeit), so erkrankt die andere Zellkultur nicht. Wird jedoch Quarzglas (UV-Durchlässigkeit) verwendet, so erkrankt die andere Zellkultur, obwohl kein einziges Viruspartikel von einem zum anderen (abgeschlossenen!) System dringen kann. Die Erklärung: Krankheitssignale im UV-Bereich (elektromagnetische Impulse, Biofotonen) durchdringen das Quarzglas und „stecken" die gesunde Zellkultur an. Dies ist ein Beispiel dafür, dass sogar bei einer Infektion nicht die *Materie* des Mikroorganismus, sondern dessen quantenphysikalische *Information* die Krankheit bedingt.

Experimente von Cyril W. Smith und Jean Monro [13, 94] zeigen, dass bestimmte elektromagnetische Schwingungen dieselbe allergische Reaktion auslösen können wie applizierte Allergene.

Lebende Organismen sind somit durch elektromagnetische Wechselwirkung (quantenphysikalische Vorgänge) dominiert [90, 108]. Unter anderem werden auch molekulare Vorgänge auf diese Weise gesteuert [26, 82]. Da die moderne Quantenphysik nur eine ganzheitliche Vernetzung kennt, ist sie auch eine wichtige Basis bei selbstorganisierenden Prozessen im Organismus, wie wir bei den sog. dissipativen Strukturen noch sehen werden.

Weitere Beispiele für die Integration der Quantenphysik in biologische Systeme folgen in den Kapiteln „Grundsystem nach Pischinger und Heine", „Relationspathologie von Ricker", „Wirkmechanismen der Neuraltherapie" usw.

Zusammenfassung
Die Quantenphysik in ihrer vollständigsten, präzisesten Form kennt nur eine Ganzheit und keine isolierbaren „Untersysteme", die sich zusammensetzen lassen. Damit stellt sie einen Gegensatz zur klassischen Physik (Reduktionismus, Determinismus) dar. Sie legt nahe, dass biologische Systeme nur ganzheitlich, holistisch betrachtet werden können.

1.3 Chaostheorie

Zum besseren Verständnis sollen zuerst die Begriffe *Linearität* – *Nichtlinearität* erklärt werden.

Bei linearen Gleichungen – eines der wesentlichen Prinzipien der klassischen, Newton'schen Physik – erzielt eine bestimmte Ursache eine bestimmte Wirkung. Das Ergebnis ist reproduzierbar und auf andere Systeme übertragbar; eine Verallgemeinerung ist möglich. All dies ist bei nichtlinearen Systemen nicht mehr gegeben. Ein wesentliches Merk-

mal nichtlinearer Gleichungen ist die Rückkoppelung: Positive Rückkoppelung (oder „Iteration") bedeutet mathematisch, dass Teile der Gleichung wiederholt mit sich selbst multipliziert werden. Dabei hängt das Resultat stark von den Ausgangsbedingungen (Individualität!) ab. In einer nichtlinearen Gleichung kann die winzigste Änderung einer Variablen das System in eine völlig andere, unvorhergesehene Richtung treiben. Reproduzierbarkeit und eindeutige, lineare Voraussagbarkeit (Determinismus) sind in der Chaostheorie mit den wesentlichen Merkmalen Nichtlinearität und Rückkoppelung nicht mehr gegeben. Dies deckt sich mit den grundlegenden Aussagen der Quantenphysik.

Die Chaostheorie ist ein neues mathematisch-physikalisches Forschungsgebiet. Sie ist eine Theorie der komplexen, nichtlinearen Systeme. Damit können die Naturvorgänge wirklichkeitsgetreuer beschrieben werden als mit der klassischen, linearen, idealisierten Physik. Diese ist eigentlich nur auf Inseln der Ordnung mitten in nichtlinearen, „chaotischen", komplexen Systemen anwendbar. Es ist der klassischen Physik nicht gelungen, mit Hilfe der linearen Mathematik beispielsweise die (einmalige) Form eines Baums, den Fall eines Blatts oder die Komplexität einer Wolke zu beschreiben. Dies liegt daran, dass in der Natur die *nichtlinearen* Phänomene dominieren [15, 60, 62, 67].

1960 löste der Meteorologe Edward Lorenz Veränderungen der Erdatmosphäre mittels nichtlinearer Gleichungen. Zur Nachprüfung zwecks Wettervorhersage gab er nochmals dieselben Daten für Temperatur, Windrichtung usw. in den Computer ein, um Zeit zu sparen, nur noch um drei statt wie vorher um sechs Stellen nach dem Komma genau. Trotz dieser nur minimalsten Änderung entstand ein völlig neues Wettersystem. „Schuld" daran sind positive Rückkoppelung und Nichtlinearität, die wesentlichen Merkmale dynamischer Systeme der Natur. Durch die positive Rückkoppelung wird die kleinste Änderung massiv verstärkt. Es entstand die Redensart, dass unter Umständen ein Flügelschlag eines Schmetterlings die Großwetterlage je nach „Anfangs-

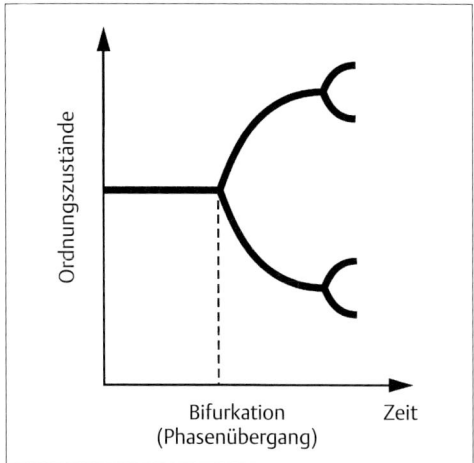

Bifurkation   Zeit
(Phasenübergang)

Abb. 1 Dynamische, positiv rückgekoppelte Systeme sind an den Phasenübergängen äußerst empfindlich. Bei geringsten, geeigneten Reizen entstehen hier neue, nicht exakt voraussagbare Ordnungszustände.

bedingungen" beeinflussen kann. Mit dieser natur- und wirklichkeitsgetreuen Art sind aber eindeutige Voraussagen nicht mehr möglich. Dies hängt u. a. damit zusammen, dass offene, vernetzte Systeme an bestimmten Verzweigungspunkten (Bifurkationen) wegen innerer Rückkoppelung schon auf geringste Reize (Energiemengen) äußerst empfindlich sind. An diesen Bifurkationsstellen finden Phasenübergänge statt oder Übergänge zu anderen „Attraktoren" (Anziehungspunkten). Das System hat hier Wahlmöglichkeiten für neue Ordnungszustände (**Abb. 1**). Bereits minimalste äußere Reize, wie ein neuraltherapeutischer Stich am richtigen Ort, können das System in einen anderen Bifurkationszweig treiben. Immer werden die Ausgangsbedingungen mit berücksichtigt. Zu große Reize zerstören jedoch die dynamische „Struktur". Mit Hilfe dieser neuen mathematisch-physikalischen Sichtweise können „alte" Regeln der Regulationsmedizin (Prinzip kleinster geeigneter „Mengen", Arndt-Schultz'sche Regel, Ricker-Relationspathologie usw.) aktualisiert werden. Dieser Art Mathematik bedient sich auch Prigogine zur Erklärung seiner *„dissipativen Strukturen"* (siehe unten).

Fraktale

Ab Ende der sechziger Jahre veröffentlichte der Mathematiker Benoit Mandelbrot Arbeiten über eine neue Sicht der Formen in der Natur [15, 68]. Wolken, Blätter, Verzweigungen des Bronchialbaums, das Blutkreislaufsystem, Küstenlinien usw. können mit klassischer Geometrie überhaupt nicht beschrieben werden.

Am Beispiel der Länge der Küstenlinie Englands zeigt Mandelbrot, dass diese je nach Abstand der Betrachtung unterschiedlich lang ist [68]. Bei der Messung aus einem Flugzeug in großer Höhe müssen wir lediglich einfache Linien zusammenzählen. Fahren wir mit dem Boot die Küste ab und berücksichtigen auch kleine Buchten und dann nochmals „Buchten in den Buchten", wird die Küstenlinie immer länger. Bei noch näherer Betrachtung kann festgestellt werden, dass sich die gleichen Formen in immer kleineren Skalen wiederholen. Dies scheint sich bis zur Unendlichkeit von kleinsten Felsvorsprüngen bis auf die atomare und subatomare Ebene dieser Küstenlinie fortzusetzen. Das heißt, die Länge der Küstenlinie ist quantitativ nicht messbar, sie ist unendlich! Nur deren Form ist qualitativ beschreibbar. Diese Abbildung der gleichen prinzipiellen Form bis in die kleinsten Einzelheiten lässt sich durch **Rückkoppelung** mit **nichtlinearer Mathematik** beschreiben. Die Natur kennt also nicht nur Linien (eindimensional), Ebenen (zweidimensional) usw., sondern auch gebrochene, nicht mehr ganzzahlige Dimensionen (Fraktale). Mandelbrot stellt somit die quantitative Messung in Frage und fordert eine qualitative Beschreibung mit Hilfe der *fraktalen Dimension*. Diese beträgt für die Küstenlinie von England 1,26.

Auch die „lebende Welt" ist voller Fraktale. So haben West und Goldberger berechnet, dass der Bau unserer Lungen den Gesetzen fraktaler Geometrie entspricht [111].

In der Natur sind keine zwei Fraktale einander gleich (Wolken, Bäume, Farnkraut, Blumenkohl usw.).

Die einzelnen komplexen Systeme der Natur scheinen also ihr Erscheinungsbild im Detail auf immer kleineren Skalen beizubehalten [15, 67]. Diese Aussage eines neuen Wissenschaftszweigs muss Konsequenzen für biologische Systeme haben. Aus dieser Sicht dürfen uns „Abbildungen" des ganzen menschlichen Körpers auf dem Ohr, der Fußsohle usw. (Somatotopien) nicht mehr unlogisch erscheinen. Dies passt übrigens zu den Interpretationen der quantenphysikalischen Grundlagen (siehe vorangegangenes Kapitel). Die Wichtigkeit der Ausgangsbedingungen in der Chaostheorie sowie der Tatsache, dass keine zwei Fraktale einander genau gleich sind, deckt sich ebenfalls mit den Aussagen der Regulationsmedizin („es gibt nicht zwei gleiche Patienten").

Die Lehre der Fraktalen Geometrie, dass „Alles in Allem" enthalten ist, stützt holographische Betrachtungsweisen wie diejenige der Physiker David Bohm (siehe vorangegangenes Kapitel), Burkhard Heim [44] und Rupert Sheldrake [92].

Solitonen

Wellen, deren Stabilität durch nichtlineare Wechselwirkungen bedingt ist, nennt man Solitonen. Wir sehen in diesem einzigen Satz, wie in der Natur „Ordnung" und „Chaos" (Nichtlinearität, Rückkoppelung) untrennbar miteinander verflochten sind.

Normale Wellen (zum Beispiel lineare Radiowellen) werden an Grenzschichten größtenteils reflektiert. Solitonen jedoch können Grenzschichten durchdringen („tunneln") und dank nichtlinearer Effekte auf der anderen Seite verlustlos ankommen. Sie sind weder echtes Licht noch bloße atomare Anregung, sondern eine nichtlineare Kombination aus beidem [15].

Beispiele: Obwohl Solitonenschwingungen als Modell anzusehen sind, ergeben sich interessante Aspekte: Solitonenschwingungen haben möglicherweise in biologischen Systemen als Informationsvermittler eine weitreichende Bedeutung. So könnten die Nervenimpulse aus Solitonenschwingungen bestehen. Zur wech-

selwirkungsartigen Fortpflanzung neuraler Solitonen ist eine Art „Gedächtnis" des entsprechenden Nervs notwendig [15]: Das Neuron scheint Impulsfrequenzen („Nachrichten"), die es früher transportiert hat, auf holographische Art zu speichern. Bereits 1924 hat Ricker auf experimenteller Basis eine Art Gedächtnis auch des peripheren vegetativen Nervensystems vorausgesagt. Anders ausgedrückt könnte die Solitonentheorie eine moderne wissenschaftliche Erklärung für die Resultate Rickers darstellen! Auch für die Erklärung des neuraltherapeutischen Störfeldgeschehens (siehe späteres Kapitel: „Erstschlag", „Zweitschlag") eröffnen sich mit der neuralen Solitonentheorie interessante Aspekte.

Bei der Informationsübermittlung in den Akupunkturmeridianen könnte die Solitonentheorie ebenfalls berücksichtigt werden. Dabei würde als Folge der notwendigen positiven Rückkoppelung alte Information immer mit einbezogen.

Solche Überlegungen lassen auch frühere Theorien des „Altschichtbilds" nach Scheidt (siehe Kapitel „Geschichte") wieder aktuell werden.

Zusammenfassung
Die Interpretation von Chaostheorie und Fraktaler Geometrie in biologischen Systemen gibt der ganzheitlichen (holistischen) und individuellen Anschauungsweise der Regulationsmedizin eine wissenschaftstheoretische Bestätigung. Zudem zeigt die nichtlineare Chaostheorie, dass geeignete, kleinste Energiemengen gewaltige Auswirkungen haben können. Dies kann mittels regulationsmedizinischer Methoden (Neuraltherapie, Akupunktur, Low-level-Laser usw.) im nichtlinearen menschlichen Organismus bei gekonnter Anwendung in die Praxis umgesetzt werden.

1.4 Thermodynamik

Thermodynamik abgeschlossener Systeme

Energiezufuhr bedeutet hier (z. B. Gas in einem abgeschlossenen Behälter) Zunahme der Entropie (= Unordnung). Nach jeder Veränderung der Energiezufuhr stellt sich mit der Zeit ein thermodynamisches Gleichgewicht ein. Die Vorgänge sind umkehrbar (reversibel, reproduzierbar). Demnach bedeutet Energiezufuhr in einem abgeschlossenen, klassischen thermodynamischen System Strukturzerstörung. Hier besteht kein Raum für die Entstehung von neuen Ordnungszuständen durch Energiezufuhr. Leider wird diese Art Thermodynamik weiterhin zu stark in biologischen Systemen berücksichtigt. Genau genommen gelten die klassischen Gesetze der Gleichgewichts-Thermodynamik nur für tote Systeme. Leben, lebendige Ordnungsstruktur, ist nur möglich weit weg vom thermodynamischen Gleichgewicht (siehe unten).

Thermodynamik energetisch offener Systeme (Nichtgleichgewichts-Zustände)

Völlig anders präsentiert sich die Situation in offenen Systemen (z. B. in Lebewesen, welche Energie und Materie mit der Umwelt austauschen): Hier befinden wir uns weit weg von einem thermodynamischen Gleichgewicht. Die Vorgänge sind irreversibel, nicht mehr umkehrbar. Den Gesetzen der nichtlinearen Chaostheorie folgend, ist an den Bifurkationsstellen jeweils eine „Entscheidung" in eine der möglichen Richtungen (Ordnungszustände) gefallen. Diese Entscheidung kann vielleicht durch einen neuraltherapeutischen Stich oder eine andere geeignete Informations- und Energieform beeinflusst werden. Die Empfindlichkeit und Instabilität der Zustände eines Systems an den Bifurkationsstellen gegenüber geringsten Störungen (geeigneter Energiezufuhr) ist die Voraussetzung für das Auftreten neuer Strukturen [61].

Die Zufuhr geeigneter Energie begünstigt also die Entstehung dynamischer Strukturen (neuer Ordnungzustände). Der Nobelpreisträger Ilya Prigogine [84] prägte 1979 den Ausdruck der *„dissipativen Strukturen"* (dissipare = verteilen): Die Energie, die den „Umschlag" in einen bestimmten Ordnungszustand bewirkt, verteilt sich blitzartig informativ über das ganze System und verbindet alle Teile zu einem Ganzen. Bei den dissipativen Strukturen im Experiment handelt es sich um eine Art Selbstorganisation chemischer Reaktionen. Es ist dies sozusagen die nichtlineare Thermodynamik energetisch offener Systeme im Experiment. Die wichtigste Aussage ist die: ein solches System muss als Ganzes handeln können und Prigogine sagt, jedes Molekül müsse über den gesamten Zustand informiert sein. Hier denken wir wieder an den ganzheitlichen Feldbegriff wie im Kapitel „Quantenphysik" beschrieben. Damit sind wir erneut bei der holographischen Betrachtung angelangt.

Bei Kenntnis solcher Zusammenhänge ist es unhaltbar, die in den neuraltherapeutischen Praxen vielfach beobachteten übersegmentalen Phänomene (Störfelder) weiterhin als unwissenschaftlich zu klassieren.

Viele rhythmisch ablaufende Vorgänge im Organismus sind „dissipative Strukturen" und somit mit der mathematischen Chaostheorie erklärbar. Ein in diesem Sinne schwingendes System ist zum Beispiel die Glykolyse. Auch unsere Grundsubstanz kann als dissipatives System betrachtet werden. Die Systeme sind miteinander gekoppelt.

Zusammenfassung

Thermodynamik geschlossener Systeme (tote Systeme)	Thermodynamik energetisch offener Systeme (Lebewesen)
Lineare Mathematik	Nichtlineare Mathematik (Rückkoppelung, Chaostheorie)
Energiezufuhr bedeutet Entropiezunahme	Zufuhr geeigneter Energie bedeutet neue Strukturen (dissipative Strukturen)
Einstellung eines Gleichgewichts	Zustände weit entfernt vom Gleichgewicht
Reversibilität	Irreversibilität

Unsere Grundsubstanz kann als dissipatives System betrachtet werden. Die Energie, die den „Umschlag" in einen bestimmten Ordnungszustand bewirkt, verteilt sich blitzartig informativ über das ganze System und verbindet alle Teile zu einem Ganzen. Dass solche Vorgänge bei neuraltherapeutischer Störfeldbehandlung eine Rolle spielen könnten, scheint nachvollziehbar.
Die nichtlineare, irreversible Thermodynamik mit den ganzheitlich reagierenden dissipativen Strukturen zeigt auf, dass Lebewesen und überhaupt biologische Systeme nur ganzheitlich, holistisch zu betrachten sind.

2 Kybernetik

Die Grundprinzipien der Kybernetik gehen auf die Arbeiten von Norbert Wiener ab 1948 zurück [112].

Lebende Organismen sind offene Systeme, welche mit der Umwelt Energie und Materie austauschen [66]. Damit ein Fließgleichgewicht und dynamische Ordnungszustände weit weg vom thermodynamischen Gleichgewicht aufrechterhalten werden können, sind unzählige, miteinander vernetzte Regelkreise notwendig (**Abb. 2**).

Definition: Kybernetik ist die Wissenschaft von Kontrolle und Information.

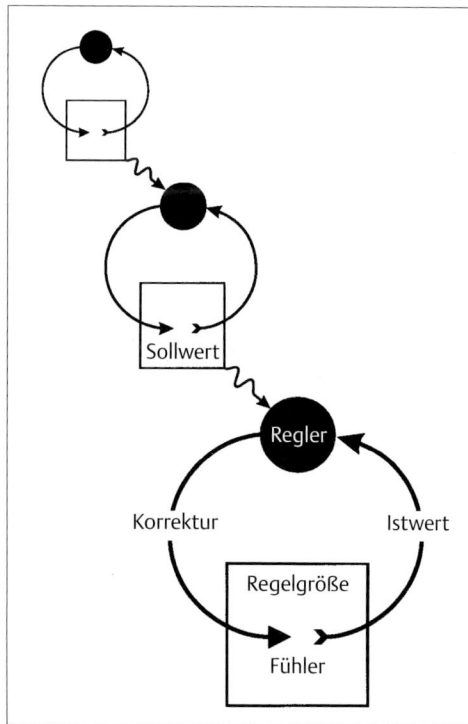

Abb. 2 Vernetzte, voneinander abhängige Regelkreise.

Grundprinzipien sind Homöostase und Ökonomie.

Kleinste Einheit ist der Regelkreis.

Bei einer Störung oder Veränderung der Regelgröße „benachrichtigt" ein Fühler (Istwert) den Regler. Dieser vergleicht den Ist- mit dem Sollwert und veranlasst die notwendige Korrektur. Der Sollwert muss nicht konstant sein, er kann identisch mit der Regelgröße eines anderen Regelkreises sein (**Abb. 2**).

Mathematisch formuliert kann der Regler proportional arbeiten, er kann aber auch differenzieren und integrieren. Meist wird das Prinzip des Mischens angewandt. Ein Beispiel: Wenn ein Muskel seinen momentanen Ort dem Zentralnervensystem bekannt gibt, teilt er gleichzeitig die Bewegungsgeschwindigkeit (den zeitlichen Differenzialquotienten) mit.

Es existieren **Regler mit negativer Rückkoppelung**. Dies dient zur Stabilisierung eines bestimmten Ordnungszustands.

Vorteil: Stabilität. *Nachteil:* wenig Anpassungsfähigkeit, starres Verharren in einem bestimmten Zustand bei konstantem Sollwert.

Daneben existieren jedoch auch **Regler mit positiver Rückkoppelung** (wie sie uns zum Beispiel in der Nichtlinearität der dissipativen Systeme begegnen). Dies dient zur Destabilisierung eines alten Ordnungszustands und Entwicklung neuer dynamischer Ordnungszustände.

Vorteil: große Anpassungsfähigkeit.
Nachteil: Instabilität.

Damit kann sogar die mathematische Chaostheorie (Nichtlinearität, positive Rückkoppelung) in die Kybernetik integriert werden.

Die Regelkreissysteme sind schwingungsfähig. Den Wechsel eines Systems von einem Funktionszustand in den anderen nennt man Einschwingvorgang. Die Regelgüte ist eine Funktion des Einschwingverhaltens [11, 20, 97]:

normal

- gedämpftes Einschwingverhalten
- → **kurze Zeit, geringer Energieverlust: Prinzip der Ökonomie**

pathologisch

- periodisch entartetes, labiles Einschwingverhalten (überschießend, mit Nachschwankungen)
- aperiodisch entartetes, träges Einschwingverhalten (das Regelziel wird verspätet oder überhaupt nicht erreicht)
- → **Zeit und Energie gehen verloren; kein Prinzip der Ökonomie**

Gründe für die Entartung sind beispielsweise Belastung des Grundsystems durch Schwermetalle, Störfelder usw. Mit der Zeit erschöpfen sich die entarteten Regelkreissysteme analog des Adaptationssyndroms nach Selye: Eine Regulationsstörung oder -starre ist entstanden. Daraus kann eine manifeste Krankheit resultieren. Mittels neuraltherapeutischer Störfeldbehandlung wird eine solche unter Umständen verhindert oder kausal therapiert.

Unabhängig davon, ob die Regelkreise primär neuraler oder humoraler Art sind, muss man sich die Informations- und Energieübertragung letztendlich auf quantenphysikalische Weise vorstellen. Insbesondere im Grundsystem besteht zudem ein „eigenständiges" quantenphysikalisches Informationsnetzwerk (Interaktionen Fotonen/Elektronen). Dieses kann wesentlich schneller arbeiten als es beispielsweise Nervenleitungsgeschwindigkeiten oder enzymatischen Vorgängen entspricht.

Zusammenfassung
- Kybernetik ist die Wissenschaft von Kontrolle und Information.
- Grundprinzipien sind Homöostase und Ökonomie.
- Kleinste Einheit ist der Regelkreis.

3 Das Grundsystem nach Pischinger und Heine

Definitionen (nach Heine)

Grundsubstanz (= Matrix): Netzwerk aus hochpolymeren Zucker-Protein-Komplexen: Proteoglykane, Glykosaminoglykane (v.a. Hyaluronsäure), Strukturglykoproteine (Kollagen, Elastin), Vernetzungsproteine (Fibronektin, Laminin). Darin befindet sich Wasser teilweise in strukturierter räumlicher Anordnung, auch Ionen usw.

Grundsystem = Grundsubstanz plus zelluläre, humorale und nervöse Komponenten (**Abb. 3**).

Grundregulation = lokale Regelmöglichkeiten des Grundsystems plus übergeordnete nervöse, hormonelle und humorale Regelsysteme [45].

Einleitung

Das System der Grundregulation durchzieht den gesamten Extrazellulärraum. Es ist eine Funktionseinheit („ubiquitäre Synapse"). Jede Stelle des Organismus ist über das Grundsystem mit jeder anderen Stelle verbunden.

Das Grundsystem ist allen Organparenchymzellen vorgeschaltet. Es ist u.a. zuständig für Ernährung, Abwehr und Information. Information bedeutet nicht nur „Nachrichtenübermittlung" über Nerven und Hormone; vielmehr besitzt die Grundsubstanz die Fähigkeit zu einer *eigenständigen Informationsleitung und -speicherung*. Diese ist insbesondere beim chronischen Krankheitsgeschehen von größter Wichtigkeit: Die Parenchymzellen der Organe arbeiten nur bei morphologisch und funktionell intaktem Grundsystem einwandfrei. Chronische Organ- und Systemerkrankungen

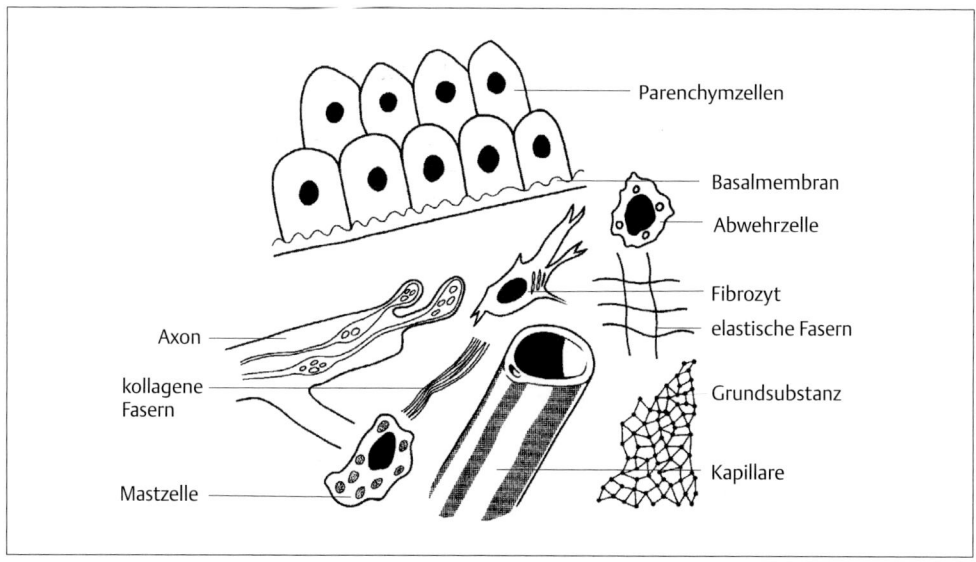

Abb. 3 Das Grundsystem nach Pischinger und Heine (schematisch).

entstehen somit oft – falls nicht genetisch determiniert – als Folge einer Dysfunktion des Grundsystems. Eine Dysfunktion kann als Folge von verschiedenartigsten Grundsystembelastungen – meist mehreren – auftreten.

Diese Betrachtungsweise steht der Zellularpathologie Virchows gegenüber, die sich an der klassischen Physik Newtons orientiert. Hier werden v. a. unikausale lineare Ursache-Wirkungs-Beziehungen gesucht, d. h. eine direkte pathologische und auch die Genesung beschleunigende Wirkung an der (Parenchym-) Zelle selbst. Dies ist bei akuten Erkrankungen durchaus sinnvoll und erfolgreich. Bei chronischen Erkrankungen, die meist multikausaler Genese sind, versagt dieses Prinzip.

Die informativen Vorgänge im Grundsystem können nur unter Einbezug der modernen Physik und Kybernetik verstanden werden.

Die beiden Sichtweisen (komplexe, multikausale, nichtlineare Grundsystembelastung versus unikausale, lineare, Virchow'sche Zellularpathologie und Molekularbiologie) sollen einander nicht völlig ausschließen. Jede zu einseitige Betrachtung kann wirklichen Fortschritt verhindern.

Energetische Aspekte

Die Zucker-Eiweiß-Komplexe der Grundsubstanz befinden sich aufgrund ihrer Negativladung (gegenseitige Abstoßung) in gestrecktem Zustand. Dies ergibt das „Gerüst", sodass ein Teil des Wassers in flüssigkristalliner Ordnung gebunden werden kann. Bestimmte Ionen und Metaboliten wirken als „Strukturmacher", andere als „Strukturbrecher" [18, 81]. Bei Körpertemperatur liegt ca. 60 % des Wassers in flüssigkristalliner Form vor [18]. Die Struktur des Wassers scheint hier teilweise den Gesetzen der fraktalen Geometrie zu gehorchen [23]. In den Flüssigkristallen kann sowohl physiologische als auch pathologische Information weitergeleitet und gespeichert werden. Bei höheren Körpertemperaturen werden Flüssigkristalle zum Teil aufgelöst. Dadurch kann pathologische Information (beispielsweise bei Virusinfekten) wieder gelöscht werden. Aus

diesem Grund ist zum Beispiel die medikamentöse Fieberunterdrückung nicht in jedem Falle sinnvoll.

Die Protein-Zucker-Komplexe der Grundsubstanz bilden ein „Molekularsieb" [45]. Je nach ultrastrukturellem und energetischem Zustand der Grundsubstanz hat dieses „Sieb" eine bestimmte mechanische und elektrische Porengröße [45]. Die Porengröße wird unter anderem durch Größe und Konzentration der Proteoglykane, pH-Wert, Elektrolytkonzentration usw. bestimmt. Auf diese Weise wird geregelt, welche Stoffe von den Kapillaren bis zu den Organparenchymzellen passieren können: „Transitstrecke" [45].

Die Grundsubstanz weist einen elektrostatischen Grundtonus auf [81]. Jede Veränderung der Grundsubstanz hat Potenzialschwankungen zur Folge. Diese bewirken ein verändertes elektromagnetisches Schwingungsmuster. Dieses kann u. a. als Information an die Glykokalyx (Zuckeroberflächenfilm der Zellen) weitergegeben werden, zum Beispiel über membranständige „zweite Boten", wie es u. a. das cAMP darstellt. Es folgt dann intrazellulär via DNS/RNS die Proteinsynthese.

Änderungen der Potenzialdifferenzen können auch noch andere Wirkungen zeigen: Die Schwankungen können Strukturen der Grundsubstanz sowie Dipolelemente der Zellmembran in Schwingung versetzen [11]. Dadurch entstehen nach Fröhlich bestimmte elektromagnetische Resonanzfrequenzen [13, 82]. Diese weisen hohe Kohärenz auf (siehe Kapitel „Moderne Physik und Biologie"). Hiermit ist eine äußerst schnelle und weitreichende, eigenständige Information im Grundsystem gegeben, auch unabhängig von nervösen oder hormonellen Signalen. Denkbar ist eine solche Informationsweitergabe sogar als Supraleitung in den Flüssigkristallen der Grundsubstanz. Aus quantenphysikalischen Gründen wären hierzu nur geringste Energiemengen notwendig.

Bei geeigneter Energie (passendes elektromagnetisches Frequenzmuster) kann das Grundsystem innerhalb von Sekundenbruchteilen ganzheitlich (als dissipatives System) reagieren.

Aus thermodynamischer Sicht ist die Grundsubstanz ein energetisch offenes System. Somit schwingen die Strukturen weit entfernt von einem Gleichgewicht. Als dissipative Struktur (siehe Kapitel „Moderne Physik und Biologie") kann sich geeignete zugeführte Energie (Information) schlagartig über das gesamte System verteilen. Dabei findet eine Strukturänderung (z. B. im Ordnungszustand des Wassers) statt. Den Gesetzen der Chaostheorie folgend, ist auch hier – gerade an den Phasenübergängen (Bifurkationsstellen) - eine äußerst hohe Empfindlichkeit gegenüber kleinsten, geeigneten Energiemengen gegeben.

Nach Bergsmann [11] bewirken kurzdauernde Reizimpulse eine Teildepolarisation der Proteoglykane. Durch Ladungsersatz wird diese im gesunden System sofort wieder behoben. Bei geeigneten Reizimpulsen kann autokatalytisch eine Kettenreaktion von Teildepolarisationen auftreten. Die dabei auftretenden elektromagnetischen Schwingungen können weitreichende Wirkung im Grundsystem zeigen.

Liegt ein Störfeld vor, haben wir es mit minimalsten Dauerimpulsen zu tun, die bei sehr langer Dauer die kybernetischen Regelkreise labilisieren und sogar die Ultrastruktur des Grundsystems verändern können [81].

Wetterfühligkeit und Einfluss des „Elektrosmogs" können ebenfalls mit der Schwingungsfähigkeit und Elektrolabilität des Grundsystems erklärt werden [12], zumal das Grundsystem in zylinderartiger Form um die Gefäß-Nerven-Bündel („Heine-Zylinder") als „Empfänger" an die Körperoberfläche geführt wird (die „Heine-Zylinder" perforieren die Faszien).

Die Grundsubstanz hat also eine eigenständige Fähigkeit zur Informationsleitung und -speicherung. Mit einbezogen werden müssen selbstverständlich humorale und nervöse Regelkreise. Es besteht damit via Kapillaren und vegetativem Nervennetzwerk auch eine Verbindung zum Hirnstamm.

Das komplexe, kybernetische Ineinandergreifen aller Regelsysteme dient der Strukturerhaltung und der Homöostase.

Diese komplexe Dynamik hat den Vorteil einer großen Anpassungsfähigkeit.

Eine pathogene Information (z. B. durch ein Störfeld) bewirkt vorerst nur eine Labilisierung der Regelkreise (Regulationsstörung). Erst nach längerem Zeitintervall kommt es zur Funktions- und eventuellen Strukturstörung der „nachgeschalteten" parenchymatösen Organe.

Leukozytolyse

Der physiologische Zerfall der Leukozyten ist wichtig für ein einwandfrei regulierendes Grundsystem [81]. Zerfallsstoffe sind u. a. Lymphokine, Zytokine, Prostaglandine, Hormone, Neuropeptide. Dieses breite Spektrum an Zerfallsstoffen garantiert ein Eingreifen in die verschiedensten Regulationen.

Einer der Angriffspunkte der Regulationstherapien ist die Anregung der physiologischen Leukozytolyse. Bei einer sog. „Regulationsstarre" (siehe unten) ist diese Anregung nicht mehr möglich.

Das Fibroblasten-Makrophagen-System/Grundsystembelastung

Die Protein-Zucker-Komplexe der Grundsubstanz werden von den Fibroblasten synthetisiert.

Der Abbau erfolgt durch Makrophagen. Auf- und Abbau stehen normalerweise im Gleichgewicht. Fibroblasten produzieren unter bestimmten Situationen (z. B. Stress, Störfeld, Schwermetallbelastung) „zu viel" Protein-Zucker-Komplexe [45]. Die auf diese Weise unphysiologisch strukturierte Grundsubstanz weist eine geringere „Porengröße" auf [45]. Dies verhindert einen ungestörten Informationsfluss. Gleichzeitig wird der elektrostatische Grundtonus verändert. Dies ergibt wiederum einen anderen „Resonanzboden" für das Eintreffen elektromagnetischer Signale.

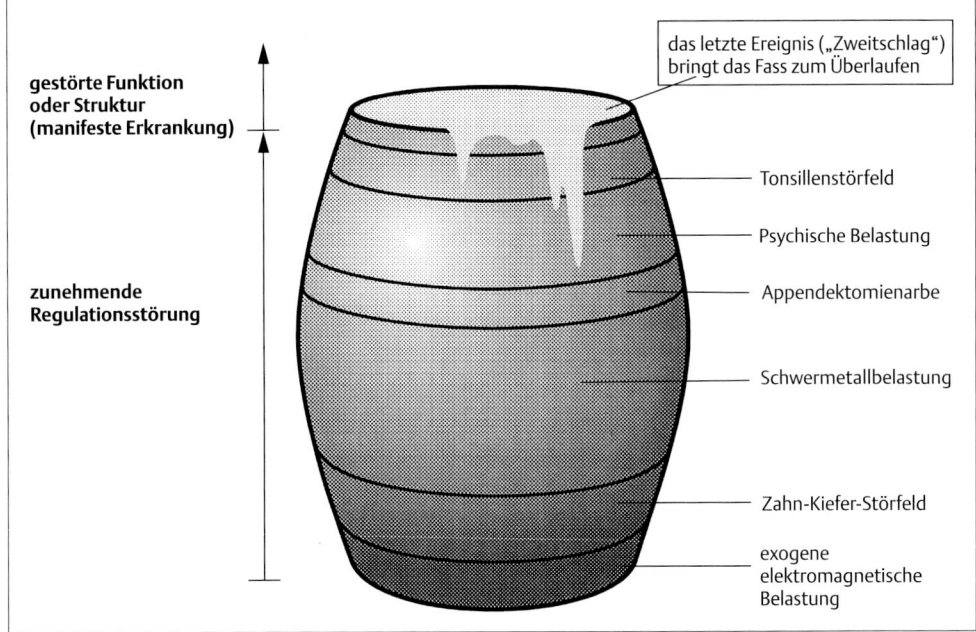

gestörte Funktion
oder Struktur
(manifeste Erkrankung)

zunehmende
Regulationsstörung

das letzte Ereignis („Zweitschlag")
bringt das Fass zum Überlaufen

Tonsillenstörfeld

Psychische Belastung

Appendektomienarbe

Schwermetallbelastung

Zahn-Kiefer-Störfeld

exogene
elektromagnetische
Belastung

Abb. 4   Belastung (Beispiele) und Dekompensation des Grundsystems (symbolisch als Fass dargestellt).

Dadurch ändert sich nicht nur das kybernetische Einschwingverhalten, sondern auch die Informationsverarbeitung.

Das Grundsystem kann autonom eine gewisse Summe von Belastungen kompensieren (**Abb. 4**). Kommt auf dieses „vorgeschädigte Terrain" eine weitere Belastung hinzu, kann das Grundsystem dekompensieren (das „Fass läuft über"). So kann ein unter Umständen sogar geringfügiges Ereignis wie ein viraler Infekt, eine Narbe usw. eine chronische Krankheit auslösen. In der Neuraltherapie wird dies „Zweitschlag" nach dem Neurophysiologen Speranski [95] genannt.

Regulationsstarre

Zu starke Belastung des Grundsystems (z. B. durch Störfelder, Schwermetalle) blockiert die autonomen Regelvorgänge (siehe vorangegangenes Kapitel). Das System ist dann nicht mehr fähig, äußere pathogene Reize auszuregulieren (Bsp. Infektanfälligkeit). Andererseits kann ein in solcher Art verändertes Grundsystem („Regulationsstarre") auch auf verschiedenste regulationstherapeutische Reize nicht mehr reagieren.

Regulationsstarren können auch medikamentös ausgelöst werden: hochdosierte Kortikosteroide, wiederholte Antibiotikatherapien, Psychopharmaka, Zytostatika usw.

Zeigt beispielsweise die neuraltherapeutische Injektion in ein vermutetes Störfeld keine Wirkung, muss an eine Regulationsstarre gedacht werden. Diese muss dann mittels anderer Verfahren zuerst „gelöst" werden.

Unspezifische Reaktionen im Grundsystem

Ein normal funktionierendes Grundsystem reagiert auf verschiedenartige Reize ganzheitlich und unspezifisch zunächst mit einer sog. *Alarmreaktion nach Selye* (**Abb. 5**). Diese wird erstaunlicherweise in der gleichen Art ausgelöst unabhängig davon, ob es sich um physikalische, biochemische, infektiöse oder psychische Reize handelt. Die Alarmreaktion besteht aus einer sog. Schock-, Gegenschock- und Rekonvaleszenzphase. Die Schockphase entspricht nach von Hoff [20] einem Sympathikotonus, die Gegenschockphase einem Parasympathikotonus. In diesem Phasenablauf

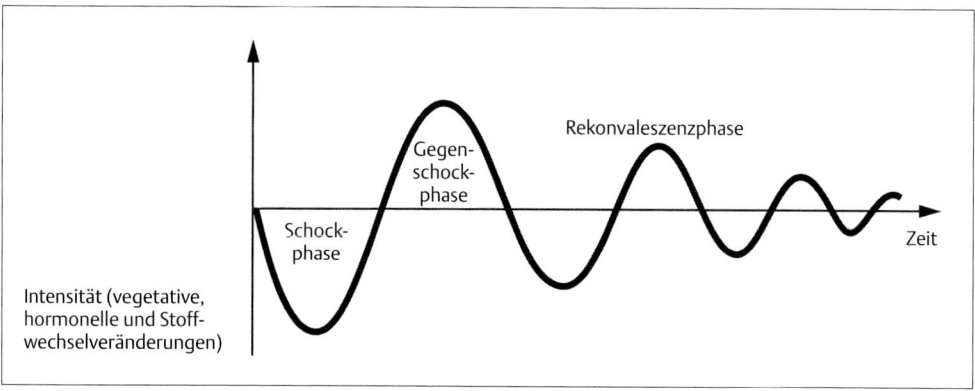

Abb. 5 Die Alarmreaktion nach Selye: unspezifische Reaktion im Grundsystem auf Reize verschiedenartigster Qualität.

treten rhythmisch biophysikalische, humorale [52] und zelluläre Veränderungen auf [45]. Diese Rhythmik hat den Zweck einer unspezifischen Abwehrmaßnahme. Nicht ausgelöst werden kann die Alarmreaktion bei Regulationsstarren. Die Alarmreaktion kann auch je nach vorbestehenden oder zusätzlichen Belastungen in der Schock- oder Gegenschockphase „stecken bleiben". Der Organismus ist dann zu ständiger Kompensationsarbeit gezwungen. Persistiert die Noxe (z.B. Infekt), führt dies nach einem Stadium des Widerstands in ein Adaptations- oder Erschöpfungsstadium (Selye).

Das Grundsystem reagiert in der erwähnten Art ganzheitlich, aber nicht unbedingt einheitlich. Der Grund liegt darin, dass beispielsweise in einem belasteten Gebiet (Segment) gegenüber den anderen Körpersegmenten eine differente energetische Ausgangssituation vorliegt. Denn die Belastung des Grundsystems ist zunächst lokal/segmental am stärksten („Erstschlag"). Belastungen können sein: Myogelosen, blockierte Gelenke, lokale Infekte usw. Kommen zusätzliche Belastungen irgendwo im Organismus hinzu („Zweitschlag"), wird das vorbelastete Segment durch die erneute unspezifische, ganzheitliche Grundsystemreaktion am stärksten zusätzlich belastet. Hier können nun nachgeschaltete Organe manifest erkranken; erst jetzt haben also unspezifische Reaktionen im Grundsystem zu einer „spezifischen" Organerkrankung geführt.

Zusammenfassung

Die Grundsubstanz (Matrix) enthält u. a. hochpolymere Zucker-Eiweiß-Komplexe. Darin befindet sich Wasser in teilweise flüssigkristalliner Ordnung. Dies ergibt eine morphologische und energetische Basis für eine eigenständige Informationsleitung und -speicherung.

Das Grundsystem besteht aus der Grundsubstanz plus zellulären, humoralen und nervösen Komponenten.

Das Grundsystem hat folgende Aufgaben: Stützfunktion, Ernährung, unspezifische Abwehr, Anpassung an veränderte Bedingungen, Informationsspeicherung und -leitung usw.

Das Grundsystem ist eine Funktionseinheit und überall im Körper (sogar in „Organspalten") vorhanden („ubiquitäre Synapse"). Störfeldimpulse und neuraltherapeutische Impulse können über das Grundsystem (und den Sympathikus) an jede Stelle des Körpers gelangen.

4 Die Relationspathologie von Ricker

Die Zellularpathologie Virchows, die sich bezüglich Ätiologie von Krankheiten statisch und reduktionistisch auf den Zell- und Organbefund stützt, ist heute noch Basis der wissenschaftlichen Medizin. Durch sie konnten große Erfolge in der Akutmedizin und beispielsweise bei bestimmten Infektionskrankheiten erzielt werden. Bei den meisten chronischen Leiden versagt jedoch dieses Prinzip.

Im Gegensatz zu Virchows Zellularpathologie steht die dynamische Betrachtungsweise der Relationspathologie Rickers. Diese sieht die Ätiologie und Pathogenese der unterschiedlichsten Krankheiten in einer pathologischen Reizung des perivasalen Sympathikus. Die hiermit infolge Zirkulationsstörungen veränderte Grundsubstanz leitet dann erst das zellularpathologische Geschehen der nachgeschalteten parenchymatösen Organe ein. Mit anderen Worten: Bei Ricker steht die Zelle nicht am Anfang, sondern am Ende des pathologischen Geschehens [7, 8, 87]. Später konnten Pischinger und Mitarbeiter diese These (**Abb. 6**) bestätigen, wonach im Prinzip keine Organzelle „erworben" erkranken kann ohne Dysfunktion des vorgeschalteten Grundsystems (zu dem auch die Kapillaren und die Endformationen des vegetativen Nervensystems zu zählen sind).

Ricker zeigte experimentell, dass der pathologische Reiz, der zur Entstehung eines zellularpathologischen Befunds notwendig ist, nicht immer primär an der Zelle selbst ansetzt, sondern am Sympathikus [8, 83, 88]. Dabei ist es erstaunlicherweise gleichgültig, ob dieser Reiz physikalischer, chemischer oder mikrobieller Natur ist. Er wird vom perivasalen Sympathikus nicht qualitativ, sondern quantitativ beantwortet (unterschiedliche Impulsfrequenz). Diese Reizantwort erfolgt im sog. *Stufengesetz* nach Ricker [8, 87, 93]: Schwache Reize führen zu Gefäßerweiterung und Zirkulationsbeschleunigung, mittlere Reize führen zu Ischämie und starke Reize zu Stase mit Austritt von

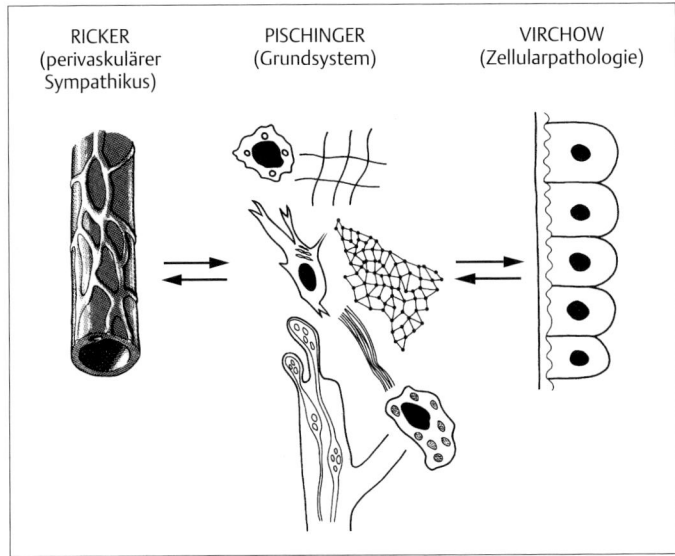

RICKER
(perivaskulärer
Sympathikus)

PISCHINGER
(Grundsystem)

VIRCHOW
(Zellularpathologie)

Abb. 6 Verschiedene Betrachtungsweisen der „Wege" zu Krankheit und Heilung: Ricker: primär über den perivaskulären Sympathikus*; Pischinger: primär über das Grundsystem* (*erst sekundär werden die Parenchymzellen betroffen); Virchow: primär an den Parenchymzellen angreifende Noxen oder die Genesung beschleunigende Moleküle.

Leukozyten, Erythrozyten usw. Die Folgen sind Veränderungen im Grundsystem und schlussendlich in den Organparenchymzellen.

Durch abgestufte langdauernde Reizung des perivasalen Sympathikus konnte Ricker beispielsweise auch eine Hyperplasie oder Nekrose parenchymatöser Gewebe erreichen.

Eine auch weit zurückliegende Reizung des Sympathikus kann scheinbar auf unbekannte Weise gespeichert werden und bei erneutem Reiz eine überschießende Antwort bewirken [7, 87]. Dies erinnert an das sog. Zweitschlagphänomen nach Speranski, an das sog. Altschichtbild nach Scheidt und sogar an die Chaostheorie in dissipativen Systemen. Zudem kann dieser Aspekt u. a. als theoretische Basis für das Störfeldgeschehen herangezogen werden. Die gleiche Reizstärke kann bei verschiedenen Menschen eine individuell verschiedene Reizantwort auslösen.

Der Sympathikus scheint also eine Art „Gedächtnis" für pathologische Reize zu besitzen, welches wir mittels Neuraltherapie wieder „löschen" können.

Ein entzündungsverursachender Reiz verschiedenster Art setzt demnach primär am Sympathikus an als Reizübermittler. Die logische Therapie bezüglich Schmerz **und** Entzündung ist somit zum Beispiel bei einer akuten Pankreatitis die Regulation des Sympathikus (mittels Lokalanästhetikum am Ganglion coeliacum).

Es gibt wahrscheinlich keinen pathophysiologischen Vorgang, an dem nicht das vegetative Nervensystem, insbesondere der Sympathikus, als Reizübermittler beteiligt ist [7]. Unter diesem experimentell bewiesenen Aspekt [87] ist es logisch, die Therapie über die Regulation des Sympathikus (mittels Lokalanästhetika) anzusetzen. Mit der Neuraltherapie nach Huneke wurde diesbezüglich ein klinisches Verfahren empirisch gefunden [7, 48].

Auch wenn es auf den ersten Blick unverständlich erscheint, dass die verschiedenartigsten Krankheiten mittels einer einzigen Therapieform (Nadel und Lokalanästhetikum) behandelt werden können, erhält diese Therapie u. a. dank der Relationspathologie Rickers (und den Arbeiten von Speranski, Pischinger, Bergsmann, Stacher, Melzack und Wall usw.) eine wissenschaftliche Basis.

All dies ist eine Bestätigung der Aussage des deutschen Physiologen Hering, der schon 1925 prophezeite, dass „die weise Benutzung des vegetativen Nervensystems einmal den Hauptteil der ärztlichen Kunst ausmachen wird" [20, 48].

Siegen [93] führte die Ideen Rickers weiter mit der „neuralen" Unterdrückung des Sanarelli-Shwartzman-Phänomens. Shwartzman spritzte 1928 einem Kaninchen wenige Mikrogramm bakterielles Endotoxin als vorbereitende Injektion in die Haut, 24 Stunden später injizierte er dasselbe Endotoxin intravenös (auslösende Injektion). Wenige Stunden nach der auslösenden Injektion entwickelte sich in der Haut an der Stelle, wo die vorbereitende Injektion stattfand, eine hämorrhagische Nekrose. Diese Nekrose kann verhindert werden, wenn man vor der zweiten (auslösenden) Injektion die Stelle der Erstinjektion in der Haut mit Procain umspritzt.

Dies ist ein weiteres Beispiel dafür, dass nicht das Vorhandensein der Materie selbst (hier Endotoxin) maßgebend ist, sondern ob diese unter bestimmten Bedingungen eine Information auslösen kann.

Zusammenfassung
Ricker zeigte experimentell, dass erworbene zellularpathologische Veränderungen in Relation zum perivasalen Sympathikus (und damit auch zum Grundsystem) stehen.
Diese Erkenntnis bestätigt den richtigen und logischen Angriffspunkt der Neuraltherapie (insbesondere Sympathikus und Grundsystem).

5 Die Neuralpathologie von Speranski

Bereits der Nobelpreisträger (1904) *Pawlow* erkannte, dass das Nervensystem übergeordnet alle physiologischen Vorgänge steuert.

Er bewies, dass nur das Nervensystem alle Organfunktionen in übergeordneter Weise, unter Berücksichtigung der Umweltbedingungen, aufeinander abstimmt. Alle biologischen Vorgänge können vom Nervensystem aus verändert werden [95].

Speranskis Schlussfolgerungen aus seinen genialen Experimenten [95] seien hier kurz aufgelistet. Sie decken sich auffallend mit den Merksätzen der Neuraltherapie [20, 48, 93] und den Grundsätzen der modernen Physik.

- Das Nervensystem kontrolliert übergeordnet humorale und biochemische Regelkreise sowie zelluläre Reaktionen.
- Der Angriffspunkt aller Reize liegt primär am Nervensystem, auch wenn sekundär humorale, zelluläre oder biochemische Vorgänge ausgelöst werden.
- Im Bereich des Nervensystems (dazu zählen wir auch das Grundsystem als „ubiquitäre Synapse") finden keine isolierten, in sich geschlossenen Vorgänge statt (dies deckt sich mit den Aussagen der Quantenphysik und der Annahme von nichtlinearen, rückgekoppelten, dissipativen Systemen).
- Das Nervensystem reagiert vielmehr als Ganzheit. Veränderungen bleiben außerordentlich lange als Information gespeichert. Neue Informationen pfropfen sich darauf auf und lösen Reaktionen aus, die abhängig von der gespeicherten, „alten" Information sind. Hier zeigen sich Parallelen zum „Altschichtbild" von Scheidt (siehe Kapitel „Geschichte") und zur Relationspathologie Rickers (siehe vorangegangenes Kapitel). Dies erinnert wiederum an die positive Rückkoppelung der modernen mathematischen

Chaostheorie, die der Beschreibung biologischer Systeme besonders gerecht wird.

- Bei der beschriebenen ganzheitlichen, jedoch bei verschiedenen Patienten individuellen Reaktion des Nervensystems ist die Reizquantität wichtiger als die Reizqualität. Dies bedeutet, dass es für den Ablauf der Reaktionen im Prinzip kaum eine Rolle spielt, ob der Reiz physikalischer, chemischer oder infektiöser Art ist. Dies scheint auf den ersten Blick erstaunlich. Diese Aussage deckt sich jedoch mit den Abläufen am perivaskulären Sympathikus, welche Ricker beschrieb, und den Abläufen im Grundsystem, die später Selye und Pischinger beschrieben.
- Tierexperimentell wies Speranski nach, dass die Reizung eines „beliebigen" Teils des peripheren oder zentralen Nervensystems der Ausgangspunkt sowohl für krankmachende als auch für heilende Mechanismen sein kann.
- „Krankheit ist Reizbeantwortung des Organismus unter dem führenden Einfluss des Nervensystems (Speranski)".
- Der krankheitsauslösende Reiz kann von jeder Stelle des Nervensystems ausgehen. Dort kann er zu einem „Fokus" (Störfeld) werden. Von hier aus erfolgt eine Emission minimaler pathologischer Impulse. Es erfolgt eine veränderte Tonuslage im gesamten vegetativen Nervensystem. Je nach individueller Ausgangslage („Schwachpunkt") können daraus mit der Zeit die unterschiedlichsten Krankheiten entstehen.
- Meist kann die „Fernkrankheit" durch Beseitigung des Reizes („Fokus") von seiner Ausgangsstelle aus geheilt werden [20, 93, 95]. Es kann aber auch sein, dass in Abhängigkeit von individueller Reizschwelle und Reizdauer das Krankheitsgeschehen autonom wird, sich sozusagen vom Störfeld abkoppelt.

- Jeder Organismus scheint mehrere Belastungen (u.a. Störfelder) ausregulieren zu können. Tritt jedoch, kurz bevor das „Fass voll ist", ein weiterer (evtl. noch so kleiner) Reiz hinzu, läuft das Fass über und es kommt zu Krankheitssymptomen. Diesen letzten Reiz, der das vegetative Nervensystem zum Dekompensieren bringt, nennt Speranski „Zweitschlag". Da dieser „Zweitschlag" bei verschiedenen Organismen auf unterschiedliche Vorbelastungen trifft, löst er auch bei gleichem Reiz unterschiedliche Krankheiten an der bei jedem Individuum unterschiedlichen „Schwachstelle" aus. Diese Schwachstelle kann ein durch einen „Erstschlag" labilisierter segmentreflektorischer Komplex sein.
- Aus Speranskis Experimenten lässt sich folgern, dass das (vegetative) Nervensystem dem humoralen System übergeordnet ist. Dies bedeutet, dass z.B. giftige Stoffe nur dann krankmachend sind, wenn sie eine Information im Nervensystem auslösen.

Dazu einige Beispiele aus Speranskis Experimenten: Tetanustoxin wirkt dann am stärksten toxisch, wenn es an dem Ort injiziert wird, wo sich die meisten Nervenendigungen befinden. Oder: Es entsteht keine Tetanuskrankheit, wenn man das Toxin zusammen mit Procain injiziert. An dieser Stelle kann ebenfalls die „nervale" Unterdrückung des Sanarelli-Shwartzman-Phänomens genannt werden (siehe vorangegangenes Kapitel).

Zusammenfassung
- Das Nervensystem kontrolliert übergeordnet alle Prozesse.
- Theorie des „Zweitschlags": Vorbelastete Systeme können durch eine nochmalige Belastung dekompensieren (zur manifesten Erkrankung entarten). Dies hat praktische Bedeutung in der neuraltherapeutischen Störfeldanamnese.

6 Autonomes Nervensystem und Schmerzphysiologie

6.1 Allgemeines

Das vegetative oder autonome Nervensystem ist eine funktionelle Einheit. Die beiden Anteile, die wie zwei Zügel jeweils mittels Afferenzen und Efferenzen die Funktion aller Organe regulieren, sind der *Sympathikus* und der *Parasympathikus*. Bei Stress oder größerer körperlicher Leistung haben wir einen erhöhten Sympathikotonus (Beschleunigung von Herz- und Atemfrequenz, vermehrte Schweißabsonderung, Verminderung der intestinalen Motilität, vermehrter Wachheitsgrad usw.). Ein erhöhter Parasympathikotonus hat „gegenteilige" Wirkungen und dient v.a. der allgemeinen Regeneration [19, 74, 113]. Eine gewisse Autonomie besitzt das Nervensystem des Darms, das **enterische System**. Dennoch wird dieses System u.a. von Sympathikus und Parasympathikus gesteuert.

Das vegetative Nervensystem durchdringt mittels feinster Geflechte die Grundsubstanz (der Sympathikus im ganzen Körper, der Parasympathikus fehlt in den Extremitäten und in der Rumpfwand). Die Hauptaufgabe ist die Erhaltung der Konstanz des inneren Milieus und die Abstimmung der Organfunktionen aufeinander. Dies scheint nach den kybernetischen Prinzipien von Homöostase und Ökonomie zu erfolgen. Voraussetzung ist eine ständige Informationszufuhr und -verarbeitung. Sowohl peripher (Grundsystem) als auch zentral (Hypothalamus) ist das Hormonsystem mit einbezogen. Das vegetative Nervensystem besitzt mehrere *Integrationsstufen*, die miteinander in vertikal angeordneten Rückkoppelungsschleifen in Verbindung stehen:

1. Autonome Peripherie (Grundsystem)
2. Peripher-spinale Stufe („segmentreflektorischer Komplex")
3. Rhombo-mesenzephale Stufe (Medulla oblongata, Pons, Formatio reticularis, Tectum u.a.): Herz-Kreislauf-Funktionen, Vigilanz, Rhythmik, Gammamotorik usw.
4. Dienzephale Stufe (Thalamus, Hypothalamus)
5. Kortikale Stufe (limbisches System, psychische Phänomene bei somatischen Krankheiten, usw.)

Bei einem peripheren Reiz versucht zuerst die unterste Integrationsstufe (Grundsystem) diesen auszuregulieren. Bei zunehmender Reizdauer oder Reizstärke wird die nächsthöhere Integrationsstufe mit einbezogen. Die Trennung in verschiedene Integrationsstufe erfolgt aus didaktischen Gründen. In Wirklichkeit ist wahrscheinlich jedes Teilsystem über alles informiert (holographische Betrachtungsweise, siehe auch Kapitel „Moderne Physik und Biologie").

Zentrales vegetatives System

Die zentralen Kerngruppen des Sympathikus und des Parasympathikus sind in verschiedenen Abschnitten lokalisiert (**Abb. 7**). So liegen die *sympathischen* Kerne *thorako-lumbal*, die *parasympathischen* Kerne *kranio-sakral*. Die thorako-lumbalen sympathischen und sakralen parasympathischen Kerne liegen im Seitenhorn des Rückenmarks. Die parasympathischen Kerne im Hirnstamm sind u.a. der Nucleus Edinger-Westphal, die Ncl. salivatorii und der dorsale Vaguskern (**Abb. 7**).

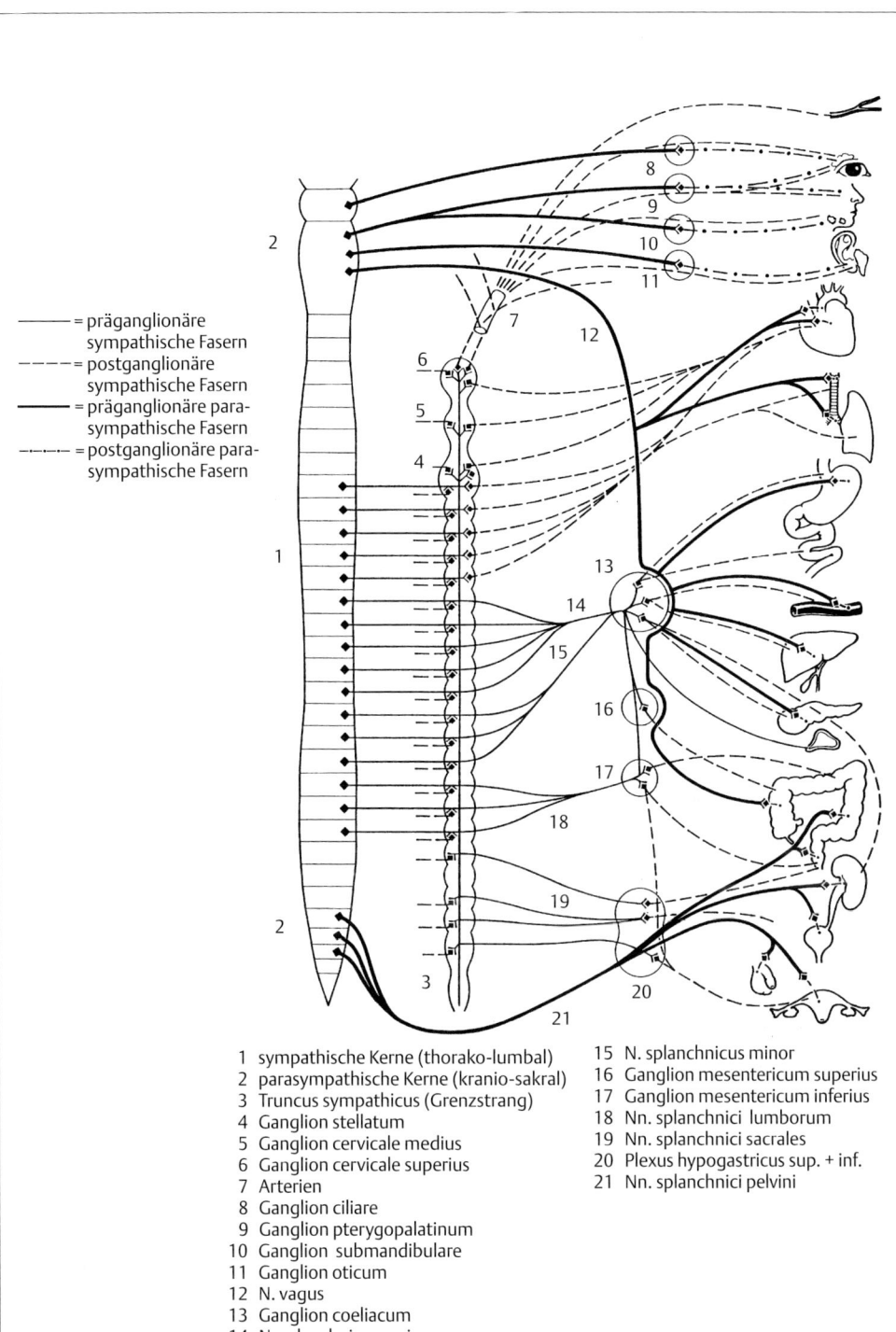

Abb. 7 Topographie des vegetativen Nervensystems (vereinfacht und schematisch).

Legende:
——— = präganglionäre sympathische Fasern
- - - - = postganglionäre sympathische Fasern
━━━ = präganglionäre parasympathische Fasern
—·—·— = postganglionäre parasympathische Fasern

1 sympathische Kerne (thorako-lumbal)
2 parasympathische Kerne (kranio-sakral)
3 Truncus sympathicus (Grenzstrang)
4 Ganglion stellatum
5 Ganglion cervicale medius
6 Ganglion cervicale superius
7 Arterien
8 Ganglion ciliare
9 Ganglion pterygopalatinum
10 Ganglion submandibulare
11 Ganglion oticum
12 N. vagus
13 Ganglion coeliacum
14 N. splanchnicus major
15 N. splanchnicus minor
16 Ganglion mesentericum superius
17 Ganglion mesentericum inferius
18 Nn. splanchnici lumborum
19 Nn. splanchnici sacrales
20 Plexus hypogastricus sup. + inf.
21 Nn. splanchnici pelvini

Peripheres vegetatives System

Sympathikus: Vom Seitenhorn gelangen markhaltige („weiße") präganglionäre Fasern entlang der vorderen Wurzel über den Ramus communicans albus zum Grenzstrang (Truncus sympathicus). In dessen Ganglien (paravertebrale Ganglien) werden die Fasern größtenteils umgeschaltet. Die umgeschalteten Fasern sind marklos. Ebenfalls marklos („grau") sind alle im Ramus communicans griseus zum Spinalnerv zurücklaufenden Nervenfasern. Die paravertebralen Ganglien des Grenzstrangs sind im thorakalen Abschnitt regelmäßig gegliedert [54]. Der thorakale Bereich enthält 10 bis 11 Ganglien, der lumbale und sakrale Bereich je ca. 4 Ganglien. Den „Abschluss" nach distal bildet das in der Mitte vor dem Os coccygis gelegene Ganglion impar. Im zervikalen Bereich finden sich drei paravertebrale Ganglien: das Ganglion cervicale superius, medius (variabel) und inferius, wobei das unterste Halsganglion meist mit dem obersten Brustganglion zum Ganglion stellatum verschmolzen ist. Durch die Grenzstrangganglien (paravertebrale Ganglien) ziehen Fasern zu den sog. prävertebralen Ganglien, deren größte Vertreter vor der Wirbelsäule sowie vor und neben der Bauchaorta liegen (z.B. Ganglion coeliacum). Diese prävertebralen Ganglien liegen innerhalb großer Nervenplexus, die auch parasympathische Fasern enthalten. Nach Umschaltung erfolgt eine verästelte Aufzweigung zu den Organen nach dem Divergenzprinzip. Letzteres erleichtert das neuraltherapeutische Regulieren der inneren Organe mittels Injektionen an Ganglien.

Die sympathischen Nervengeflechte setzen sich kranial des Ganglion cervicale superius meist entlang der Arterien in den Kopfbereich fort.

Im zervikalen Sympathikus wird ein Ramus communicans albus nicht ausgebildet. Dagegen besteht im Halsbereich ein Ramus communicans griseus mit Verbindungen zu den Rr. spinales des Zervikalmarks und zu zahlreichen Hirnnerven: N. hypoglossus, N. glossopharyngeus, N. vagus, N. laryngeus superior und inferior [105].

Parasympathikus: Im Gegensatz zum Sympathikus liegen die Umschaltstellen (Ganglien) meist in der Nähe oder sogar innerhalb (intramural) der Erfolgsorgane.

Die Fasern des *kranialen Parasympathikus* ziehen in verschiedenen Hirnnerven zu den Ganglien im Kopfbereich (Ganglion ciliare, pterygopalatinum, oticum, submandibulare). In diesen Ganglien erfolgt die Umschaltung der kranialen parasympathischen Fasern. Ohne Umschaltung ziehen an diesen Ganglien auch sympathische und vegetativ-sensible Afferenzen sowie somatosensible Fasern vorbei.

Der *sakrale Parasympathikus* schickt seine Axone entlang der ventralen Wurzeln, sie verlassen so mit der Cauda equina die zugehörigen Foramina sacralia und ziehen zum N. pudendus. Von diesem treten sie als Nn. splanchnici pelvini in die prävertebralen Plexus ein (Plexus hypogastricus superior und inferior, Plexus vesicoprostaticus bzw. Plexus uterovaginalis). Diese Plexus enthalten auch sympathische Fasern.

Die Endausbreitung des vegetativen Nervensystems

Die Nervenfasern enden nicht direkt an den Organparenchymzellen, sondern im Grundsystem. Es gibt keine exakt definierten vegetativen Nervenendigungen in der Peripherie. Vielmehr handelt es sich nach Stöhr, Reiser und van der Zypen [106] um ein *Terminalretikulum*; ein endigungsloses, feines, neurofibrilläres Maschenwerk. Dieses scheint fast übergangslos ins Grundsystem integriert zu sein. Nach van der Zypen [106] kann es an „allen Stellen des vegetativen Maschenwerkes blitzartig zur Übertragung eines Reizes kommen". Da Grundsystem und Sympathikus ubiquitär vorhanden sind, kann dieser Reiz auch überall hingelangen, auch über jede segmentale Ordnung hinaus. Wie passen doch diese neurohistologischen Grundlagen zu den Phänomenen in der Neuraltherapie!

Zusammenfassung

- Das vegetative Nervensystem ist eine funktionelle Einheit. Es stimmt alle Organsysteme je nach momentanen inneren und äußeren Bedingungen aufeinander ab.
- Die Endausbreitung des vegetativen Nervensystems als Terminalretikulum ergibt einen „nahtlosen" Übergang ins Grundsystem. Damit erhält die Neuraltherapie eine weitere Untermauerung als ganzheitliche Informationstherapie.

6.2 Der erweiterte Segmentbegriff

Für die „Sprengung" der üblichen segmentalen Ordnung ist das vegetative Nervensystem zur Hauptsache – aber nicht ausschließlich – verantwortlich. Die Kenntnis der folgenden Zusammenhänge ist eine Chance, bisher unerklärliche reflektorische Phänomene deuten zu können.

Unter einem Rückenmarksegment wird allgemein eine „Scheibe" des Rückenmarks mit der dazu gehörenden grauen Substanz und den Wurzelfäden verstanden, die sich zu einem Spinalnervenpaar vereinigen. Die Spinalnerven versorgen mit ihren verschiedenen Faserqualitäten eine bestimmte Körperregion, das periphere Segment. Somit ist das periphere Segment die Projektion eines Rückenmarksegments in einer bestimmten Körperregion. Dies beinhaltet (**Abb. 9**):

1. Die segmentale (radikuläre) Hautinnervation (Dermatom) (**Abb. 8**)
2. Die segmentale (radikuläre) Muskelinnervation (Myotom)
3. Die segmentale (radikuläre) Periost-/Knocheninnervation (Sklerotom)
4. Die segmentale (radikuläre) Eingeweideinnervation (Viszerotom)

Eine solche segmentale Scheibe des Rückenmarks verschaltet Haut, Muskulatur, Knochen und inneres Organ in alle Richtungen reflektorisch untereinander. Dabei spielt sowohl bei den afferenten als auch bei den efferenten Leitungsbahnen der Sympathikus und dessen Grenzstrang eine tragende Rolle. In die verschiedensten Richtungen bestehen Verbindungen: viszero-kutane Reflexbahn *(Head'sche Zonen)*, kuti-viszerale Reflexbahn, viszero-somato-motorische Reflexbahn usw. Bergsmann und Eder bezeichneten diese Vernetzung (auf welche auch absteigende Bahnen vom Gehirn einen Einfluss haben) als segmentregulatorischen oder *„segmentreflektorischen Komplex"* [11, 100].

Schmerz und Sympathikus

Ein sich aufschaukelnder Circulus vitiosus in diesem „segmentreflektorischen Komplex" soll am Beispiel der Nozizeptoren aufgezeigt werden: *Nozizeptoren* sind dünne, nicht oder wenig myelinisierte, plexiforme Endaufzweigungen sensibler Nervenfasern. Sie melden Schaden und Schmerz (nozizeptiv: empfindlich auf schädigende Gewebeveränderung). Nozizeptoren sind im ganzen Körper verteilt, auch in inneren Organen. Eine Reizung von Nozizeptoren muss nicht zwangsläufig (falls unterschwellig) als Schmerz empfunden werden. Nozizeptive Prozesse äußern sich erst dann als Schmerz, wenn das Bewusstsein „zugeschaltet" ist [40, 117]. Mit oder ohne Schmerz wird eine Reflexantwort ausgelöst. Diese äußert sich in Symptomen wie Durchblutungsänderung, Hautturgorerhöhung und Überempfindlichkeit bestimmter Hautbezirke, Dysregulation des metamer zugehörigen inneren Organs sowie eines Muskelhartspanns, oft mit Triggerpunkten.

Diese „Pauschalantwort" auf eintreffende Signale einer beliebigen Struktur des Segments kann mit folgenden Verschaltungen erklärt werden: Afferenzen (insbesondere nozizeptive) aus Haut, Muskulatur und innerem Organ konvergieren auf dieselbe Hinterhornzelle [43, 83, 88, 103, 115, 116]. Wir können also beispielsweise die Hautbezirke, welche durch *Konvergenz* der Afferenzen einem Organ

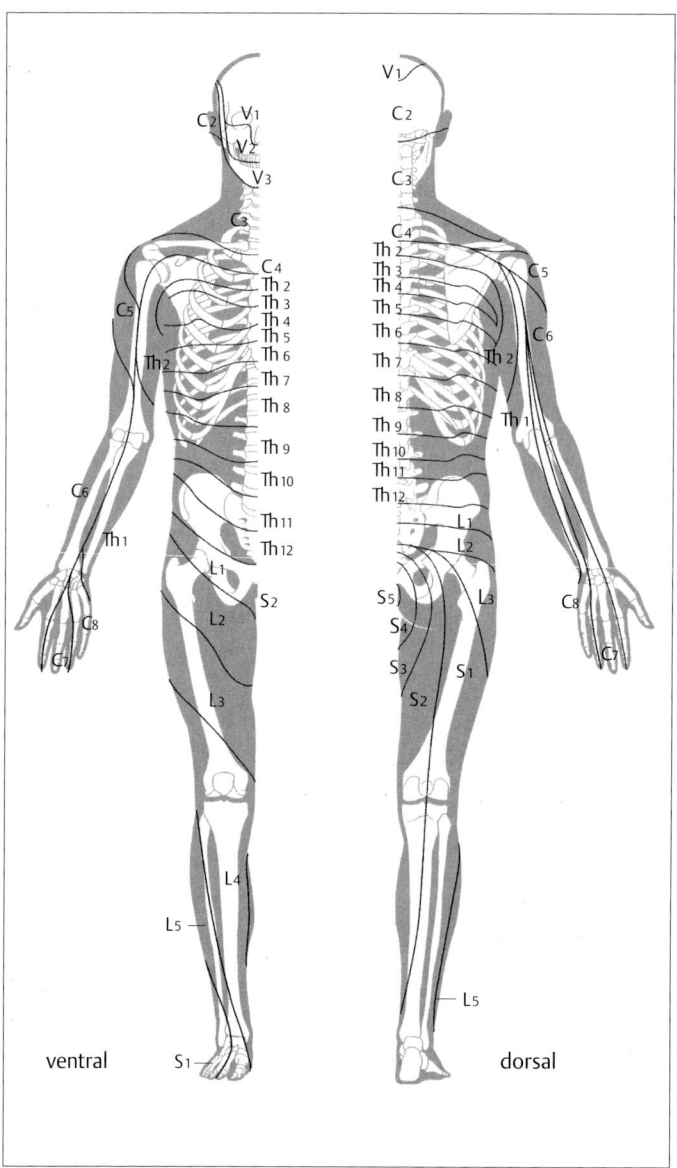

ventral   dorsal

Abb. 8   Übliche segmentale Ordnung: sensible, radikuläre Hautinnervation (Dermatome).

zugeordnet sind, als Head'sche Zonen des entsprechenden Organs bezeichnet [116]. Nachdem nun die Hinterhornzelle Impulse von einer oder mehreren Strukturen empfangen hat, erfolgt die weitere Schaltung *divergent* in Richtung Haut, Muskulatur und innerem Organ (sowie zum Gehirn). So werden beispielsweise sympathische und motorische Kerne gleichzeitig erregt (**Abb. 9**). Der Circulus vitiosus wird noch weiter verstärkt, indem angenommen werden muss, dass sympathische

Efferenzen in der Peripherie die Nozizeptorenaktivität erhöhen: Unter pathologischen Bedingungen können sympathische Efferenzen in der Peripherie kurzschlussartig an afferente Neurone koppeln („sympathisch-afferente Kopplung"). Durch Sympathikusblockaden verschwindet diese Art Schmerzen (eigene Erfahrung und [6]. Zudem kann der Sympathikus nicht nur beim Schmerz, sondern auch bei der Entstehung der Entzündung kausal wirken. Spiess hat dies schon 1906 gezeigt [96].

Klinische Ergebnisse aus der Praxistätigkeit bestätigen diese These ebenso wie neueste Forschungsergebnisse [6, 85].

Diese Zusammenhänge sollen hier noch ausführlicher dargestellt werden:

Nach Meinung des Autors ist der Sympathikus hauptverantwortlich für die Entstehung einer chronischen Schmerzkrankheit. Die folgenden Ausführungen sollen zeigen, dass der Sympathikus sogar aktiv Schmerzen erzeugen kann. Denn die Entzündungsvorgänge nach Gewebeschaden werden verstärkt, indem der Sympathikus *selbst* aus seinen Endigungen proinflammatorische Neuropeptide (z. B. Substanz P) sezerniert. Zudem kann der gereizte Sympathikus zusätzlich über vasomotorische Vorgänge eine Entzündung verursachen [6, 7, 87, 96]. Die Entzündung setzt die Reizschwelle der Nozizeptoren herab und rekrutiert gleichzeitig „schlafende" Nozizeptoren aus der Umgebung (*periphere Sensibilisierung [6, 88]*).

Zudem können unter pathologischen Bedingungen wie erwähnt sympathische Efferenzen in der Peripherie kurzschlussartig auf nozizeptive Afferenzen koppeln: *sympathisch-afferente Kopplung* [6, 85]. Impulse über den *efferenten* (!) Sympathikus erzeugen jetzt Schmerzen. Die Natur der erwähnten Kopplung ist nicht bekannt. Neben chemischer Kopplung ist eine solche indirekt über das vaskuläre System oder über das Mikromilieu, d. h. die sog. Grundsubstanz nach Pischinger und Heine [18, 45, 81], in welche die Nozizeptoren eingebettet sind, denkbar [6].

Diese Vorgänge können eine *zentrale Sensibilisierung* nach sich ziehen [6, 101]: Bei anhaltenden Schmerzen wird das nozizeptive System auf Rückenmarksebene oder im Hirnstamm sensibilisiert. Schmerzen werden dadurch zusätzlich verstärkt. Zudem können nun z. B. dicke, myelinisierte Berührungsafferenzen auf Rückenmarks- oder Hirnstammebene auf das zentrale nozizeptive System „schalten" [6, 88]. Solche Vorgänge werden als *Neuroplastizität* bezeichnet [6, 88, 101, 117]. Deshalb ist es möglich, dass Schmerzen in einem solchen Segment bereits bei geringster Berührung der Haut entstehen.

Das nozizeptive System ist zudem bereits durch den vermehrten Impulsstrom aus der Peripherie vorbelastet und gibt nun seinerseits im Rückenmark seine Impulse unter anderem dem Sympathikus weiter. Dessen Efferenzen koppeln unter pathologischen Bedingungen wie oben dargestellt in der Peripherie auf die nozizeptiven Afferenzen (sympathisch-afferente Kopplung). Es kann somit nach Traumen oder bei Entzündungen ein positiver Rückkopplungskreis (Iteration entsprechend der nichtlinearen Chaostheorie) entstehen, bei welchem der Sympathikus die Schmerzen immer wieder erzeugt, obwohl er z. B. nur eine Gefäßregulation vornehmen will. Auch Entzündungsreaktionen können durch den Sympathikus erzeugt und unterhalten werden (siehe oben) [6, 96]. Die positive Rückkoppelung (Iteration) verstärkt sich mehrfach: Nozizeptive Afferenzen aus Haut, Bewegungsapparat oder innerem Organ gelangen via Hinterhorn zum Seitenhorn in das sympathische System, das seine efferenten Impulse (mit nachfolgenden Zirkulationsveränderungen) in alle drei Systeme (Haut, Bewegungsapparat, inneres Organ) schickt. Andererseits erfolgt gleichzeitig über das Vorderhorn eine Muskeltonuserhöhung mit Verstärkung der Zirkulationsstörungen. Dieselben Reaktionen werden ausgelöst bei Berührung bestimmter Hautareale im Falle neuroplastischer Veränderungen. Ebenfalls in diese mehrfachen, sich gegenseitig verstärkenden positiven Rückkoppelungskreise eingespeist werden negative Emotionen vom Gehirn her. Zudem kann eine Inhibition der deszendierenden Hemmung erfolgen. Jede zusätzliche Aktivierung des Sympathikus (z. B. Emotionen oder zusätzliche Reizung peripher wie z. B. ein Kältereiz) kann sich in das System einspeisen und zu vermehrten Schmerzen führen. Wegen der beschriebenen, nichtlinearen, positiven Rückkoppelung (Iteration) sind analog chaostheoretischer Überlegungen auch bei geringsten zusätzlichen Reizen große Schmerzen möglich.

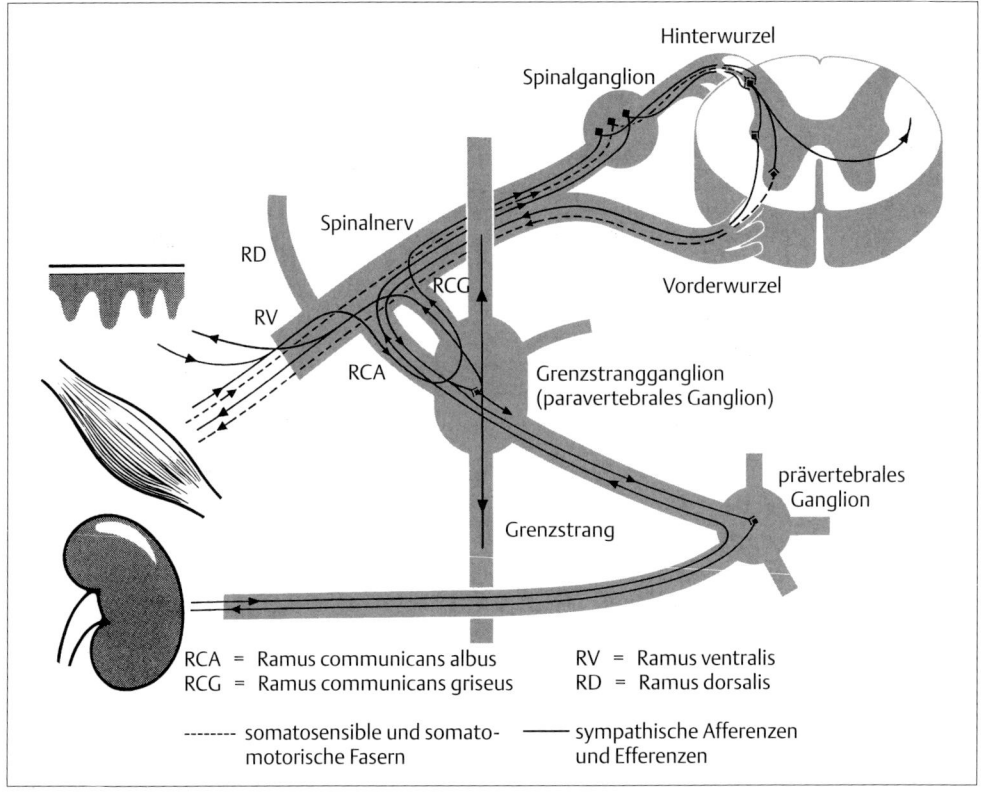

Abb. 9   Reflektorische Verschaltung von Haut, Muskulatur und innerem Organ. Schematische und vereinfachte Darstellung.

Klinisch fassbar ist eine Störung (nozizeptiver Reiz-Projektions-Symptome) im erweiterten Segment durch Palpation des Hautturgors und der Muskulatur. Dadurch ist in der Regel eine exakte Lokalisation möglich.

Wir haben es also aufgrund der erwähnten neuroplastischen Veränderungen mit einer *veränderten* **Informationsverarbeitung**, einer Art **„Schmerzgedächtnis"** auf spinaler und supraspinaler Ebene zu tun. Dieses „Gedächtnis" kann sogar ohne äußere Reize schmerzhafte Impulse generieren [88]. Es ist nun eine eigenständige Schmerzkrankheit entstanden, bei welcher der Sympathikus die Hauptrolle spielt, indem er nichtlineare, iterative Prozesse unterhält. Die frühere Vorstellung von starren Leitungsbahnen und fixen Synapsen muss demnach verlassen werden. Wir lernen aus dieser Pathophysiologie ebenfalls, dass es gefährlich ist, eine Hyperalgesie in der Praxis als

rein psychisch abzutun. Vielmehr ist es so, dass z.B. psychische Reize oder Berührungsreize aufgrund der erwähnten Neuroplastizität unter pathologischen Bedingungen starke Schmerzen auslösen können.

Die neuraltherapeutischen Bemühungen müssen also rasch u.a. dahin zielen, dass die Schmerzen auf Rückenmarksebene und im Gehirn nicht zusätzlich zur Ausbildung eines den Sympathikus mitbetreffenden Schmerzgedächtnisses (zentrale Sensibilisierung durch neuroplastische Veränderungen [6, 76, 88, 101] führen.

Im erweiterten Segment sind verschiedene logische Angriffspunkte der Neuraltherapie ableitbar: Hautquaddeln, Triggerpunkte, präperiostale Injektionen, perivasaler Sympathikus, Narben, Ganglien usw. [27, 28, 34]. Dadurch wird das System, das sich in einem Circulus vitiosus befindet, gleichzeitig an verschiedenen Stellen mit dem Lokalanästhetikum kurz unterbrochen. Danach hat das System die Chance, nach dem Prinzip der Selbstorganisation wieder zur physiologischen „Mitte" zu finden.

Neben der erwähnten segmentalen Reflektorik muss der **Segmentbegriff noch zusätzlich erweitert werden** (dies wird leider in der Diagnostik und Therapie noch viel zu wenig berücksichtigt):

- Dermatom, Myotom und Sklerotom sind nicht deckungsgleich.
- Bei der neuralen Versorgung kommen Überschneidungen vor.
- Ein Muskel und ein inneres Organ werden von mehreren Segmenten versorgt.
- Das sympathische Nervensystem weist eine eigenartige Gliederung auf: Die sympathischen Kerne, die u.a. afferente Impulse von inneren Organen erhalten, finden sich nämlich nicht im ganzen Rückenmark, sondern nur im mittleren Bereich (C8 – L3). Von hier aus wird der ganze Körper sympathisch versorgt. Aus diesem Grunde weicht die segmentale Zugehörigkeit der somatischen und sympathischen Innervation insbesondere im Kopf- und Extremitätenbereich stark voneinander ab. Mit anderen Worten: Dass nozizeptive, afferent-sympathische Impulse eines inneren Organs oder Nozizeptoren vom Bewegungsapparat schlussendlich über sympathische Efferenzen, z.B. im Kopfbereich, zu Dysregulationen und letztendlich zu Schmerzen führen können, darf uns nicht mehr erstaunen.
- Der mit Gefäßen und peripheren Nerven in die Peripherie ziehende Sympathikus sprengt die übliche segmentale Gliederung zusätzlich.
- Dasselbe gilt bei einem Reizzustand der Ganglien: Das außerordentlich weite Versorgungsgebiet z.B. des Ganglion stellatum (oberes Körperviertel) oder des Ganglion coeliacum (Oberbauchorgane) erlaubt infolge des Divergenzprinzips eine ausgezeichnete neuraltherapeutische Angriffsmöglichkeit mit großer Indikationsbreite. Als klinisches Beispiel sei hier der primäre oder sekundäre Reizzustand des Ganglion stellatum mit dem Syndrom des oberen Körperviertels erwähnt. Mögliche Symptome sind: Schmerzen zervikozephal oder zervikobrachial, Hautturgorerhöhung und Zirkulationsveränderungen, Muskelverspannungen, Herzrhythmusstörungen, Tinnitus, Asthma und sogar neuropsychologische Veränderungen. Die nicht einfache Diagnose kann erhärtet werden mit der neuraltherapeutischen Infiltration eines Lokalanästhetikums an das Ganglion mit dem schlagartigen Wegfall der Symptome. Bei wiederholter Infiltration kann das pathologische Engramm gelöscht werden.
- Das Achsenorgan ist oft auch bei primär „peripheren" Störungen (peripherer Bewegungsapparat, inneres Organ) in die Syndromentwicklung eingebunden, am Anfang vorerst durch die Blockierung eines Bewegungssegments, später durch das Auftreten degenerativer Veränderungen. Dadurch kann mit der Zeit sogar eine Seitenkreuzung stattfinden. Möglicherweise sind daran auch die sog. „Grundbündel" des Rückenmarks sowie seitenkreuzende Verbindungen des Sympathikus (Ramus communicans interganglionaris) beteiligt. Auf diese Weise kann bei langdauernder Symptomatik ein segmentreflektorischer Komplex der Gegenseite betroffen werden (vielleicht können solche Überlegungen zu Teilerklärungen des Störfeldgeschehens beitragen).
- Bei nozizeptiven Reizen vonseiten der Haut, des inneren Organs oder des Bewegungsapparats reagiert die Muskulatur nicht als „Einzelmuskel" mit Hartspann und Schwäche, sondern immer als eine (mehrere Segmente überschreitende) ganze kinetische Muskelkette. Diese dient einer in der Formatio reticularis (Gammamotorik) programmierten, in der Kindheit erlernten Komplexbewegung. Dabei ist die Verschaltung übersegmental (u.a. über Interneurone). Entlang dieser kinetischen Muskelketten finden wir die pseudoradikuläre Symptomatik und die Trigger-Punkte:

Pseudoradikuläre Syndrome nach Brügger [16, 17]: Schmerz, Schwäche, Hypertonus, Verkür-

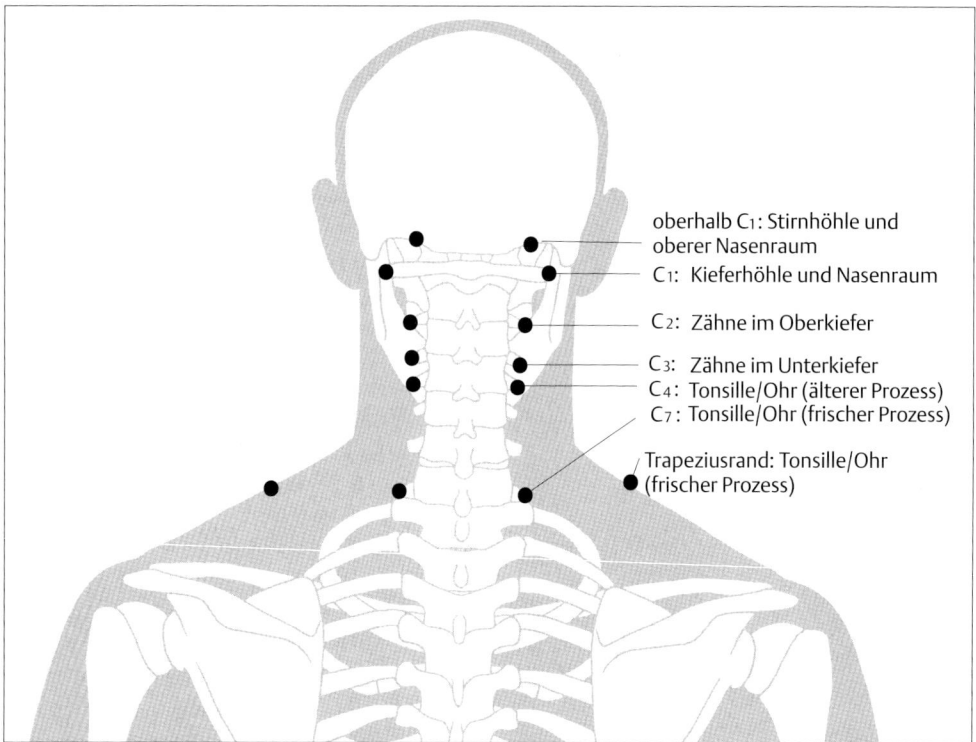

oberhalb C1: Stirnhöhle und
oberer Nasenraum

C1: Kieferhöhle und Nasenraum

C2: Zähne im Oberkiefer

C3: Zähne im Unterkiefer
C4: Tonsille/Ohr (älterer Prozess)
C7: Tonsille/Ohr (frischer Prozess)

Trapeziusrand: Tonsille/Ohr
(frischer Prozess)

Abb. 10   Die Adler-Langer'schen Druckpunkte.

zung und vegetative Symptome (Vasomotorik, Hyperhidrosis, Dysästhesien) der oben erwähnten kinetischen Muskelkette [11, 16, 99, 103]. Falls von der Wirbelsäule ausgehend, verwendet man den Zusatz „spondylogen". Auch hier ist nach Meinung des Autors der Sympathikus Hauptträger der Symptomatik.

Myofasziale Triggerpunkte liegen ebenfalls in der erwähnten Funktionseinheit der kinetischen Muskelkette. Es sind entweder in Ruhe, bei Bewegung oder nur auf Druck schmerzhafte Stellen in der Muskulatur. Der vom Triggerpunkt projizierte, mitgeteilte Schmerz *(„referred pain")* entspricht der pseudoradikulären Symptomatik und liegt ebenfalls innerhalb dieser kinetischen Muskelkette.

Eine interessante Beziehung zur Akupunktur sei erwähnt; auch die muskulotendinären Meridiane der Akupunktur folgen den kinetischen Ketten [11, 99]. Zudem entsprechen nach Melzack die Triggerpunkte in 71 % Akupunkturpunkten [71].

● *Die Adler-Langer'schen Druckpunkte* (**Abb. 10**) sollen auch hier unter dem „erweiterten Segmentbegriff" abgehandelt werden: Ernesto Adler [1] fand immer wieder druckdolente Punkte im Nacken mit folgender Zuordnung (in der Praxis vielfach bestätigt): Nasennebenhöhlen: unterer Rand des Okziputs und C1. Oberkiefer-Zahn-Bereich: Querfortsatz C2. Unterkiefer-Zahn-Bereich: Querfortsatz C3. Tonsillen: im Bereich des oberen/vorderen Rands des M. trapezius. Hier finden sich übrigens auch schmerzhafte Zonen bei Erkrankungen innerer Organe vermittelt über den N. phrenicus. Langer hat diese Punkte noch ergänzt und differenziert [63]: Insbesondere der Querfortsatz C4 ist druckdolent bei älteren Tonsillen- und Ohrprozessen, der Querfortsatz C7 bei ebensolchen frischen Prozessen.

Induration, Verquellung und Druckdolenz verschwinden in der Regel sofort nach Neuraltherapie der entsprechenden Organe oder Störfelder.

Ein Erklärungsversuch für diese empirisch gefundenen Zusammenhänge ist der folgende:

Auch im Kopfbereich sind sympathische Afferenzen ubiquitär vorhanden. Im Halsbereich ist zwar kein R. communicans albus ausgebildet, jedoch führt ein R. communicans griseus zu zervikalen Spinalnerven. Hierüber kann es zur lokalen Tonuserhöhung der Halsmuskulatur kommen. Weitere Erklärungen könnten sein: Die Afferenzen über den N. trigeminus – u. a. Nasennebenhöhlen, Zähne – enden in seinem Kerngebiet, welches ins Halsmark bis Höhe C2/C3 reicht (Nucleus tractus spinalis) und seinerseits Verbindungen zu den Vorderhornzellen des Zervikalmarks aufweist. Bei Erkrankungen der Zähne und Nasennebenhöhlen finden sich deshalb oft Irritationen (Blockierungen, Druckdolenzen usw.) in den Segmenten C1 – C3. Mit der Zeit können auch weiter distal gelegene Segmente betroffen werden, denn nach Lewit [64] ist der häufigste Grund für eine Blockierung eines Wirbelsäulensegments die Blockierung in einem anderen Segment.

Afferenzen aus dem IX. Hirnnerv (N. glossopharyngeus, u. a. die Rr. tonsillares!) und aus dem X. Hirnnerv (N. vagus, u. a. Afferenzen aus dem Plexus pharyngeus!) enden u. a. am Nucleus tractus solitarii. Das Kerngebiet des Nucleus tractus solitarii erstreckt sich bis ins Halsmark und es bestehen auch Verbindungen zum Nucleus tractus spinalis des N. trigeminus. Irritationen im Halswirbelsäulenbereich sind also auch bei Tonsillitis und Pharyngitis erklärbar.

Zudem liegen motorische Wurzelzellen des N. glossopharyngeus gemeinsam mit solchen des N. vagus und des N. accessorius im Nucleus ambiguus, dessen spinaler Fortsatz weit ins Halsmark reicht. Gemeinsame efferente Signale sind deshalb nur logisch und könnten vielleicht weitere Klarheit ins Störfeldgeschehen bringen. Daneben bestehen auch Verbindungen vom N. accessorius zu Spinalnerven des Zervikalmarks.

Nach Beobachtungen des Autors kommt es bei Überlastungen der Augen häufig zu Reizzu-

ständen besonders subokzipital bis C3. Druckdolente Querfortsätze finden sich dann häufig. Eine Erklärung für dieses Phänomen könnte die Irritation des Fasciculus longitudinalis medialis sein, welcher u. a. Augenmuskelkerne mit motorischen Kernen im oberen Halsmark (bis C3) verbindet.

Dieselbe Symptomatik ist oft bei schmerzhaften Augenerkrankungen vorhanden. Verbindungsstruktur könnte hier der Trigeminus mit seinem Nucleus tractus spinalis sein, welcher bis C2/C3 hinunterreicht. Auch sympathische Afferenzen müssten mitbeteiligt sein.

- Bei Oberbauch- und thorakalen Erkrankungen erweitern vegetative Afferenzen via N. phrenicus und N. vagus den Segmentbegriff zusätzlich (siehe in Teil III „Segmentreflektorischer Bereich innerer Organe").

Zusammenfassung
- Haut, Bewegungsapparat und zugehörendes inneres Organ sind zu einer Einheit verschaltet („segmentreflektorischer Komplex"). Hauptträger dieser Verschaltung ist das vegetative Nervensystem.
- Die Muskulatur reagiert nicht als Einzelmuskel mit Hartspann und Schwäche, sondern als kinetische Funktionskette. Entlang dieser finden sich auch die pseudoradikuläre Symptomatik sowie Triggerpunkte mit „referred pain".
- In der Segmentreflektorik ist das Achsenorgan mit einbezogen.
- Das Versorgungsgebiet der Ganglien sowie der perivasale Sympathikus erweitern den Segmentbegriff noch zusätzlich.
- Aus neuroanatomischen Schaltmechanismen ist es erklärbar, dass Affektionen der Nasennebenhöhlen, der Zähne, der Tonsillen, des Oropharynx und der Augen Irritationen im Halswirbelsäulenbereich verursachen.

7 Die Gate-Control-Theorie nach Melzack und Wall

Wie die Praxis zeigt, bewirken gezielte Injektionen von Lokalanästhetika lang andauernde Effekte auf Schmerzen und Funktionsstörungen. Mit dem pharmakologischen Effekt ist dies nicht zu erklären. Eines der Glieder in der Kette von Erklärungsmodellen ist die Gate-Control-Theorie nach Melzack und Wall [72].

Hierbei geht es um die „Eingangskontrolle" der Afferenzen, bevor diese im Hinterhorn auf die Transmissionszellen (Übertragungszellen) umschalten. Die Afferenzen bestehen aus somatischen (dicken) und vegetativen (dünnen) Nervenfasern. Beide Fasertypen geben Kollateralen an Zellen in der Substantia gelatinosa ab. Diese sitzt wie eine „Mütze" dem Hinterhorn auf und ist verantwortlich für eine

Verstärkung („Tor geöffnet") oder Abschwächung („Tor geschlossen") der eintreffenden Schmerzsignale. Melzack und Wall postulieren nun folgende Verschaltung (**Abb. 11**):

Sind die Zellen der Substantia gelatinosa aktiviert, hemmen sie rückkoppelnd präsynaptisch beide Fasertypen.

Werden nun dicke Fasern erregt, aktivieren diese über Kollateralen die Zellen der Substantia gelatinosa. Damit erfolgt die präsynaptische Hemmung und das Tor (Gate) geht zu.

Anders bei der Erregung dünner Fasern: deren Kollateralen inaktivieren die Zellen der Substantia gelatinosa, die nun ihrerseits nicht

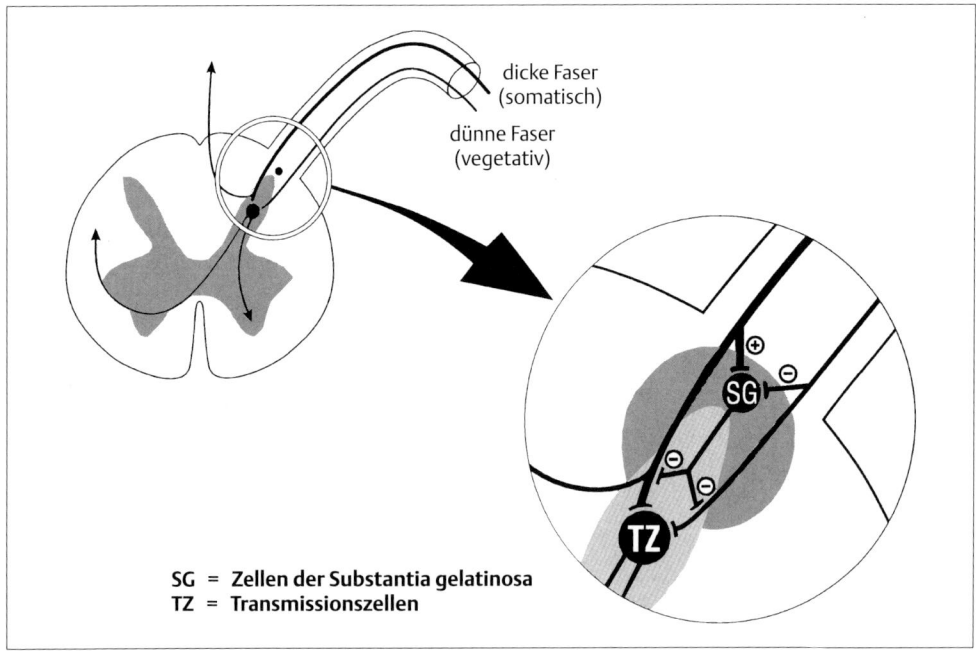

SG = Zellen der Substantia gelatinosa
TZ = Transmissionszellen

Abb. 11 Die Gate-Control-Theorie nach Melzack und Wall (Abb. modifiziert).

mehr präsynaptisch hemmen können. Damit ist das Tor geöffnet, Schmerzimpulse können ungehindert passieren. Einerseits über zentrale positive Rückkoppelung, andererseits durch direkte Einspeisung in den „segmentreflektorischen Komplex" erfolgt nun der Circulus vitiosus Schmerz – Muskelverspannung – Ischämie – vermehrter Schmerz.

Das Ziel der Therapie muss somit darin bestehen, das „Tor" zu schließen. Aufgrund der Verschaltung kann dies auf zwei Arten geschehen: entweder durch Aktivierung der dicken Fasern oder durch Hemmung der dünnen Fasern. Mit der Neuraltherapie erreichen wir sogar beides gleichzeitig, indem der Nadelstich die dicken Fasern erregt und das Lokalanästhetikum vorwiegend die dünnen Fasern inaktiviert. Da Letztere vor allem in der Haut und am Periost reichlich vorhanden sind, eignen sich Quaddeln und präperiostale Injektionen vorzüglich, um dieses Ziel zu erreichen. Mit dieser neuraltherapeutischen „Initialzündung" ist der Circulus vitiosus durchbrochen und die Gegenregulationen versuchen nun von selbst, wieder die „physiologische Mitte" anzusteuern.

Eine Weiterentwicklung der Gate-Control-Theorie ist beispielsweise die „diffuse noxious inhibition control" (DNIC) [24]. Hierbei kann durch den brennenden Reiz der injizierten Flüssigkeit eine Hemmung nozizeptiver Afferenzen im Hinterhorn erreicht werden.

Neben der von Melzack und Wall postulierten präsynaptischen Hemmung laufen viele Hemmvorgänge an den sekundären Neuronen ab und sind demzufolge postsynaptischer Art. Solche Modelle sind Ergänzungen, stehen aber nicht im Widerspruch zur Gate-Control-Theorie.

Zusammenfassung
- Die Neuraltherapie hat einen günstigen Effekt auf die Hinterhorn-Eingangskontrolle („Tor zu").
- Dadurch wird eine pathologische Schmerzverarbeitung sowohl im Zentralnervensystem als auch im „segmentreflektorischen Komplex" verhindert.

8 Prinzipien der Regulationsmedizin und Wissenschaft

Die Regulationstherapien können die konventionelle Medizin sinnvoll ergänzen oder – falls es sich um die geeignetere Alternative handelt – bei bestimmten Krankheiten vollumfänglich ersetzen.

Die *konventionelle Medizin* stützt sich weiterhin vorwiegend auf die *klassische, lineare Physik Newtons* und die *Zellularpathologie Virchows*. Hier werden unikausale, lineare Ursache-Wirkungs-Prinzipien gesucht (bei vielen akuten Erkrankungen und Infektionen mit großem Erfolg – leider jedoch mit einem Scheitern bei den meisten chronischen Krankheiten). Die Zellularpathologie Virchows setzt sich in Diagnostik und Therapie vorwiegend mit der Zelle (und der Molekularbiologie) auseinander. Die *Regulationsmedizin* stützt sich auf die *moderne, z. T. nichtlineare Physik* und befasst sich primär mit den Mechanismen im Extrazellulärraum, dem sog. *Grundregulationssystem nach Pischinger und Heine*. Dieses ist den Organparenchymzellen „vorgeschaltet". Erst die zu starke Belastung des Grundsystems, zum Beispiel durch Störfelder, Schwermetalle usw., führt mit der Zeit über eine Entartung der kybernetischen Einschwingvorgänge zur manifesten chronischen Krankheit. Es kann postuliert werden, dass sich an deren Anfang immer eine geringere Informationsverarbeitungskapazität [91] und dadurch eine gestörte Regulationsfähigkeit findet, und bei Persistenz der Belastung eine gestörte Funktion und Struktur (primär im Grundsystem; erst sekundär werden die Organparenchymzellen befallen).

Mit anderen Worten: in der Frage der Ätiologie vieler chronischer Krankheiten kann postuliert werden, dass ohne Fehlinformation und (unter Umständen noch „stummer") Fehlregulation im Grundsystem die Organzellen gar nicht erkranken können (natürlich mit Ausnahmen wie z. B. bei Erbkrankheiten, bei denen die Fehlinformation primär durch fehlerhafte DNA bedingt ist). Der kausale Weg zur Besserung (sofern nicht schon eine gestörte Struktur vorliegt) führt somit in der Regel auch über das Grundsystem, welches die „unterste" Stufe des vegetativen Nervensystems darstellt.

Die ganzheitlichen und unter physiologischen Bedingungen einheitlichen Reaktionen im Grundsystem bedeuten nicht, dass dieses einheitlich „angestoßen" werden kann. Denn die Informationsspeicherung und die energetischen Verhältnisse sind bei jedem Menschen verschieden. Damit überhaupt eine Reaktion im gesamten, komplex vernetzten Organismus stattfinden kann, wird die richtige und vor allem *individuelle* Anwendung einer regulationsmedizinischen Methode verlangt.

Eine solche Methode wirkt in der Regel als Reiz (oder Unterbrechung einer pathologischen Belastung) und löst Reaktionen aus.

Der kleinstmögliche, gezielte Reiz ist oft der wirkungsvollste. Dies ergibt sich nicht nur aus alten Regeln der Regulationsmedizin und der Relationspathologie von Ricker, sondern auch aus den Aussagen der modernen Physik (siehe entspr. Kapitel).

Die Reize werden nicht nur lokal beantwortet, sondern erfassen den *ganzen Organismus* (ein Beispiel: beim neuraltherapeutischen Stich kann die Antwort unter Umständen fernab der Einstichstelle, außerhalb jeder segmentalen Ordnung, erfolgen. Dies muss bei der weiteren Diagnostik und Therapie berücksichtigt werden). Jeder Teil ist mit der Ganzheit untrennbar verbunden und scheint die Information des Ganzen zu enthalten. Dies nennt man holistische Betrachtungsweise. Sie ist zum Teil schon uralt, ergibt sich jedoch interessanterweise bei der Übertragung modernster Physik auf biologische Systeme. Die Teile (Subsysteme) unseres Organismus können demnach nicht nur isoliert betrachtet werden, denn sie sind mit dem Ganzen mittels komplexer, meist nichtlinearer Wechselwirkungen verbunden. Es kann von außen deshalb nicht derart direkt eingegriffen werden wie bei linearen Systemen. Ein Beispiel für ein lineares Subsystem mit negativer Rückkoppelung ist die Schilddrüsenhormonregulation, bei welcher mit „linearer" Substitution eingegriffen werden kann. Wahrscheinlich ist aber auch dieses System seinerseits mittels nichtlinearer Rückkoppelung mit anderen Systemen verbunden. Insgesamt überwiegt die Nichtlinearität in biologischen Systemen bei Weitem. Das lineare Prinzip großer Reiz – große Wirkung trifft bei regulationsmedizinischen Maßnahmen praktisch nie zu. Nichtlineare (positiv rückgekoppelte) Systeme können durch kleinste, geeignete Reize in eine völlig neue Zustandsform übergehen (siehe Kapitel „Chaostheorie").

Zudem zeigte die Quantenphysik bereits vor vielen Jahrzehnten, dass eine Trennung von Subjektivem und Objektivem nicht mehr möglich ist. Von diesem damaligen Schock für die Wissenschaft hat die Medizin noch nicht genügend Kenntnis genommen. Es wird weiterhin fast ausschließlich am doppelten Blindversuch und der randomisierten Studie als alleinigem Wirksamkeitsnachweis festgehalten. Damit soll die Subjektivität und Individualität ausgeschaltet und analog der klassischen Physik die Reproduzierbarkeit des Versuchs gewährleistet werden. Sicher werden dadurch insbesondere in der Akutmedizin außerordentliche Fortschritte erzielt. Für die meisten chronischen Erkrankungen ist dies jedoch unter Berücksichtigung moderner Physik und Kybernetik nicht der richtige Weg. Das lineare Wirkungsprinzip gilt hier nicht mehr; mit einer Unterdrückung der Hauptsymptome kann eine chronische Erkrankung nicht geheilt werden.

Damit soll in diesem Rahmen gezeigt werden, dass sich in der Physik und in den anderen Naturwissenschaften der Paradigmenwechsel zu einem großen Teil vollzogen hat, in der Medizin jedoch (noch) nicht [31, 56, 57, 77, 80, 109]. Die Berücksichtigung der modernen Physik (Quantentheorie, Chaostheorie, Thermodynamik energetisch offener Systeme) bedeutet natürlich nicht ein völliges Verlassen der klassischen Physik. Demzufolge können zwei sich sogar widersprechende Wissenschaftsparadigmen nebeneinander bestehen. Dies wünscht man sich in Zukunft auch für die Medizin. Denn der Wirksamkeitsnachweis der meisten regulationsmedizinischen Verfahren kann sich nicht am Paradigma der klassischen Physik resp. Naturwissenschaft orientieren, sondern an der modernen Physik und Kybernetik. Diese werden der Komplexität lebender Systeme gerechter. In der modernen Physik hat das Unbestimmbare, Ganzheitliche, Vernetzte und Einmalige erstaunlicherweise wieder seinen Platz.

Prinzipien der Selbstorganisation

In nichtlinearen, komplexen Systemen wie lebenden Organismen sind geeignete Impulse gefragt, damit sich das System wieder *selbst* organisieren kann. Dann werden keine „Nebenwirkungen" auftreten. Dies versucht die Regulationsmedizin (und dazu gehört auch die Neuraltherapie nach Huneke) zu berücksichtigen. Wichtige Merkmale dieser Therapieformen sind: Wirksamkeit gezielter Impulse zur Anregung der Selbstheilungskräfte (Prinzip der *Selbstorganisation*), Berücksichtigung des Einmaligen, Individuellen sowie der Ganzheitlichkeit der Reaktionen. Beim Prinzip der Selbstorganisation eines thermodynamisch offenen Systems (z. B. Organismus) versucht dieses, mithilfe geeigneter Impulse (energetisch und materiell) aus seiner Umgebung einen sinnvollen, dynamischen Ordnungszustand aufrechtzuerhalten. Dynamisch heißt, dass der Ordnungszustand niemals konstant ist: Angepasst an die äußeren (Umwelt) und inneren (Organsysteme) Bedingungen, kann das System selbst nach dem kybernetischen Prinzip einen neuen Ordnungszustand organisieren. Der Ordnungszustand betrifft einerseits materielle Elemente, die Tausende und Abertausende von ineinander verflochtenen schwingenden Regelkreise z. B. biochemischer Art oder neurale Netze, andererseits auch das körpereigene elektromagnetische Feld, welches wiederum interferiert mit den exogenen elektromagnetischen Feldern und natürlich nicht unabhängig von den erwähnten materiellen Elementen ist [35].

Mit der Neuraltherapie nach Huneke geben wir in das nichtlineare, komplexe System des Lebendigen lediglich einen Impuls (oder unterbrechen eine pathologische Belastung). Damit kann sich das System neu organisieren. Wir können jedoch (wie es Chaostheorie und Thermodynamik energetisch offener Systeme entspricht) niemals exakt voraussagen, wie dieses System reagieren wird. Oder mit anderen Worten, wie sich dieses System selbst organisieren wird (vgl. unter: „Neuraltherapeutische Phänomene").

Zusammenfassung

Vergleich	
Konventionelle Medizin	**Regulationsmedizin**
Klassische Physik Newtons	Moderne Physik (Quantentheorie, Thermodynamik energetisch offener Systeme, Chaostheorie)
Zellularpathologie Virchows	Grundsystem nach Pischinger, Relationspathologie Rickers
Einfache kybernetische Regelkreise	Komplexe kybernetische Regelkreise

	gestörte Information ▼ gestörte Regulation ▼	Domäne der Regulationsmedizin
biochemisch und morphologisch fassbar	gestörte Funktion ▼ gestörte Struktur	Domäne der konventionellen Medizin

Prinzipien der Regulationsmedizin

- Reiz-Reaktions-Prinzip [70]
- Unterbrechung von pathologischen Belastungen
- Ganzheitliche Reaktion des Organismus
- Wirksamkeit gezielter, geringer Reize
- Aktivierung der Selbstheilungskräfte (Selbstorganisation)

Teil II

Geschichte, Definition und Wirkmechanismen der Neuraltherapie

9 Geschichte der Neuraltherapie nach Huneke

1883 Koller	Führte eine Katarakt-Operation in Lokalanästhesie (Kokain) durch. Koller erhielt die Information über die anästhesierende Wirkung des Kokains vom berühmten Psychiater Freud.
1883 Pawlow	Das Nervensystem steuert übergeordnet alle physiologischen Vorgänge. Nur das Nervensystem formt den vielteiligen Organismus zu einer Ganzheit.
1886 Weihe	Entdeckt als Homöopath (ohne Kenntnis der Akupunktur) bei bestimmten Krankheitsbildern regelmäßig auftretende schmerzhafte Hautpunkte. Die meisten decken sich mit Akupunktur-Punkten.
1892 Schleich	Rät zur Infiltrationsanästhesie mit Kokainlösung, falls nicht unbedingt eine Narkose erforderlich ist. Nicht einer von 800 versammelten Chirurgen schenkt ihm Glauben, als er dies auf einem Kongress vorträgt. Auch bei rheumatischen Beschwerden „sind die multiplen Injektionen meiner Infiltrationslösungen die beste antineuralgische Methode".
1898 Head	Sensibilitätsstörungen bestimmter Hautzonen bei Viszeralerkrankungen.
1906 Spiess	Revolutionäre Entzündungstheorie [96]: Einfluss des Nervensystems auf die Entzündung. Letztere heilt nach Lokalanästhesie rascher. Dies scheint auch heute noch viele Fachleute zu erstaunen. Neuere Erkenntnisse lehren uns jedoch, dass sensible Nervenendigungen im gereizten Zustand selbst Entzündungssubstanzen produzieren [116] und dass der Sympathikus eine Rolle im Entzündungsgeschehen spielt.
1913 Pässler	„Fokalerkrankung": Ein Fokus streut Bakterien und Toxine in die Blutbahn und löst fernab Antigen-Antikörper-Reaktionen aus. (Heute weiß man, dass dieses „materielle" Geschehen nur in wenigen Fällen zutrifft. Statt „Fokus" oder „Herd" wird der Begriff „Störfeld" verwendet, denn in den meisten Fällen sind Fernerkrankungen energetischer Natur.)
1917 MacKenzie	Muskelhypertonus an bestimmten Stellen bei Erkrankungen von inneren Organen.
1924 Ricker	Relationspathologie. Krankheit aus der Sicht der neurozirkulatorischen Regulation (siehe entspr. Kapitel).
1925 Leriche	Lokalanästhetika an das Ganglion stellatum zu regulierenden therapeutischen Zwecken („Novocain ist das unblutige Messer des Chirurgen").
1925 Ferdinand und Walter Huneke	Mit intra- und paravenösen Procain-Injektionen Erfolge bei Migräne und anderen Krankheitsbildern. Durch die erfolgreichen Injektionen an das paravenöse vegetative Nervengeflecht folgerten die Brüder, dass die Wirkung nicht „stofflicher", sondern „nervlicher" Art ist. Es musste sich also um ein „informatives", elektrophysiologisches Geschehen handeln. Die Entdeckung war einem Zufall zu verdanken: Die bis dahin therapieresistente Migräne der Schwester der Gebrüder Huneke verschwand nach einer versehentlichen intravenösen Injektion eines Rheumamittels mit Procain-Zusatz. Es bedurfte der richtigen Interpretation, dass es der Procain-Zusatz war, der eine grundlegende Veränderung im ganzen Vegetativum bewirkte. Mit der Zeit erarbeiteten die Gebrüder eine Methode, mittels Injektionen von Lokalanästhetika u. a. über Haut-, Muskel- und Periostpunkte Einfluss auf innere Organe zu nehmen (Head-/MacKenzie-Zonen), d. h. vorerst im segmentalen Bereich der Erkrankungen.
1934 Leriche	Sofortiges Verschwinden von Schmerzzuständen nach Injektion von Lokalanästhetika in (z. T. fernabgelegene) Narben.

1936 Speranski	Unterstreicht die dominierende Rolle des (vegetativen) Nervensystems mit einer allgemeinen Krankheitslehre (siehe entspr. Kapitel).
1937 Kulenkampff	Erfolgreiche Behandlung der Epididymitis mittels Lokalanästhetika. Derselbe Vorschlag findet sich interessanterweise in einem renommierten konventionell-medizinischen *Lehrbuch der Therapie* [46]. Solche Beobachtungen können als späte Rehabilitierung von Spiess betrachtet werden.
1939 Böke	Bezeichnet das periphere vegetative Maschenwerk als sympathischen Grundplexus. Er nimmt ein periterminales Netzwerk als Verbindung zwischen Nervengewebe und „inneviertem Plasma" an.
1940 Ferdinand Huneke	Er erlebte sein erstes sog. „Sekundenphänomen": Bei einer Patientin verschwanden die Schmerzen einer bisher therapieresistenten Kapselarthritis der linken Schulter nach Injektion einer alten Osteomyelitisnarbe am rechten Unterschenkel mit Impletol (Procain und Koffein) augenblicklich. Mit dieser Ausschaltung des „Störsenders", des nervalen Störfelds, gelang es fortan in unzähligen Fällen, bisher therapieresistente Krankheiten zu heilen.
1946 Stöhr	Zeigte, dass es sich bei den Endformationen des vegetativen Nervensystems um ein Netzwerk („Terminalretikulum") handelt. Diese feinsten Fibrillen endigen nicht direkt an der Zellmembran, sondern in der Interzellular- und Extrazellularsubstanz.
1947 Scheidt	Die periphersten Neurofibrillen sind nicht fixe Leitungsbahnen, sondern ein flexibles Netz von Molekülen in wechselnder Ordnung („Leitfadenringe"). Hierüber können sich elektrische Spannungsdifferenzen ausgleichen. Nach dem Spannungsausgleich erfolgt nicht ein völliges Verschwinden der Ordnung. Es bleibt ein sog. „Altschichtbild" bestehen, das bei jedem Menschen anders aussieht (Reizgedächtnis). Falls sich hierauf nun eine neue pathologische Information pfropft, entstehen individuell unterschiedliche Krankheiten. Diese Interpretation passt ausgezeichnet zu den Theorien von Ricker und Speranski („Zweitschlag"). Moderne neurophysiologische Theorien diskutieren Solitonenschwingungen bei der Nervenleitung. Dies würde jedoch wahrscheinlich nur mittels Nichtlinearität und Rückkoppelung funktionieren (d. h. alte Information würde immer wieder mit eingebracht). Somit lässt sich erstaunlicherweise auch hier vermuten, dass periphere nervale Strukturen ein Reizgedächtnis besitzen.
1948 Wiener	Die Lehre der Kybernetik (siehe entspr. Kapitel).
1951 Selye	Die Lehre des sog. „Adaptationssyndroms" (siehe Kapitel „Grundsystem nach Pischinger und Heine").
1951 Siegen	Am Beispiel der „neuralen" Unterdrückung des Sanarelli-Shwartzman-Phänomens (siehe Kapitel „Die Relationspathologie von Ricker") zeigt er (einmal mehr), dass das vegetative Nervensystem dem humoralen System wahrscheinlich übergeordnet ist.
1965 Pischinger	Objektiviert u. a. mittels Jodometrie das Sekundenphänomen. Seine Arbeiten über das Grundregulationssystem („ubiquitäre Synapse") sind in einem besonderen Kapitel dargestellt.
1967 van der Zypen	Postuliert nach elektronenmikroskopischen Studien ebenfalls eine endigungslose, netzförmige Ausbreitung des vegetativen Nervensystems in der Peripherie. An allen Stellen des vegetativen Maschenwerkes könne es blitzartig zur Übertragung eines Reizes kommen. Eine der Neuraltherapie außerordentlich dienende Grundlagenarbeit.
1979 Prigogine	Erhielt den Nobelpreis für seine Arbeiten über „dissipative Strukturen": Die dargestellte, blitzartige Verteilung geeigneter Energie über das ganze System könnte bei entsprechender zusätzlicher Forschung dem Sekundenphänomen vielleicht einiges von der noch herrschenden pathophysiologischen Unklarheit nehmen.

10 Definition der Neuraltherapie nach Huneke

Die Neuraltherapie gehört zu den Regulationstherapien. Es werden gezielt die Autoregulationsmechanismen des Organismus angesprochen. Damit unterliegt die Neuraltherapie dem *Reiz-Reaktions-Prinzip*. Der Reiz – oder die Unterbrechung einer pathologischen Belastung – wird mittels gezieltem Nadelstich und Injektion eines Lokalanästhetikums gesetzt. Menge und Wirkdauer des Lokalanästhetikums haben untergeordnete Bedeutung. Bei richtiger Anwendung überdauert der therapeutische Effekt die Anästhesiewirkung bei Weitem. Als Erklärungsmodelle hierfür dienen die Kybernetik, die Integration moderner Physik in biologische Systeme sowie neurophysiologische Mechanismen (siehe Teil I).

Der morphologische Boden, auf welchem sich die Informations- und Regulationsvorgänge nach dem Reiz abspielen, ist vor allem das ubiquitär vorhandene Grundsystem nach Pischinger und Heine sowie der Sympathikus, der alle Organsysteme nach bestimmten Schaltprinzipien vernetzt.

Die Reaktion (Reizbeantwortung des Organismus auf Stich und Lokalanästhetikum) zeigt nicht nur verblüffende therapeutische Effekte, sondern liefert oft ausgezeichnete diagnostische und differenzialdiagnostische Hinweise.

Die Neuraltherapie gliedert sich in:

*   Lokale Therapie
*   Segmenttherapie
*   Störfeldtherapie

10.1 Lokale Therapie

Bei dieser einfachsten Art von Neuraltherapie wird direkt in die schmerzhaften Strukturen infiltriert: in die Haut, in myofasziale Triggerpunkte, an schmerzhafte Sehnenansätze, an das Periost, an Gelenkkapseln, in Gelenke, an periphere Nerven usw.

10.2 Segmenttherapie

Haut, Bewegungsapparat und das entsprechende innere Organ sind polysegmental reflektorisch untereinander verschaltet (siehe Teil I). Dadurch ergeben sich therapeutische Angriffspunkte z. B. über die Head'schen Zonen (kutiviszerale Reflexwege). Hauptverantwortlich für das Zustandekommen dieser Reflexwege ist der Sympathikus. Dass der Sympathikus aus verschiedenen Gründen die übliche segmentale Ordnung sprengt, wurde im entsprechenden Kapitel in Teil I dargestellt. Zudem müssen die segmentüberschreitenden kinetischen Muskelketten als funktionelle Einheit betrachtet werden. Therapie im Segment heißt demzufolge: Im Bereich der Projektionssymptomatik kommen je nach Situation Techniken zur Anwendung wie Hautquaddeln, präperiostale Depots, Infiltration in myofasziale Triggerpunkte, an Sehnenansätze, an Gelenkkapseln, in Gelenke, an das Periost, im Wirbelsäulenbereich, an Nervenwurzeln, in peripher ziehende Arterien sowie an deren periarterielles sympathisches Geflecht und an vegetative Ganglien.

Narben im Segment werden bereits in der ersten Sitzung unterspritzt.

Die Segmenttherapie wirkt einerseits regulierend auf innere Organe: Durchblutungsverbesserung, Regeneration, Spasmolyse, Verbesserung der exokrinen und endokrinen Leistung (aktivierend oder dämpfend in Richtung der physiologischen „Mitte"). Andererseits kann die segmentale Neuraltherapie Schmerzen und Verspannungszustände am Bewegungsapparat lindern oder beseitigen, Zirkulationsstörungen bessern (peripher-arterielle Verschlusskrankheit, Morbus Raynaud, Morbus Sudeck usw.).

Auch im ORL- und Augenbereich u. a. bestehen ausgezeichnete Indikationen.

10.3 Störfeldtherapie

Auch im Störfeldgeschehen stellen der Sympathikus und das Grundsystem nach Pischinger und Heine als „ubiquitäre Synapse" die morphologische Basis dar, auf welcher sich Informationsleitung und -speicherung abspielen.

Beim Störfeld handelt es sich um einen chronischen Reizzustand an einer beliebigen Stelle des Körpers. Der Reiz ist unterschwellig, sodass meistens keine direkten Symptome am Störfeld selbst resultieren. Histologisch können sich manchmal Entzündungszeichen finden. Die vom Störfeld ausgehenden pathologischen (minimalen elektromagnetischen) Impulse belasten einerseits das Grundsystem, andererseits stellen sie unterschwellige nozizeptive Reize für den Sympathikus dar. Dadurch werden die vernetzten kybernetischen Regelkreise labilisiert, und die Systeme arbeiten nicht mehr nach dem Prinzip von Homöostase und Ökonomie. Kommen weitere Belastungen (allgemeiner Art oder weitere Störfelder) hinzu, können die körpereigenen Kompensationsmechanismen versagen. Das „Fass" läuft dann beim letzten Reiz über („Zweitschlag" nach Speranski) und es entsteht am Locus minoris resistentiae eine Störfeldkrankheit mit z. B. Fehlleistungen des Immunsystems, des nozizeptiven Systems usw. Der „Zweitschlag", der das Fass zum Überlaufen bringt, kann beispielsweise eine Operation mit Narbe als Störfeld sein, psychischer Stress, eine Grippe usw. Wie oft sehen wir in der Praxis, dass zum Beispiel sog. Autoimmunkrankheiten wie chronische Polyarthritis, Myasthenia gravis usw. direkt nach einer Grippe entstehen.

Fast jede chronische Krankheit kann störfeldbedingt sein. Jede Art von abgelaufener oder chronisch persistierender Erkrankung, auch jede Narbe kann (muss aber nicht!) zum Störfeld werden. Einige Beispiele für mögliche Störfelder: chronische Tonsillitis, Tonsillektomienarben, verlagerte Zähne, Zysten, Zahnwurzelreste, Ostitis im Zahnwurzelbereich, alle Arten von Narben, Status nach Pleuropneumonie oder Hepatitis, Status nach Frakturen usw.

Auf das Vorgehen in den einzelnen Bereichen wird in Teil III eingegangen.

An ein Störfeld muss gedacht werden, wenn die Therapie im Segment versagt. Der klinische Nachweis eines Störfelds erfolgt über das sog. *„Sekundenphänomen nach Huneke"*: Es wird entweder direkt in das vermutete Störfeld infiltriert oder – wo dies nicht möglich ist – indirekt an sympathische Fasern oder Ganglien des Störfeldgebiets (z. B. bei inneren Organen).

Dabei können innerhalb Sekunden fernabgelegene Schmerzen und Funktionsstörungen verschwinden. Von einem *Sekundenphänomen* darf nur gesprochen werden, wenn die *Beschwerden für mindestens 20 Stunden (Zahn-Kiefer-Bereich 8 Stunden) vollständig wegbleiben*. Diese schlagartige Symptomfreiheit muss *reproduzierbar* sein und *mit jeder weiteren Injektion muss sich das beschwerdefreie Intervall verlängern.*

Neben der oft unglaublich anmutenden subjektiven Beschwerdefreiheit nach jahrelangem Leiden existieren objektive klinische Parameter zur Beweisführung des Sekundenphänomens: Normalisierung von Enzym- und Hormonwerten, Besserung von Beweglichkeiten, Sistieren von Synoviten usw. und die Reduktion von Schmerzmitteln. Dabei muss allerdings allgemein bemerkt werden, dass gestörte Information, Regulation und Funktion unter Umständen dauerhaft gebessert werden können, nicht jedoch eine gestörte Struktur. Mit anderen Worten: Bei einer Leberzirrhose kann zwar die Funktion des Restparenchyms verbessert und bestenfalls weiterer narbiger Umbau verhindert werden, die bestehenden Narben können wir jedoch mittels Neuraltherapie nicht beseitigen. Weiter muss beachtet werden, dass bei sehr langdauerndem Störfeldgeschehen die Erkrankung autonom werden kann, d.h. sich „abkoppelt" vom Störfeld. Dies lehren uns Erfahrungen in der Praxis sowie Erkenntnisse aus Experimenten Speranskis [95].

Von Pischinger und von Stacher wurden experimentell objektive Daten des Störfeldgeschehens und des Sekundenphänomens erbracht. Pischinger fand nach Injektion an das schuldige Störfeld eine Normalisierung der Kurve der Jodverbrauchswerte [81]. Stacher fand an Narben, die als Störfeld wirkten, erhöhte elektrische Hautwiderstände. Nach Infiltration mit einem Lokalanästhetikum sanken diese zur Norm ab [20, 79]. Bei parallel sich einstellender Symptomfreiheit kommt dies praktisch einem Beweis des Störfeldgeschehens resp. Sekundenphänomens gleich.

Gerade die gezielte Suche und Therapie des Störfelds in der Praxis zeigt auf, wie relativ der Begriff „Diagnose" zu interpretieren ist. Bei genauerer Betrachtung wird damit meist nur ein Symptom bezeichnet und nicht die Ätiologie. Eine Migräne kann z.B. bedingt sein durch einen verlagerten Weisheitszahn, durch

eine Appendektomienarbe („Zweitschlag"), durch pathogene exogene elektromagnetische Schwingungen („Geopathie") usw. Gelingt es uns, einen oder mehrere ätiologische Faktoren auszuschalten, kann die chronische Krankheit geheilt werden. Diese individuelle Betrachtungsweise ist für Patient und Arzt die weit befriedigendere Lösung als die Symptombekämpfung mit Schmerzmitteln.

Mittels biochemischer und zellbiologischer Parameter wird in der heutigen Forschung die Pathogenese der meisten chronischen Krankheiten immer weiter aufgedeckt, der Ätiologie und damit einer wirklichen Heilungschance kommt man dadurch jedoch nicht näher. Deshalb besteht der Wunsch nach Berücksichtigung des energetischen Aspekts mittels moderner Physik und Kybernetik in der Ätiologie von chronischen Krankheiten. Die letztgenannten Wissenschaftsgebiete eignen sich zusammen mit neurophysiologischen Erkenntnissen ausgezeichnet, das Störfeldgeschehen zu erklären (auch wenn noch viel Forschungsarbeit offen bleibt). Die Existenz des Störfelds (minimalste pathogene elektromagnetische Impulse) ist nach wie vor wissenschaftlich nicht anerkannt. Dies mutet umso eigenartiger an, als in der Technik mühelos die Möglichkeit einer verheerenden Wirkung winzigster elektromagnetischer Signale berücksichtigt wird: Bei Start und Landung kann ein Kind, das im hintersten Teil des Flugzeugs mit einem Computerspiel beschäftigt ist, die Instrumente des Piloten unter Umständen derart stören, dass daraus sogar ein Absturz resultieren kann.

Zusammenfassung

- Neuraltherapie ist eine Form der Regulationstherapie.
- Der morphologische „Boden", auf dem sich die Autoregulationsvorgänge abspielen, sind vorwiegend das Grundsystem nach Pischinger und Heine sowie der Sympathikus mit seinen vielfältigen Verschaltungen.
- Formen der Neuraltherapie
  1. Lokale Therapie
  2. Segmenttherapie
  3. Störfeldtherapie
- In der Neuraltherapie muss der erweiterte Segmentbegriff beachtet werden (segmentreflektorischer Komplex, polysegmentale Versorgung von Muskulatur und innerem Organ, die spezielle Verteilung der sympathischen Fasern über Ganglien und Gefäße und die Abweichung des sympathischen vom somatischen Segment).
- Ein Störfeld ist ein chronischer, oligo- oder asymptomatischer Reizzustand an einer beliebigen Stelle des Körpers. Hiervon ausgehende Impulse können kybernetische Regelkreise labilisieren und klinische Auswirkung an jeder beliebigen Stelle des Organismus (Locus minoris resistentiae) zeigen.
- Jede Stelle unseres Organismus kann als Folge von Erkrankung oder Verletzung zum Störfeld werden.
- Fast jede chronische Krankheit kann störfeldinduziert sein.
- Eine störfeldbedingte Erkrankung ist nur durch eine Störfeldtherapie heilbar.
- Bei Injektion an ein „schuldiges" Störfeld kann das sog. „Sekundenphänomen nach Huneke" auftreten: Dabei fallen die fernabgelegenen Schmerzen oder Funktionsstörungen für mindestens 20 Stunden vollständig weg (Zahn-Kiefer-Bereich 8 Stunden), sofern nicht bereits irreversible morphologische Veränderungen bestehen. Bei jeder weiteren Injektion muss sich das beschwerdefreie Intervall deutlich verlängern.

11 Mögliche Wirkmechanismen der neuraltherapeutischen Injektion

Lediglich in kurzer, zusammengefasster Form sollen hier einige interessante Teilaspekte, die dennoch parallel und vernetzt miteinander ablaufen, beschrieben werden. Die in Teil I (dessen Kenntnis für diesen Abschnitt notwendig ist) begonnene Einführung in eine neue Denkweise soll hier mit Bezug auf die Neuraltherapie fortgesetzt werden. Sie orientiert sich an der modernen Physik, Kybernetik, und Neurophysiologie. Damit wird der Individualität und Komplexität lebender Systeme Rechnung getragen. Die nachfolgende Auflistung soll lediglich Interesse wecken und Ideen für weitere Forschungsarbeit wachsen lassen. Eine vollständige Erklärung für die klaren Resultate der Neuraltherapie fehlt nach wie vor.

- *Relationspathologie* Rickers: Die Neuraltherapie kann zu einer Änderung der individuellen Reizbarkeit des perivasalen Sympathikus führen (im Idealfall im Sinne einer anhaltend besseren Durchblutung). Dies beeinflusst die nachgeschalteten Systeme Grundsubstanz und parenchymatöse Organe.
- Neuraltherapie (insbesondere Störfeldtherapie) bedeutet *Reduktion der Grundsystembelastung.*
- Der *Nadelstich* führt im Grundsystem zur klassischen, ganzheitlichen Alarmreaktion nach Selye [81] bei nicht regulationsblockierten Patienten.
- *Piezoelektrizität:* Die Grundsubstanz enthält Kollagen als elektrische Dipole. Athenstädt zeigte 1974, dass bei mechanischer Druckänderung von Kollagen *elektrische Signale* auftreten [4]. Diese können sich lawinenartig in der **Grundsubstanz** fortpflanzen. Eine solche Druckänderung mit nachfolgenden elektrischen Signalen ergibt sich auch durch den Nadelstich.

- Der Nadelstich am richtigen Ort kann in unserem Organismus als *dissipativem System* unter bestimmten Umständen schlagartig einen neuen „Ordnungszustand" herbeiführen. Dazu sind nach der mathematischen *Chaostheorie* an den *Phasenübergängen* nur geringste, geeignete Quantitäten notwendig.
- Durch *Stich* und *Lokalanästhetikum* erfolgt am Hinterhorn eine verbesserte Eingangskontrolle („Gate Control") pathologischer Signale.
- Vorübergehend erfolgt durch das Lokalanästhetikum eine Unterbrechung der Nervenleitung. In dieser Zeit können die kybernetischen Regelkreise wieder die physiologische Mitte ansteuern (Prinzip der Selbstorganisation).
- *Segmentreflektorik:* Die Verschaltungen insbesondere des Sympathikus bringen es mit sich, dass beispielsweise über die Haut in den Head'schen Zonen die Funktion eines inneren Organs beeinflusst werden kann (kutiviszerale und andere Reflexwege).
- An verschiedenen Orten (z. B. *Triggerpunkten*) ist die direkte durchblutungsfördernde Wirkung des Procains erwünscht. Es können durch das Procain bei der Loco-dolendi-Therapie auch allfällig vorhandene Entzündungsmediatoren „ausgewaschen" werden [103].
- Der sich aufschaukelnde Schaltkreis Nozizeptorenaktivität – Sympathikuserregung – Stase usw. kann an verschiedenen Stellen unterbrochen werden: z. B. am Triggerpunkt mit tiefer Infiltration, mittels Hautquaddeln, Injektionen an Ganglien, am perivasalen Sympathikus usw.
- Die durch den Stich gesetzte Mikrowunde hat infolge zerfallender Zellen (DNA-Entfaltung) eine Emission von Biofotonen (kohärente elektromagnetische Schwingungen

nach dem Prinzip des Laserlichts) zur Folge [82]. **Biofotonen** haben die Fähigkeit zur Information [82, 102]. Durch den Stich am richtigen Ort kann unter Umständen das Biofotonenfeld des gesamten Organismus beeinflusst werden [13, 82].

- Die gesetzte Mikrowunde zieht eine „Mini"-Reparatur nach sich. Klima [60, 100] konnte nachweisen, dass aktivierte Phagozyten Licht (= Fotonen = elektromagnetische Schwingungen) mit biologischer Wirkung (633 nm) emittieren. Im **Störfeldbereich** (z. B. Narbe) ist sogar denkbar, dass die unterschwelligen pathologischen elektromagnetischen Störfeldschwingungen vom Frequenzspektrum der „Wundheilung" nach dem Stich überdeckt werden. Dieses schlagartig veränderte Schwingungsspektrum beeinflusst das gesamte Biofotonenfeld und könnte eine der Erklärungen für das plötzliche Sistieren von Fernsymptomen sein (**„Sekundenphänomen"** nach Huneke).

- Auf noch unbekannte Weise kann krank machende Information von Toxinen oder Mikroorganismen mittels Neuraltherapie unterdrückt werden (Beispiel Sanarelli-Shwartzman-Phänomen). Möglicherweise spielt auch hier die Veränderung des elektromagnetischen Frequenzmusters eine Rolle.

Zusammenfassung

Folgende moderne **Wissenschaftsgebiete** liefern Teilerklärungen für neuraltherapeutische Wirkungen:

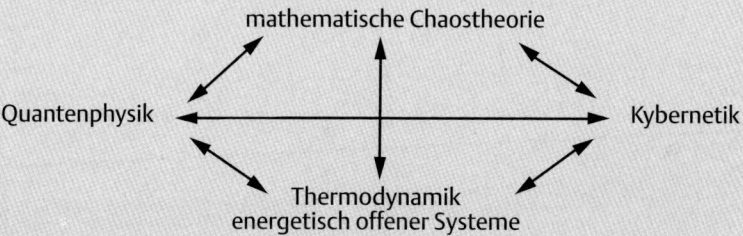

Der **morphologische Boden** dazu sind insbesondere das **ubiquitäre Grundsystem** und der **ubiquitäre Sympathikus** mit seinen speziellen Verschaltungen.

Teil III

Therapie

12 Material

Immer wieder erstaunt die Tatsache, dass trotz der großen Indikationsbreite der Neuraltherapie lediglich **Spritze, Nadel** und **Lokalanästhetikum** notwendig sind. Dass damit die verschiedenartigsten Krankheitsbilder insbesondere über Grundsystem und Sympathikus beeinflusst werden können, zeigt uns einerseits die Praxis, andererseits ist dies über die theoretischen Grundlagen erklärbar, die in Teil I dargestellt wurden.

Länge und Dicke der Nadeln für bestimmte Injektionen sind im Kapitel „Injektionstechniken" beschrieben.

Für den Zahn-Kiefer-Bereich eignen sich Zylinderampullen-Spritzen (**Abb. 12**): Uniject und Ligmaject eignen sich für die Injektion an die Zahnwurzeln, Ligmaject und Citoject für die intraligamentäre Injektion, wobei hier äußerst vorsichtig vorgegangen werden muss (siehe Kapitel „Injektionstechniken").

Wahl des Lokalanästhetikums

In der Neuraltherapie kommen vorwiegend **Procain** und **Lidocain** zur Anwendung. Lokalanästhetika mit längerer Wirkdauer bringen in der Regel keine Verbesserung des therapeutischen Effekts. Letzterer resultiert einerseits aus der Reizsetzung durch die Nadel (und der Reaktion des Organismus), andererseits aus der kurzzeitigen Ausschaltung pathologisch sich aufschaukelnder nervaler Leitungsbögen (siehe Teil I).

Aus **Tab. 1** ist ersichtlich, dass z. B. sowohl bei Schwangeren (keine Kontraindikation in Früh- und Spätschwangerschaft, bisher keine teratogene Wirkung bekannt) als auch bei Leber-Patienten das Procain zu bevorzugen ist. Wegen der kurzen Halbwertszeit und der damit guten Steuerbarkeit eignet sich das Procain insbesondere für Injektionen an Nerven und Ganglien.

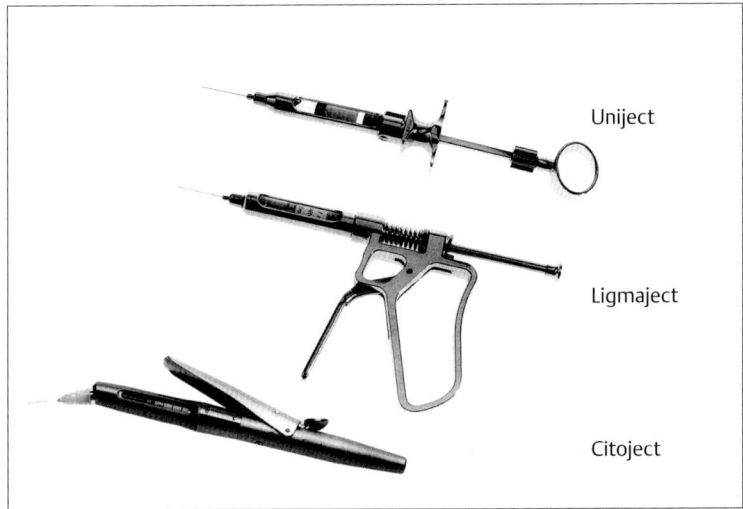

Uniject

Ligmaject

Citoject

Abb. 12 Karpulenspritzen für die Injektionen im Zahnbereich. Ligmaject und Citoject eignen sich auch für die intraligamentäre Injektion (siehe Kapitel „Injektionstechniken").

Zusammenfassung der pharmakologischen Wirkung des Procains nach Hahn-Godeffroy [39]

Allgemeine systemisch-medikamentöse Wirkungen des Procains sind:

- membranstabilisierend [22, 39]
- antiarrhythmisch
- muskelrelaxierend
- bronchospasmolytisch
- spasmolytisch am Sphincter Oddi und am Darm
- koronarperfusionssteigernd
- negativ inotrop
- negativ chronotrop
- endoanästhetisch nach Zipf [118] (günstige Modulierung von Lungendeh-

nungsrezeptoren, Glomus caroticum, Gefäßrezeptoren, viszeralen Rezeptoren, glatter und quergestreifter Muskulatur)
- antikonvulsiv (bei Überdosierung gegenteilig)
- spezifisch impulsmodulierend im limbischen System
- antihistaminisch
- antiinflammatorisch
- sympathikolytisch
- parasympathikolytisch
- gefäßerweiternd

Tab. 1 Vergleich Procain – Lidocain.

	Procain	Lidocain
Chemische Struktur	Ester	Amid
Wirkdauer	ca. 20–30 Minuten	ca. 60–120 Minuten
Diffusionsfähigkeit	weniger gut als Lidocain	besser als Procain
Abbau	in praktisch jedem Gewebe durch die unspezifische Pseudocholinesterase	in der Leber
Therapeutisch wirksame Abbauprodukte	+ (Paraaminobenzoesäure, Diäthylaminoäthanol)	–
Toxizität	geringer als Lidocain	größer als Procain
Gefäßdilatation durch Sympathikolyse	+	+
Gefäßdilatation durch das Medikament per se	+	–
O_2-sparender und kapillarabdichtender Effekt	++	(+)
Entzündungshemmender und indirekt antiinfektiöser Effekt	++	(+)
Membranstabilisierende Wirkung (Nerven-/Muskelfasern, Mastzellen, Organparenchymzellen usw.)	++	+

Bei einem ca. 75 kg schweren Erwachsenen sollte die Menge von 20 ml einer 1 % Lidocain-Lösung pro Sitzung nicht überschritten werden. Es hat sich in der Praxis bewährt, dieselbe Regel auch für das Procain zu beachten, obwohl wegen der geringeren Toxizität hier deutlich größere Mengen verwendet werden dürften. Bei mehr als 20 ml klagt jedoch ein Teil der Patienten über ein leichtes, kurzdauerndes (2 – 10 Minuten) Schwindelgefühl, welches als vegetative und nicht als toxische oder allergische Reaktion gedeutet werden muss. Es ist praktisch auch nie notwendig, mehr als 20 ml Lidocain oder Procain pro Sitzung zu verwenden, geht es doch bei der Neuraltherapie einerseits um Impulssetzung, andererseits um kurzdauernde Ausschaltung dünner Nervenfasern.

Die angegebenen Mengen beziehen sich selbstverständlich nur auf Injektionen ins Gewebe. Bei intravasalen Injektionen sollen in der Praxis 1 – 3 ml einer einprozentigen Procain- oder Lidocain-Lösung nicht überschritten werden, und es darf niemals in ein hirnwärts ziehendes Gefäß injiziert werden, ebenso nicht in den Liquorraum im kranialen Bereich des Zentralnervensystems. Ansonsten können u.a. Krämpfe, Bewusstlosigkeit, Herz- und Atemstillstand auftreten. Deshalb muss im Kopf- und Halsbereich immer sorgfältig aspiriert werden und die Injektionen sollen hier nur langsam und unter stetiger Beobachtung des Patienten erfolgen.

In ausführlichen Studien wiesen Hahn-Godeffroy [39] und Becke [9] nach, dass entgegen früherer Meinungen das Procain keine höhere Allergierate aufweist als beispielsweise das Lidocain. Die Allergierate dieser Substanz liegt zudem deutlich unter derjenigen von nicht steroidalen Antirheumatika, Antihypertensiva, Antibiotika usw.

Zusätze wie Konservierungsmittel (erhöhen die Allergierate und verschlechtern die Gewebsverträglichkeit) oder Vasokonstriktoren sollen vermieden werden.

Zusammenfassung
Die einprozentige Procain-Lösung ohne jeglichen Zusatz ist ein ideales Neural-therapeutikum, gut steuerbar und für neuraltherapeutische Zwecke den andern Lokalanästhetika überlegen.

13 Allgemeines zu den Indikationen

Das Grundsystem nach Pischinger und Heine sowie der ebenfalls ubiquitär vorhandene Sympathikus scheinen im kybernetisch zu betrachtenden Geschehen vieler chronischer Krankheiten eine tragende Rolle zu spielen. Störungen in diesen beiden Systemen können hormonelle, humorale oder zelluläre Komponenten in Mitleidenschaft ziehen. Sowohl Grundsystem als auch Sympathikus zeigen auf verschiedene informative Reizqualitäten (gleichgültig, ob diese Reize z. B. viraler, chemischer oder physikalischer Art sind) bei einem vorher gesunden Individuum in der ersten Zeit die gleiche stereotype Reaktion (Ricker, Selye, Pischinger). Es ist eine erstaunliche Tatsache, dass unser Organismus auf verschiedenartigste chronische Reize in der ersten, das heißt in der regulativen und funktionellen Phase, vorerst nur wenige, unspezifische Reaktionsarten kennt. Diese finden zuerst im Grundsystem und in den Reflexbögen des Sympathikus statt. Erst wenn nach längerer Dauer der Regulations- und Funktionsstörung in den genannten Systemen sekundär ein bestimmtes, „nachgeschaltetes" Organsystem betroffen wird (zuerst entweder das segmental zugehörige oder dasjenige Organ, das durch eine Vorbelastung – „Erstschlag" – geschwächt ist), zeigt sich eine scheinbar spezifische Erkrankung.

Aus diesen Überlegungen wird verständlich, dass auf der Stufe der Regulations- und Funktionsstörungen in Grundsystem und Sympathikus ebenfalls eine „unspezifische" Therapie mit Nadel und einem einzigen „Medikament" (Lokalanästhetikum) pathophysiologisch betrachtet die richtige ist, um die dysregulierten Systeme zu entlasten. Mit anderen Worten: Mittels Reiz und gezielter kurzfristiger Ausschaltung vegetativer Fasern kann ein Circulus vitiosus durchbrochen werden. Autoregulatorisch können nun die vielfach vernetzten kybernetischen Regelkreise wieder die physiologische Mitte ansteuern. Homöostase und Ökonomie sind wieder hergestellt und damit stellt sich automatisch u. a. auch eine verbesserte unspezifische Abwehr ein. Die funktionelle Erkrankung ist im Idealfall sogar verschwunden. Wo dies mittels Neuraltherapie alleine nicht mehr erreicht werden kann (z. B. wenn auch bereits irreversible pathomorphologische Veränderungen vorliegen), kann die Neuraltherapie ausgezeichnet die konventionell-medizinische Therapie unterstützen. Es können dann oft z. B. Schmerzmittel eingespart und auf diese Weise (weniger Nebenwirkungen) dem Patienten zu besserer Lebensqualität verholfen werden. Überhaupt ist die Neuraltherapie praktisch mit jeder anderen Therapieform kombinierbar.

Selbstverständlich dürfen wichtige konventionell-medizinische Abklärungen und dringend notwendige anderweitige Therapien niemals vernachlässigt werden.

Dennoch ist die Liste von Krankheiten, bei denen die Neuraltherapie als logische und alleinige Therapie eingesetzt werden kann, aus den oben erwähnten Überlegungen und wie uns die Praxis zeigt, außerordentlich lang. Ist eine chronische Krankheit störfeldbedingt, gibt es keine bessere diagnostische und therapeutische Methode als die Neuraltherapie nach Huneke.

Jedoch auch bei akuten Krankheiten und Notfallsituationen liefert die Neuraltherapie ausgezeichnete und objektivierbare Ergebnisse; insbesondere in Situationen, bei denen die unmittelbare Bedrohung durch das Reflexgeschehen des Sympathikus bedingt ist und nicht durch das initiale Ereignis selbst. Beispiel: Bei einer peripheren Lungenembolie ist nicht die mechanische Obstruktion eines kleinen Blutgefäßes für das unter Umständen schwere Krankheitsbild verantwortlich, sondern das darauf folgende Reflexgeschehen, insbesondere des Sympathikus. Eine sofortige Injektion ans Ganglion stellatum kann lebensrettend sein. Die Antikoagulation hat auf das perakute, reflektorische Geschehen keinen Einfluss; sie verhindert lediglich weitere thromboembolische Komplikationen.

Eine Übersicht über wichtige Indikationsbereiche liefern die folgenden Kapitel.

Zusammenfassung

Der Indikationsbereich für die Neuraltherapie ist außerordentlich weit. Bei vielen akuten und chronischen Krankheiten kann die Neuraltherapie als alleinige Maßnahme eingesetzt werden (bei vorwiegend funktionellen Störungen) oder als unterstützende Therapie zur konventionellen Medizin (insbesondere falls bereits irreversible pathomorphologische Veränderungen vorliegen).

14 Kontraindikationen und Versager der Neuraltherapie

Absolute Kontraindikationen

- Allergie gegen Lokalanästhetika. Ein kleiner roter Hof um die Procain-Quaddel ist normal (vasodilatatorische Wirkung) und tritt bei der Lidocain-Quaddel nicht auf. Als Test kann der sog. Konjunktivaltest angewandt werden: Färbt sich die Konjunktiva nach Einträufeln eines Tropfens Procain oder Lidocain deutlich rot, sollte von der Neuraltherapie Abstand genommen werden.
- tiefe Injektionen bei Gerinnungsstörungen oder Antikoagulation
- alle akuten chirurgischen Indikationen
- schwere Hypotonie und schwere kardiale Dekompensation
- nur für größere Mengen (mehr als 10 ml Lidocain): schwere kardiale Überleitungsstörungen, Bradykardie, akute Hepatopathie
- Myasthenia gravis im Schub

Relative Kontraindikationen/Versager der Neuraltherapie

- Geisteskrankheiten, Erbkrankheiten: Diese Krankheiten sind durch die Neuraltherapie nicht heilbar. Jedoch können sich erworbene psychische Störungen ohne offensichtlichen äußeren Grund nach einer Störfeldtherapie oft verblüffend bessern. Trotzdem sollte gerade hier die Abklärung niemals vernachlässigt werden (Lues, Tumor, Vitaminmangel usw.) Hausammann hat allerdings bei schwersten Depressionen insbesondere über das Ganglion cervicale superius bedeutende Erfolge erzielt (Vorber. zur Publikation, persönliche Mitteilung).

- Mangelkrankheiten: Hier muss natürlich primär substituiert werden.
- Bestimmte Infektionskrankheiten. Zoonosen, Parasitosen
- Beschwerden, die mit offensichtlichen psychosozialen Konfliktsituationen parallel laufen (Cave: Auch hier kann durch „Erstschläge" und weitere Grundsystembelastung das „Fass fast voll" sein und der psychische Stress als „Zweitschlag" wirken. Deshalb keine allzu rasche Beurteilung).
- offensichtlicher Krankheitsgewinn des Patienten
- wenn die Beschwerden offensichtlich durch exogene elektromagnetische Schwingungen (geopathische Belastungen) verursacht werden (Beispiel: Migräne, Schlaflosigkeit usw. bei Wohndomizil in der Nähe eines Mobilfunksenders)
- wenn eine Grundsystemblockierung nicht erkannt wird

Weitere Kontraindikationen ergeben sich für einzelne Injektionen: z.B. keine Ziliare-Injektion bei Status nach Enukleation des anderen Auges, keine Injektion an das Ganglion coeliacum auf der Seite der noch vorhandenen Niere bei nephrektomierten Patienten usw.

15 Komplikationen

- Nach den erwähnten Studien von Hahn-Godeffroy und Becke ist die Allergie auf Procain viel seltener als früher angenommen. Die am meisten gefürchtete Komplikation auf das Lokalanästhetikum ist sicher der anaphylaktische Schock. Obwohl äußerst selten, muss die neuraltherapeutische Praxis (wie jede andere übrigens auch) darauf vorbereitet und das Personal eingeübt sein. Die Sofortmaßnahmen müssen in der Praxis ergriffen werden, noch bevor der Patient notfallmäßig ins Spital transportiert wird (Adrenalin, Volumen, Kortikosteroide, Antihistaminika, Sauerstoff usw.).
- Die versehentliche Injektion größerer Mengen eines Lokalanästhetikums in ein hirnwärts ziehendes Gefäß oder in den kranialen Bereich des Liquorraumes kann Krämpfe, Bewusstlosigkeit, Herz- und Atemstillstand bewirken. Bei Krämpfen ist Valium u. a. indiziert. Bei Atem- und Kreislaufstillstand sind Beatmung und Herzmassage notwendig bis zum Eintreffen des Rettungswagens.

Beide hier an erster Stelle genannten Komplikationen sind extrem selten und kommen im Praxisleben eines Neuraltherapeuten vielleicht nicht ein einziges Mal vor. Dennoch müssen die zu treffenden Maßnahmen immer selbstverständlich und gegenwärtig sein und das Material für Arzt und Hilfspersonal an rasch zugänglicher Stelle. Nur unter diesen Voraussetzungen ist es möglich, in einem Ernstfall die Ruhe zu bewahren und Punkt für Punkt die richtigen Maßnahmen zu treffen.

Weitere Komplikationen können sein:

- Das versehentliche Setzen eines kleinen Mantelpneumothorax erfordert meist keine weitere Maßnahmen. Dennoch ist es ratsam, ein Thoraxröntgenbild anzufertigen und den Patienten in der Klinik überwachen zu lassen.
- Die versehentliche Punktion eines inneren Organs ist bei anatomischen Variationen (z. B. Hufeisenniere bei der Injektion ans Ganglion coeliacum) möglich. Meist ist dies – außer eines schmerzhaften Hämatoms – harmlos, sind doch die neuraltherapeutischen Nadeln viel dünner als zum Beispiel Organpunktionsnadeln.
- Bei Injektionen an größere Nerven (Sturzgefahr wegen möglicher kurzzeitiger Parese) oder Ganglien sollte der Patient nicht unbeaufsichtigt aufstehen. Zudem muss die Fahrtüchtigkeit sichergestellt sein.
- Vasovagale Synkopen (Anamnese!)
- Spezifische, mögliche Komplikationen bei den einzelnen Injektionen sind dort nachzulesen.

16 Anamnese

Wie bei jeder ärztlichen Tätigkeit ist die exakte Anamnese von größter Wichtigkeit. Wenn der Patient zudem spürt, wie sich der motivierte Arzt auf ihn konzentriert, wird er die zum Teil unangenehmen Injektionen besser ertragen. Zunächst sollen alle Operationen, Unfälle, Erkrankungen und Geburten *aufgelistet* werden. Dabei ist auch nach Kinderkrankheiten und Impfungen zu fragen. Von großer Wichtigkeit ist der Zahn-Kiefer-Bereich: Frage nach Weisheitszähnen, durchgemachten Infekten, Wurzelbehandlungen usw. Danach muss eine *Gewichtung* der Anamnese erfolgen mit der Frage: Welches war die letzte Krankheit oder Operation vor Ausbruch des jetzigen Leidens? Mit anderen Worten: Wodurch kam das „Fass" (Grundsystembelastung) zum Überlaufen? Mit nochmals anderen Worten: Das zuletzt entstandene Störfeld bewirkt am Locus minoris resistentiae – welcher in keiner segmentalen Beziehung zum Störfeld stehen muss – Funktionsstörungen und/oder Schmerzen. Dies ist das sog. *„Zweitschlagphänomen" nach Speranski*. Zum Locus minoris resistentiae: Diese „Schwachstelle" des Organismus ist bereits durch bestehende Störfelder *(„Erstschlag")* oder anderweitige Grundsystembelastung labilisiert, aber bis zum Zweitschlag noch kompensiert.

Ein Beispiel: Auftreten einer chronischen Migräne nach Appendektomie. Hier ist die Appendektomie der „Zweitschlag", und die neuraltherapeutische Infiltration der Appendektomienarbe kann die Migräne u. U. dauerhaft stoppen. Gelingt dies nicht oder nur teilweise, muss auch nach dem *„Erstschlag"* gesucht werden: Ein verlagerter Weisheitszahn (Beispiel) hat als bisher noch kompensiertes Störfeld die Regulationen im Grundsystem bereits labilisiert. Erst die Sanierung in diesem Bereich wird dann den definitiven Erfolg bringen, da sonst immer wieder (geringe)

Zusatzbelastungen die Migräne zum Ausbruch bringen werden.

Ein weiterer Hinweis auf ein Störfeld kann darin bestehen, dass sich bei Wetterwechsel, psychischer oder physischer Belastung bestimmte Körperregionen „melden" (innere Organe, Zähne, Gelenke, Narben usw.). Narben nach Wundheilungsstörungen sind besonders zu beachten. Auch kleinste Narben, der Nabel, Impf- oder Episiotomienarben dürfen nicht vergessen werden.

Ein allgemeiner Hinweis auf ein Störfeld („Erstschlag") kann ein sog. „Knick" in der allgemeinen Leistungsfähigkeit und der allgemeinen Befindlichkeit sein: Plötzlich aufgetretene vegetative Beschwerden wie Schlaflosigkeit, Tinnitus, rasche Ermüdbarkeit, Konzentrationsschwäche usw. können darauf hinweisen. Auszuschließen sind innere Erkrankungen, schwerwiegende hormonelle Störungen, Grundsystembelastungen durch exogene elektromagnetische Wellen (geopathische Belastung) oder Schwermetalle und psychischer Stress. Bei psychischen Auffälligkeiten muss daran gedacht werden, dass diese auch durch langdauernde vegetative Symptome verursacht werden können und nicht nur umgekehrt. Bei „vegetativer Dystonie" mit normalen Untersuchungs- und Laborbefunden besteht leider oft die Tendenz, diese Patienten pauschal als „Psychosomatiker" zu klassifizieren. Falls ein Störfeld die Ursache ist, sind langdauernde, kostenaufwändige Psychotherapien und Psychopharmaka nutzlos.

Störfeldverdächtig sind auch „Halbseitenbeschwerden": Oft berichten Patienten, dass muskuläre und Gelenkbeschwerden, Zahnprobleme, Kopfschmerzen usw. immer nur auf einer Seite auftreten. Hier können wir fast sicher sein, dass sich auf dieser Seite ein

Störfeld befindet. Im Laufe der Zeit kann auch die andere Seite betroffen werden (Seitenkreuzung, Zusatzfaktoren).

Bei der Suche nach einem Zweitschlagphänomen im Zahn-Kiefer-Bereich wird uns die Anamnese meistens im Stich lassen. Denn anders als an den übrigen Körperstellen benötigen im Zahn-Kiefer-Bereich die pathologischen Veränderungen eine lange Zeitspanne, bis sie Störfeldcharakter annehmen. Aus diesem Grund ist man hier auf die entsprechende Testung angewiesen.

Bei Schmerzen muss besonders auf Projektionssymptome geachtet werden (Head'sche Zonen, Spannungssymptomatik entlang kinetischer Muskelketten, pseudoradikuläre Syndrome usw.). Die Schmerzqualität und die Abhängigkeit der Schmerzen von bestimmten Funktionen (Essen, Bewegung) sowie von der Tageszeit sind ebenfalls exakt zu erfragen.

Niemals darf bei Unklarheiten eine notwendige konventionell-medizinsche Abklärung unterlassen werden.

Finden sich trotz exakter Anamnese und Gewichtung der Zusammenhänge anamnestisch keine Störfelder, dann müssen wir uns mit der *Häufigkeit* behelfen: Etwa 70% der Störfelder finden sich im Kopfbereich: Am häufigsten sind hier die Tonsillen oder Tonsillektomienarben sowie der Zahn-Kiefer-Bereich betroffen, gefolgt von Nebenhöhlen, Mittelohrbereich und Narben.

Weitere wichtige Störfelder sind Narben am übrigen Körper, Status nach Frakturen, der „gynäkologische Raum" und die Prostata, der Darm, die Oberbauchorgane sowie der Lungenbereich.

Weitere wichtige Fragen allgemeiner Art sind:

- Tendenz zu vasovagalen Synkopen? (besondere Vorsicht bei den Injektionen)
- Einnahme von Antikoagulanzien? (keine tiefen Injektionen)
- Einnahme von Thrombozytenaggregationshemmern?
- Allergie gegen Lokalanästhetika? (Kontraindikation für Neuraltherapie)
- Einnahme von regulationsblockierenden Medikamenten wie Antibiotika, Kortikosteroide, Immunsuppressiva, Zytostatika, Psychopharmaka (hier fehlt bei hoher Dosierung unter Umständen eine Reaktion bei der Störfeldtestung)
- Geopathische Belastungen (Hochspannungsleitung, Nähe Sendeanlagen usw.)

Zusammenfassung
- Die Anamnese muss in der Neuraltherapie speziell gewichtet werden. Dabei sind zwei Fragen bei der Störfeldsuche besonders wichtig:
  1. „Knick" in der Leistungsfähigkeit/ Befindlichkeit („Erstschlag")
  2. „Zweitschlag" nach Speranski
- Etwa 70% der Störfelder finden sich im Kopfbereich. Am häufigsten Tonsillen und Tonsillektomienarben sowie der Zahn-Kiefer-Bereich.

17 Untersuchung

17.1 Allgemein

Gründliche Anamnese, Inspektion, Palpation und je nach Situation weitere Abklärungen sind Voraussetzung für eine gezielte und erfolgreiche Neuraltherapie.

Grundsätzlich soll bei unklaren, nicht banalen Situationen vorerst eine vernünftige konventionell-medizinische Abklärung erfolgen. Sicher dürfen wir jedoch beispielsweise einen Patienten mit akuten Nacken-Schulter-Verspannungsschmerzen nach entsprechender einseitiger Arbeit direkt neuraltherapeutisch behandeln. Bleibt er nach einer oder zwei Sitzungen beschwerdefrei, so haben wir mit größter Wahrscheinlichkeit nichts Weiteres verpasst und Kosten und Zeit gespart.

Haut, Bewegungsapparat und inneres Organ sind reflektorisch afferent und efferent untereinander verschaltet (siehe Teil I und in Teil III „Segmentale Neuraltherapie innerer Organe und des urogenitalen Bereichs"). Dies ist die Grundlage, weshalb wir in den Projektionszonen beispielsweise Rückschlüsse auf ein gestörtes inneres Organ ziehen können (und dies auch therapeutisch nutzen).

Oft findet sich eine solche Projektionssymptomatik in Haut und Muskulatur auch dann, wenn konventionell-medizinische Untersuchungs- und Laborresultate normal ausgefallen sind. Speziell in diesem Fall stellt dann die Neuraltherapie eine äußerst effiziente kausale Schmerz- und Regulationstherapie dar.

Zuerst untersuchen wir die *Haut:* Bei einer Erkrankung eines inneren Organs (Head'sche Zonen), des Achsenorgans oder eines Gelenks (aber auch bei einem Störfeld) sind Haut und Subkutis in den entsprechenden Segmenten meist verdickt, verquollen und überempfindlich. Eine elegante Technik zur Beurteilung des Quellungszustands der Haut ist die Technik mit der sog. *Kibler-Hautfalte:* Am locker sitzenden oder liegenden Patienten hebt man im untersten Bereich des Rückens mit Zeigefinger und Daumen eine Hautfalte ab. Diese lassen wir nach kranial rollen. In verquollenen Dermatomen wird sie uns aus den Fingern gleiten. Nach Narben muss sorgfältig gesucht werden. Dann erfolgt die Palpation der Muskulatur. Es wird nach *Hartspannzügen* und *Triggerpunkten* entlang der kinetischen Muskelketten mittels subtiler Querpalpation gesucht. Das *Achsenorgan* muss auch in die Untersuchung mit einbezogen werden. Die exakte Untersuchung, ob eine radikuläre oder pseudoradikuläre Symptomatik vorliegt, ist ebenfalls wichtig. Oft helfen die Adler-Langer'schen Druckpunkte (siehe Teil I) diagnostisch und therapeutisch weiter.

Überhaupt ist alles, was an Untersuchungstechnik in Studium und Spitalzeit erlernt wurde, für die Neuraltherapie eine wichtige Basis. Dasselbe gilt natürlich auch für die genaue Kenntnis der topographischen Anatomie.

Zusammenfassung

Präzise Untersuchung, insbesondere im Bereich der Projektionssymptomatik, ist neben der exakten neuraltherapeutischen Anamnese Voraussetzung für eine erfolgreiche Therapie.

Projektion-Palpation:
- Hypersensitivität
- Hautturgor
- Muskeltonus (Triggerpunkte)

17.2 Zahn-Kiefer-Bereich

Da pathologische Veränderungen im Zahn-Kiefer-Bereich – im Gegensatz zu den übrigen Körperbereichen – eine lange Zeitspanne benötigen, bis sie Störfeldcharakter annehmen, lässt uns hier die Anamnese z. B. bezüglich Zweitschlagphänomen meist im Stich. Aus diesem Grunde sind wir vor allem auf die Untersuchungsbefunde angewiesen. Inspektion (Karies, Zahnstein, Parodontose usw.) sowie Palpation (Kieferwinkel, Lymphknoten usw.) und Vitalitätstest sind erste Maßnahmen. Ein weiterer Überblick wird durch eine Panoramaaufnahme (Orthopantomogramm, OPT) gewonnen. An fraglich pathologischen Zähnen sind zusätzlich Einzelaufnahmen notwendig. Der neuraltherapeutisch tätige Arzt sollte lernen, die Röntgenbilder selbst zu lesen.

Potenzielle Störfelder im Zahnbereich sind [1, 42]: Parodontopathien, chronische Pulpitis, Pulpengangrän, apikale Ostitis (**Abb. 13**), Granulome, devitale Zähne, Zysten, Druckkräfte durch Weisheitszähne bei Platzproblemen, verlagerte und retinierte Zähne (**Abb. 14**), verschiedene Metalle gleichzeitig, z. B. Gold und Amalgam (ergibt eine Potenzialdifferenz; da Speichel eine Elektrolytlösung ist, fließt

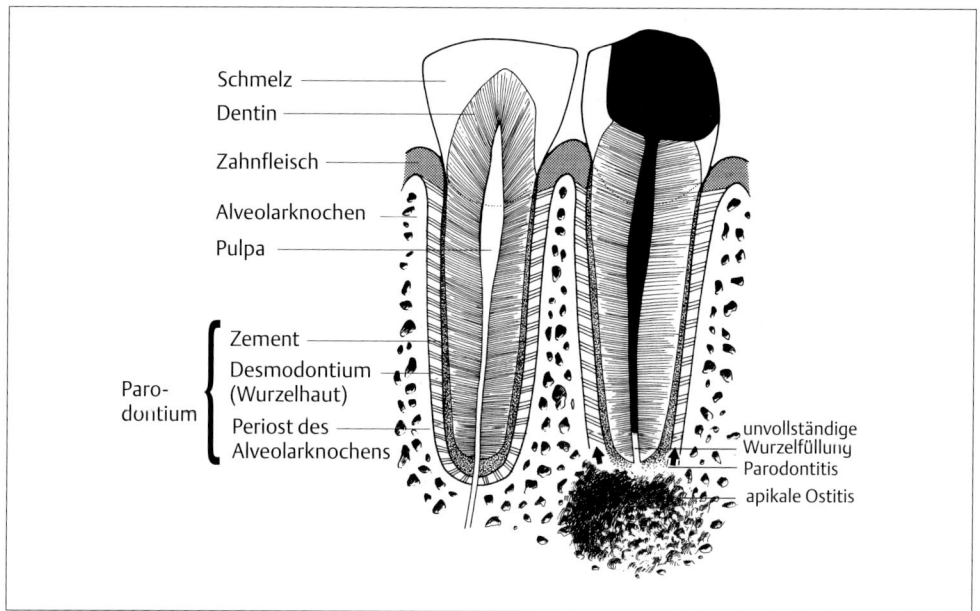

Abb. 13   Beispiel eines möglichen Störfelds im Zahn-Kiefer-Bereich: unvollständige Wurzelfüllung mit apikaler Ostitis und Parodontitis. Es ist zu beachten, dass auch eine vollständige Wurzelfüllung ohne sichtbare Begleitpathologie im Röntgenbild ein Störfeld nicht ausschließt.

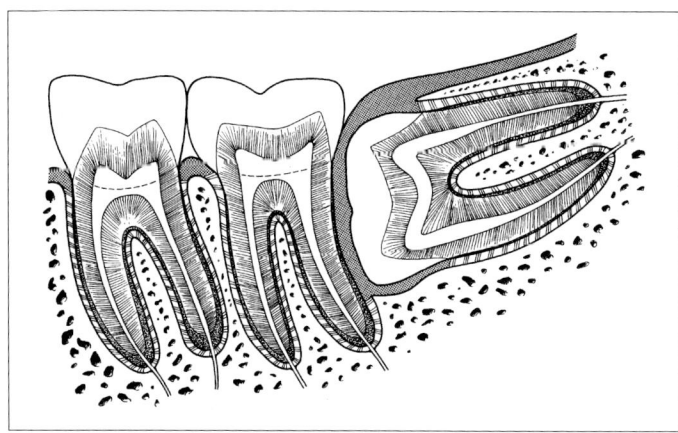

Abb. 14 Beispiel eines möglichen Störfelds im Zahn-Kiefer-Bereich: retinierter und verlagerter Weisheitszahn.

Strom!) usw. Ein devitaler Zahn, der im Röntgenbild völlig unauffällig aussieht, kann dennoch Störfeldcharakter haben: Seine Dentinkanälchen enthalten die wesentlichen Elemente der Grundsubstanz. Dadurch ist die morphologische und energetische Verbindung zu allen anderen Körperteilen gewährleistet. Nach der Devitalisation zerfällt das im Dentin vorhandene Eiweiß und kann zu Störungen im Grundsystem führen.

Eine im Röntgenbild kaum sichtbare, rarefizierende Ostitis zeigt eine schlechtere Abwehrlage an als ein Granulom mit einem sklerosierten Reaktionswall. Im letzteren Fall besteht deshalb ein geringeres Risiko für eine Störfelderkrankung als bei der Ostitis. Bei solchen entzündlichen Veränderungen ist die alleinige Zahnextraktion noch keine wirkliche Sanierung: Stets sollte danach noch „auskürettiert" werden.

Die Narben nach Zahnextraktionen sollten auch als mögliche Störfelder betrachtet werden. Dementsprechend wird empfohlen, diese wenige Wochen nach Zahnextraktion neuraltherapeutisch anzuspritzen und bei einer Störfeldsuche auch mitzutesten.

Die schwierige Anamnese im Zahn-Kiefer-Bereich, das unsichere und erst späte Erkennen von entzündlichen Veränderungen im Röntgenbild, der nicht absolut zuverlässige Vitalitätstest und die unsichere neuraltherapeutische Testung (50% falsch negativ durch

Anspritzen) bringen es mit sich, dass weitere Testverfahren notwendig werden wie z.B. die Regulationsthermographie nach Rost oder die Elektroakupunktur nach Voll. Zudem muss bei Amalgamträgern die Verträglichkeit ausgetestet werden.

Bei der neuraltherapeutischen Testung sollten alle verdächtigen Zähne in der gleichen Sitzung angespritzt werden [20, 86]. Muss man sich zu einer ausgiebigen Zahn-Kiefer-Sanierung entschließen, soll diese möglichst schonend und nur bei Patienten in guter Immunitätslage vorgenommen werden. Man sollte möglichst nur quadrantenweise sanieren und zwischen den Sanierungsphasen Pausen von mehreren Wochen einhalten, um die Grundsystembelastung und damit das Risiko eines „Zweitschlags" zu minimieren.

Liegt eine Amalgamproblematik vor, sollte ebenfalls nur quadrantenweise entfernt werden (unter entsprechenden Schutzmaßnahmen) in Abständen von mindestens 2 Monaten [98]. Als Vorbehandlung und Begleittherapie kann z.B. Selen – Zink – Vitamin C verabreicht werden. Nach Entfernung aller Amalgamfüllungen wird eine Ausleittherapie (z.B. biophysikalische Informationstherapie usw.) empfohlen. Für den Neuraltherapeuten ist die Zusammenarbeit mit einem biologisch orientierten Zahnmediziner, der sich in dieser Problematik auskennt, unabdingbar.

Energetische Wechselbeziehungen zwischen dem Zahn-Kiefer-Bereich und dem übrigen Organismus

Bei Zahn-Störfeldern sind bestimmte Organsysteme und Körperregionen besonders häufig betroffen. Mit Hilfe der Elektroakupunktur haben Voll und Kramer dies tabellarisch zusammengestellt (**Tab. 2**). Aus neuraltherapeutischer Sicht darf man sich jedoch im Einzelfall nicht stur an diese Tabelle halten, welche lediglich häufige Beziehungen zeigt. Diese Zusammenhänge können durchaus durchbrochen werden: Man erinnere sich nur an die Grundsätze, dass jede Stelle des Körpers zum Störfeld werden kann und jede Körperregion von irgendeinem Störfeld aus erkranken kann. Ein Beispiel: Ein verlagerter Weisheitszahn unten rechts kann beim Patienten A eine Herzrhythmusstörung verursachen (mit dem Schema von Voll/Kramer vereinbar), beim Patienten B kann der gleiche Zahn eine Magenproblematik auslösen (im Schema von Voll/Kramer nicht ersichtlich). Auch wenn die Tabelle von Voll und Kramer eine Entscheidungshilfe sein kann, so muss doch im Einzelfall der Individualität die größere Bedeutung beigemessen werden.

Zusammenfassung

- Veränderungen im Zahn-Kiefer-Bereich gehören zu den häufigsten Störfeldern.
- Ein normaler Röntgenstatus schließt ein Störfeld nicht aus.
- Bei der neuraltherapeutischen Zahntestung finden sich ca. 50 % falsch negative Resultate.
- Anamnestische Zusammenhänge sind im Zahn-Kiefer-Bereich schwierig zu erkennen (lange Latenzzeit bis zur Störfeldwirkung).
- Behutsame Zahnsanierung (Gefahr des Zweitschlags).

Tab. 2

Die energetischen Wechselbeziehungen zwischen Zahn-Kiefer-Gebiet und dem übrigen Organismus

Das untenstehende Schema soll die energetischen Beziehungen aufzeigen zwischen pathologischen Veränderungen im Zahn-, Mund-, Kiefergebiet und dem übrigen Organismus.

Die Beziehungen wurden von Dr. med. R. Voll, Plochingen/Neckar, ermittelt auf Grund vieler Meßergebnisse im Rahmen der Elektroakupunkturdiagnostik mit Hilfe des Diatherapuncturgerätes. Das Schema wurde von Dr. med. dent. Fr. Kramer, Nürnberg, zusammengestellt. Es soll vor allem mithelfen, die Diagnostik bei herdverdächtigen, bzw. herdkranken Patienten zu erleichtern und dadurch die Therapie zu verbessern.

Im Schema bedeuten:

C 5 – Th 1	= Plexus brachialis
Th 1 – Th 4	= obere Interkostalnerven
Th 5 – Th 7	= mittlere Interkostalnerven
Th 8 – Th 10	= untere Interkostalnerven
Th 11 – Th 12	= unterste Interkostalnerven
Th 12 – L 3	= Plexus lumbalis
L 4 – S 3	= Plexus sacralis = Plexus ischiadicus
S 4 – S 5	= Plexus pudendus
S 5 – Co	= Plexus coccygeus

Die zu den einzelnen Odontonen zugehörigen Muskeln wurden von Dr. Voll im 4. Sonderheft der Internationalen Gesellschaft für Elektroakupunktur **Wechselbeziehungen von odontogenen Herden zu Organen und Gewebssystemen**, Med. Lit. Verlag, Uelzen, beschrieben.

Die Beziehung der Odontone des Oberkiefers zum übrigen Organismus

	18	17	16	15	14	13	12	11	21	22	23	24	25	26	27	28
Sinnesorgane	Innenohr	Kieferhöhle	Siebbeinzellen	Auge	Stirnhöhle				Stirnhöhle				Auge	Siebbeinzellen	Kieferhöhle	Innenohr
Gelenke	Schulter Ellbogen	Kiefer	Schulter Ellbogen	Knie hinten					Knie hinten					Schulter Ellbogen	Kiefer	Schulter Ellbogen
Gelenke	Hand ulnar Fuß plantar Zehen u. 1*	Knie vorn	Hand radial Fuß Großzehe	Hüfte	Kreuzsteißbein	Fuß			Fuß			Kreuzsteißbein	Hüfte	Hand radial Fuß Großzehe	Knie vorn	Hand ulnar Fuß plantar Zehen u. 1*
Rückenmarksegmente	Th 1 C 8 / Th 7 Th 6 Th 5 / S 3 S 2 S 1	Th 12 Th 11 / L 1	C 7 C 6 C 5 / Th 4 Th 3 Th 2 / L 5 L 4	Th 8 / Th 9 / Th 10	L 2 L 2 / Co S 5 S 4				L 2 L 3 / S 4 S 5 Co				Th 8 / Th 9 / Th 10	C 5 C 6 C 7 / Th 2 Th 3 Th 4 / L 4 L 5	Th 11 Th 12 / L 1	C 8 / Th 1 Th 5 / Th 6 Th 7 / S 1 S 2 S 3
Wirbel	B 1 H 7 / B 6 B 5 / S 2 S 1	B 12 B 11 / L 1	H 7 H 6 H 5 / B 4 B 3 / L 5 L 4	B 8 / B 9 / B 10	L 3 L 2 / Co S 5 S 4 S 3				L 2 L 3 / S 3 S 4 S 5 Co				B 8 / B 9 / B 10	H 5 H 6 H 7 / B 3 B 4 / L 4 L 5	B 11 B 12 / L 1	H 7 B 1 / B 5 B 6 / S 1 S 2
Organe – Yin	Herz rechts	Pankreas	Lunge rechts	Leber rechts	Niere rechts				Niere links				Leber links	Lunge links	Milz	Herz links
Organe – Yang	Duodenum	Magen rechts	Dickdarm rechts	Gallenblase	Blase rechts urogenitales Gebiet				Blase links urogenitales Gebiet				Gallengänge links	Dickdarm links	Magen links	Jejunum Ileum
Endokrine Drüsen	Hypophysen-Vorderlappen	Neben-schild-drüse	Schild-drüse	Thymus	Hypophysen-Hinterlappen	Epiphyse			Epiphyse			Hypophysen-Hinterlappen	Thymus	Schild-drüse	Neben-schild-drüse	Hypophysen-Vorderl.
	Zentrales Nervensyst. Psyche	Mammadruse rechts													Mammadruse links	Z. N. S. Psyche
Neue Nomenklatur für die Oberkieferzähne:	18	17	16	15	14	13	12	11	21	22	23	24	25	26	27	28
Beherdung:	8 +	7 +	6 +	5 +	4 +	3 +	2 +	1 +	+ 1	+ 2	+ 3	+ 4	+ 5	+ 6	+ 7	+ 8
	8 –	7 –	6 –	5 –	4 –	3 –	2 –	1 –	– 1	– 2	– 3	– 4	– 5	– 6	– 7	– 8
Neue Nomenklatur für die Unterkieferzähne:	48	47	46	45	44	43	42	41	31	32	33	34	35	36	37	38

Beherdung-Legende: X = fehlt; K = Krone; B = Brückenglied; ⊕ = sehr stark; ⊘ = deutlich; ○ = schwach

Die Beziehung der Odontone des Unterkiefers zum übrigen Organismus

	48	47	46	45	44	43	42	41	31	32	33	34	35	36	37	38
Sonstiges	Energiehaushalt			Mammadruse rechts									Mammadruse links			Energiehaushalt
Endokrine der Gewebssysteme	periphere Nerven	Arterien	Venen	Lymphgefäße	Keimdrüse	Nebenniere			Nebenniere			Keimdrüse	Lymphgefäße	Venen	Arterien	periph. Nerven
Organe – Yang	Ileum rechts / Ileozökales Gebiet	Dickdarm rechts	Magen rechts Pylorus	Gallenblase	Blase rechts urogenitales Gebiet				Blase links urogenitales Gebiet				Gallengänge links	Magen links	Dickdarm links	Jejunum Ileum links
Organe – Yin	Herz rechts	Lunge rechts	Pankreas	Leber rechts	Niere rechts				Niere links				Leber links	Milz	Lunge links	Herz links
Wirbel	B 1 H 7 / B 6 B 5 / S 2 S 1	H 7 H 6 H 5 / B 4 B 3 / L 5 L 4	B 12 B 11 / L 1	B 8 / B 9 / B 10	L 3 L 2 / Co S 5 S 4 S 3				L 2 L 3 / S 4 S 5 Co				B 8 / B 9 / B 10	B 11 B 12 / L 1	H 5 H 6 H 7 / B 3 B 4 / L 4 L 5	H 7 B 1 / B 5 B 6 / S 1 S 2
Rückenmark-Segmente	Th 1 C 8 / Th 7 Th 6 Th 5 / S 3 S 2 S 1	C 7 C 6 C 5 / Th 4 Th 3 Th 2 / L 5 L 4	Th 12 Th 11 / L 1	Th 8 / Th 9 / Th 10	L 3 L 2 / Co S 5 S 4				L 2 L 3 / S 4 S 5 Co				Th 8 / Th 9 / Th 10	Th 11 Th 12 / L 1	C 5 C 6 C 7 / Th 2 Th 3 Th 4 / L 4 L 5	C 8 / Th 1 Th 5 / Th 6 Th 7 / S 1 S 2 S 3
Gelenke	Schulter – Ellbogen		Knie vorn	Knie hinten					Knie hinten					Knie vorn	Schulter – Ellbogen	
Gelenke	Hand ulnar Fuß plantar Zehen u. 1*	Hand radial Fuß Großzehe	Kiefer	Hüfte	Kreuzsteißbein	Fuß			Fuß				Kreuzsteißbein	Hüfte	Hand radial Fuß Großzehe	Hand ulnar Fuß plant Zehen u. 1*
Sinnesorgane	Ohr	Siebbeinzellen	Kieferhöhle	Auge	Stirnhöhle				Stirnhöhle				Auge	Kieferhöhle	Siebbeinzellen	Ohr

1* = Kreuz-Darmbeingelenk (gehört zum 8. Odonton)

Auslieferer: Internat. Gesellschaft für Elektroakupunktur e. V., Sekretariat 73207 Plochingen/Neckar, Richard-Wagner-Straße 5, Telefon 0 71 53 / 2 79 42
Herausgeber: Dr. Fritz Kramer, 90482 Nürnberg, Ostendstraße 161, Telefon 09 11 / 57 13 26
Druck: Karl Pfeiffer's Buchdruckerei und Verlag oHG, 91217 Hersbruck, Postfach 440
Bestell-Nr. Formular EAV/1

18 Neuraltherapeutische Phänomene

Die im Folgenden dargestellten, von Prof. Hopfer erarbeiteten Gesetzmäßigkeiten [47] zeigen auf, dass die neuraltherapeutischen Interventionen oft eine Fragestellung an den Organismus sind. Die Antworten, die uns der Organismus gibt, müssen richtig interpretiert werden.

Phänomene bei Behandlungen am Erkrankungsort (lokal/segmental)

Intervall: Tritt nach jeder Behandlung ein *deutlich längeres beschwerdearmes oder beschwerdefreies Intervall* ein, macht es Sinn, mit der lokal/segmentalen Neuraltherapie weiterzufahren.

„Reaktionsphänomen" (Hopfer): reproduzierbare, passagere Verschlimmerung (ca. 1–2 Tage). Danach „Rückkehr" in den Ausgangszustand. In diesem Fall muss angenommen werden, dass die Symptomatik störfeldinduziert ist. Dies bedeutet, dass weitere lokal/segmentale Therapie sinnlos ist. Es muss vielmehr das Störfeld gesucht und therapiert (evtl. eliminiert) werden.

„Retrogrades Phänomen" (Hopfer): Wenn sich bei lokal/segmentaler Neuraltherapie plötzlich eine bisher asymptomatische, fernabgelegene Stelle mit (meist) Schmerzsensationen meldet, dann ist diese Stelle mit größter Wahrscheinlichkeit das verantwortliche Störfeld. Hierzu ein Beispiel: Lokal/segmentale Neuraltherapie im Bereich der schmerzhaften Schulter bringt keine Besserung. Dafür schmerzt neu der Zahn 35. Erst ein Anspritzen dieses Zahns bringt Beschwerdefreiheit in der Schulter. Bei Rezidiven muss die zahnärztliche Sanierung erfolgen.

Phänomene bei Behandlungen am Störfeld

„Huneke-Sekundenphänomen": Nach der neuraltherapeutischen Intervention an einem Störfeld fallen die von hier ausgehenden Fernbeschwerden sofort für mindestens 20 Stunden weg (im Zahn-Kiefer-Bereich 8 Stunden). Dieser Vorgang ist reproduzierbar; dann muss sich das beschwerdefreie Intervall jedoch noch weiter verlängern.

„Sofortphänomen"/„Nachbarschaftsreaktion" (Hopfer): Bei der Neuraltherapie am Störfeld fallen die Fernbeschwerden nur für eine bis wenige Stunden weg. Dies bedeutet, dass wir uns nicht am Störfeld selbst, sondern in dessen Nachbarschaft befinden. Häufig ist dies bei der Tonsilleninjektion der Fall, wenn das Störfeld im Weisheitszahnbereich liegt.

„Umgekehrtes Phänomen" (Hopfer): Nach der neuraltherapeutischen Intervention an das Störfeld verstärken sich für kurze Zeit die Fernbeschwerden. Stellt sich anschließend eine Beschwerdefreiheit für 20 Stunden (Zahn-Kiefer-Bereich 8 Stunden) ein, so ist dies gleich zu werten wie ein Huneke-Phänomen.

„Verzögertes Phänomen" (Hopfer): In den ersten Stunden nach der Injektion an das verantwortliche Störfeld bessern sich die Fernbeschwerden noch nicht. Stellt sich anschließend eine Beschwerdefreiheit für 20 Stunden (Zahn-Kiefer-Bereich 8 Stunden) ein, so ist dies gleich zu werten wie ein Huneke-Phänomen (häufig beim Störfeld Lunge).

„Euphorie" (Hopfer): Oft kommt es nach erfolgreicher neuraltherapeutischer Intervention im Störfeld zu einer raschen Stimmungsaufhellung bis Euphorie.

Nach Störfeldausschaltung können kybernetische Regelkreise wieder ökonomischer arbeiten, dadurch wird Energie frei. Dies kann sich bis in die Psyche auswirken.

Dieses Phänomen ist nochmals ein Beispiel für die Ganzheitlichkeit der Methode und der Untrennbarkeit von Körper und Psyche.

„Zwangsweinen" (Hopfer): Zeitweise kann sofort nach einer Neuraltherapie im Störfeld ein „Heulzwang" auftreten, auch bei Patienten, die weder Sorgen haben noch traurig sind.

„Flushphänomen" oder „Knallkopf" (Hopfer): Rötung von Gesicht und Hals, verbunden mit Hitzegefühl, tritt ab und zu nach Behandlung am Störfeld auf.

Selten tritt nach lokal/segmentaler Neuraltherapie oder Behandlung am vermuteten Störfeld überhaupt keine Reaktion auf. Dann muss an eine Regulationsblockade gedacht werden. Es muss versucht werden, diese unter Zuhilfenahme anderer Methoden (z.B. Fastenkuren, Eigenbluttherapie, biophysikalische Informationstherapien usw.) zu durchbrechen.

19 Allgemeiner Ablauf

Nach richtiger Interpretation von Anamnese („Erst-/Zweitschlag") und Untersuchung (Projektionssymptome, Narben usw.) legen wir fest, wie wir bei der ersten Therapiesitzung vorgehen. Sofern das Krankheitsbild nicht schon zu Beginn etwas anderes fordert, beginnen wir mit wenigen einfachen Injektionen. Wenn sich z.B. ein Schulterschmerz nach lokal/segmentaler Therapie bessert, fahren wir mit dieser Art Therapie weiter (bei akuten Schmerzen bereits nach wenigen Tagen, sonst nach ca. einer Woche), wenn folgende Voraussetzungen erfüllt sind (diese gelten sowohl für die Segment- als auch für die Störfeldtherapie): Mit jeder Wiederholung muss sich das beschwerdearme respektive beschwerdefreie Intervall deutlich steigern und bei Wiederauftreten von Schmerz oder Funktionsstörung muss die Intensität geringer sein. Bessert sich der Schulterschmerz durch lokal/segmentale Therapie jedoch nicht (und tritt evtl. ein Reaktions- oder retrogrades Phänomen auf), dann ist die Störfeldtherapie angesagt (**Abb. 15**).

Da die Neuraltherapie auch diagnostischen Zwecken dient („Fragestellung an den Organismus"), ist es wichtig, die ganzheitlichen Reaktionsformen (Phänomene) zu kennen und gut zu dokumentieren, damit ein individuelles, aber klares Prozedere möglich wird.

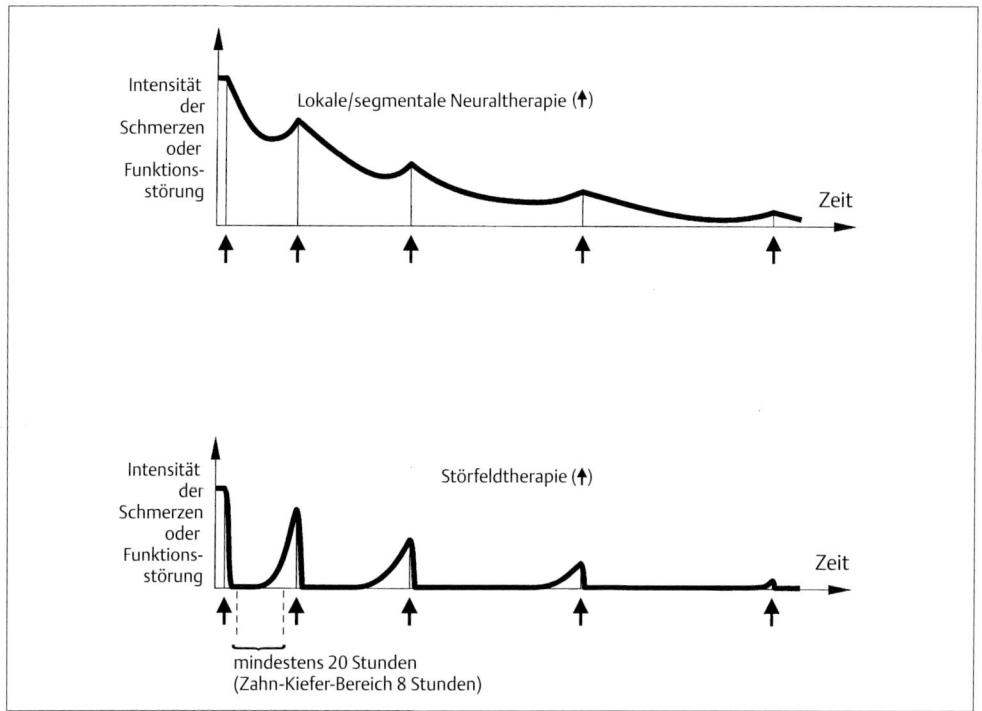

Abb. 15 Anforderung bei den verschiedenen Arten von Neuraltherapie (schematisch; klassische Reaktionsform. Die übrigen Reaktionsformen sind im Kapitel „Neuraltherapeutische Phänomene" dargestellt).

Falls uns bei der Störfeldsuche die Anamnese keine eindeutigen Hinweise („Zweitschlag") gibt, behelfen wir uns mit der Häufigkeit: Die häufigsten Störfelder sind im Kopfbereich zu finden und hier am häufigsten die Tonsillen und der Zahn-Kiefer-Bereich. Je nach Situation muss abgeschätzt werden, ob nicht vor der aufwändigen und unsicheren Testung im Zahn-Kiefer-Bereich andere potenzielle Störfelder „probetherapiert" werden sollten. Sind wir jedoch nicht erfolgreich, muss der so häufig schuldige Zahn-Kiefer-Bereich untersucht werden. Das Vorgehen ist im Kapitel „Untersuchung" dargelegt.

Zeigt ein Patient auch bei einem anamnestisch fast sicheren Störfeld überhaupt keine Reaktion, muss an eine Regulationsblockade gedacht werden (Grundsystembelastung durch Medikamente wie Kortikosteroide, Antibiotika, Psychopharmaka, Zytostatika usw., durch Schwermetalle, durch mehrere Störfelder, durch massiven psychischen Stress usw.). Eine Regulationsblockade kann unter Umständen durch Verfahren wie Eigenbluttherapie, Fastenkuren, biophysikalische Informationstherapien usw. durchbrochen werden. Das (zunächst klinisch erfolglose) Anspritzen vermuteter Störfelder kann übrigens im Sinne einer Entlastung der Systeme (Grundsystem, Sympathikus) bewirken, dass die Regulationsblockade durchbrochen wird.

Man kann sogar erleben, dass nach einem zunächst erfolglosen Anspritzen von verdächtigen Störfeldern der nochmalige Therapieversuch im Segment plötzlich Erfolg zeigt. R. Hänisch hat dafür folgende Erklärung: Das Störfeld hat direkt auf das Krankheitsgeschehen keinen Einfluss gehabt. Es hat jedoch eine Regulationsstörung verursacht, welche anfänglich das Ansprechen auf die Segmenttherapie verhinderte. Nach Ausschaltung des Störfelds und der von ihm bewirkten Regulationsstarre kann die erneute Therapie über das Segment wieder erfolgreich sein [41].

In diesem Sinne kann eine solcherart kombinierte Segment-Störfeld-Therapie bestimmten Patienten helfen [10, 49].

20 Injektionstechniken und Indikationen

20.1 Vorbemerkungen

In diesem Handbuch werden nur die in der Praxis wichtigsten und häufigsten Injektionen dargestellt. Mit diesen ist jedoch bereits eine komplette, ganzheitliche Neuraltherapie möglich.

Hat man sich nach Anamnese und Untersuchung für ein bestimmtes Vorgehen entschieden, so müssen vor jeder Injektion **4 Fragen** geklärt sein:

1. **Einstichstelle**
2. **Einstichrichtung**
3. **Einstichtiefe**
4. **Besonderes:** z. B. Kenntnis wichtiger anatomischer Nachbarstrukturen, Komplikationsmöglichkeiten der jeweiligen Injektion in Bezug auf das jetzige Leiden abschätzen, Tendenz zu vasovagalen Reaktionen beachten, Kontraindikationen ausschließen usw.

Falls möglich, bei der Lagerung des Patienten Symmetrien einhalten. Dadurch wird die räumliche Vorstellung besser, was sich auf eine exaktere Nadelrichtung auswirkt.

Patient *und* Arzt sollten in einer möglichst lockeren und bequemen Stellung sein.

Die injizierende Hand muss irgendwie abgestützt sein – der Phantasie sind hier fast keine Grenzen gesetzt. Dadurch kann die Nadel exakter geführt werden, das Gefühl für die Gewebestrukturen wird besser und zudem wird ein Tremor praktisch verschwinden. Insbesondere für den Anfänger ist es wichtig, zunächst mit wenigen, einfachen Injektionen zu beginnen. Für schwierigere, eingreifendere Injektionen – zum Beispiel an Ganglien – braucht es eine klare Indikation und einen entsprechenden Leidensdruck.

20.2 Die Quaddel

Mittels feinster Nadel werden vorwiegend Corium und Epidermis infiltriert, sodass dann vorübergehend das Bild einer „Apfelsinenhaut" zustande kommt (**Abb. 16**). Bei sehr schmerzempfindlichen Patienten

Abb. 16   Die Quaddel.

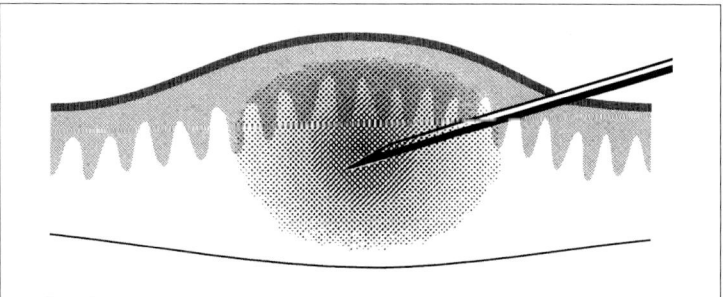

empfiehlt es sich, die Quaddel langsam entstehen zu lassen. Die Quaddel ist in der Regel weit schmerzhafter als die tiefen Injektionen, ist doch die Haut besonders reich an Schmerzfasern.

Der Wert der Hautquaddel wird oft unterschätzt. Über neurophysiologische Hemm-Mechanismen (u. a. Gate Control) werden günstige Effekte erzielt. Auch bei einem Circulus vitiosus im „segmentreflektorischen Komplex" kann eine Quaddeltherapie bereits effektvoll unterstützend einwirken. Es empfiehlt sich, auch vor tieferen Injektionen, eine Quaddel zu setzen: Bereits die Quaddel wird reflektorisch einen Effekt haben, zudem verspürt dann der Patient während der tieferen Injektion kaum mehr Schmerzen, und nicht zuletzt bedeutet die Mitte der Quaddel eine praktische Markierung.

Bei erkrankten Gelenken (entzündlich, degenerativ, Distorsionen usw.) empfiehlt es sich, stets eine Quaddelreihe um den Gelenkspalt zu setzen, unabhängig davon, ob noch zusätzliche Injektionen notwendig sind. Dasselbe gilt für erkrankte Wirbelsäulenabschnitte: als Basisbehandlung Quaddelreihen paravertebral beidseitig (siehe entsprechendes Kapitel).

20.3 Narben

Unterschwellige, von Narben ausgehende Impulse können als nozizeptive Reize Störungen im entsprechenden „segmentreflektorischen Komplex" verursachen. Die Impulse können auch über das Grundsystem Störungen an jeder anderen Stelle des Körpers bewirken. In diesem Sinne sind alle Narben als potenzielle Störfelder bei der Untersuchung besonders zu beachten. Bei entsprechendem anamnestischem Verdacht muss beispielsweise auch die Episiotomienarbe infiltriert werden. Hier ist es besonders wichtig, dass die Patientin das Vorgehen richtig verstanden hat. Der Nabel als „erste Narbe des Menschen" (Dosch) muss im Zweifelsfall (z. B. „Allergie seit Geburt") auch mitbehandelt werden (Quaddeln kreisförmig um den Nabel und mit feinster Nadel ½ cm tief mitten ins Narbengewebe). Auch Impfnarben, Zahnextraktions- und Tonsillektomienarben (u. a.) dürfen nicht vergessen werden. Bei Status

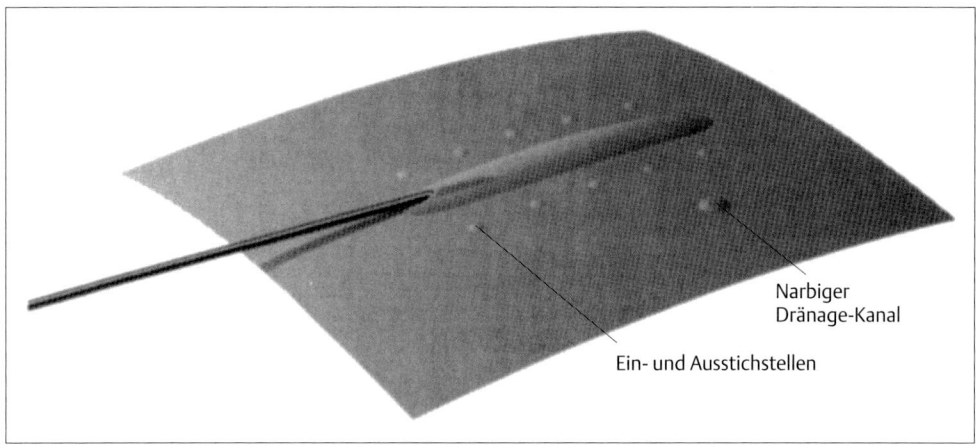

Narbiger
Dränage-Kanal

Ein- und Ausstichstellen

Abb. 17   Die Narbeninfiltration.

nach Frakturen sollte je nach Situation ein Depot präperiostal gesetzt werden. Der Wirkmechanismus der neuraltherapeutischen Narbeninjektion ist in Teil II beschrieben.

Die Narben werden mit feinster Nadel tangential unterspritzt. Danach soll in die Tiefe injiziert werden (z. B. präperiostal, präperitoneal). Allfällige Narbenkanäle bei den Ein- und Ausstichstellen nach Wundnaht müssen ebenso infiltriert werden wie Dränage-Austrittsstellen (**Abb. 17**).

Auch bei einer segmentalen Neuraltherapie sollen die Narben im Segment bereits mitinfiltriert werden.

20.4 Triggerpunkte

Diese in Ruhe, bei Bewegung oder auf Druck schmerzhaften, verhärteten Stellen in der Muskulatur oder im Sehnenbereich mit ausstrahlendem Schmerz werden direkt mit Procain infiltriert. Über den Zonen des ausstrahlenden Schmerzes („referred pain") setzen wir Quaddeln (die Schmerzen ziehen entlang kinetischer Muskelketten, siehe Teil I). Oft zeigen uns die Patienten nur diese vom Triggerpunkt entfernten Schmerzzonen. Therapieren wir nur dort, werden wir keinen Erfolg haben. Ein Beispiel: parietaler Kopfschmerz infolge Triggerpunkt im M. splenius capitis. Die Injektion unter die Kopfschwarte (obwohl in anderen Fällen sehr hilfreich) wird diesen Kopfschmerz nicht beseitigen können. Dieses Ziel wird hier nur erreicht durch Injektion in den Triggerpunkt des M. splenius capitis (**Abb. 18**).

Nach der Infiltration der Triggerpunkte muss der entsprechende Muskel gedehnt werden und der Patient soll sich bewegen. Bei Rezidiven muss

Abb. 18 Triggerpunkte in den Mm. splenii capitis und cervicis mit ausstrahlenden Schmerzen („referred pain").

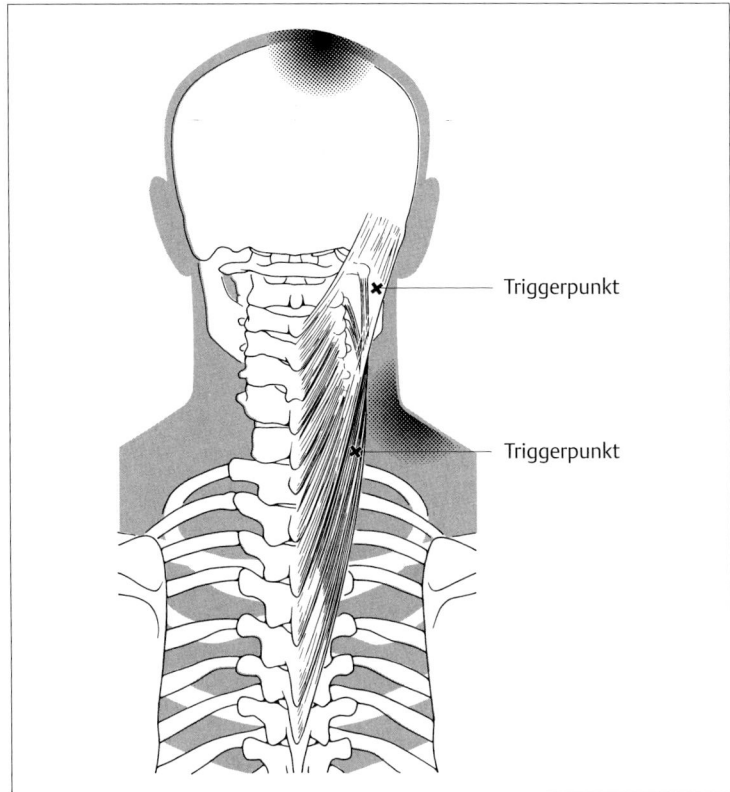

Triggerpunkt

Triggerpunkt

der entsprechende Wirbelsäulenabschnitt untersucht und neural- und/oder manualtherapeutisch behandelt werden. Beim Triggerpunkt-Geschehen und bei der pseudoradikulären Symptomatik ist der Sympathikus immer mitbeteiligt. Deshalb ist zusätzlich zur Triggerpunkt-Infiltration in hartnäckigen Fällen eine Injektion an den Truncus sympathicus (Ganglion stellatum oder lumbaler Grenzstrang) angezeigt. Falls dann – trotz Fehlen von belastender Tätigkeit – immer noch Rezidive auftreten, muss auch an eine Pathologie des segmental zugehörigen inneren Organs gedacht werden (Verschaltungen siehe Teil I). Ist dies nicht der Fall, kommt ein Störfeld in Betracht.

20.5 Intra- und periartikuläre Injektionen

Bei der segmentalen Neuraltherapie von Gelenkerkrankungen richtet sich die Injektionstechnik nach dem Resultat der vorangegangenen Untersuchung. Prinzipiell kann vorerst bei jedem degenerativ oder entzündlich erkrankten Gelenk eine Quaddelreihe über dem Gelenkspalt gesetzt werden. Eine sorgfältige Testung der periartikulären Strukturen (druckdolente Sehnenansätze, schmerzhafte Bursae, Muskeltestung, Aufsuchen von Triggerpunkten) ist notwendig für weitere gezielte Injektionen. Ferner ist die neurologische und zirkulatorische Situation zu beachten. Insbesondere bei stammnahen Gelenken müssen die entsprechenden Wirbelsäulenabschnitte mituntersucht und -therapiert werden. Dasselbe gilt für die Nachbargelenke. Die Narben im entsprechenden Segment müssen ebenfalls mitgespritzt werden. Bei Nichtansprechen der Therapie oder im Falle eines Reaktionsphänomens muss nach einem Störfeld gesucht werden. Weiter muss beachtet werden, dass bei Funktionsstörungen innerer Organe Schmerzen in den Gelenk- und Wirbelsäulenbereich projiziert werden können (z. B. Leber-Gallen-blasen-Bereich: rechte Schulter und paravertebral thorakolumbal rechts).

Bei sorgfältiger Testung und Therapie der periartikulären Strukturen kann oft auf eine intraartikuläre Injektion verzichtet werden. Oft ist schon eine Injektion *an* die Gelenkkapsel, die ja ebenfalls von sympathischem Geflecht mitversorgt ist, sehr hilfreich. Auf die spezielle Palpation und ausführliche Funktionstestung des Bewegungsapparats kann in diesem Rahmen nicht eingegangen werden. Hier muss auf entsprechende Lehrbücher verwiesen werden.

Selbstverständlich muss vor einer intraartikulären Injektion ein allfälliger Erguss abpunktiert und ggf. analysiert werden. Eine weitere Voraussetzung bei intraartikulären Punktionen, ist die Desinfektion und das sterile Arbeiten, auch wenn das Procain eine indirekte antiseptische Wirkung entfaltet (u. a. durch Verbesserung der Zirkulation am Ort der Injektion).

20.6 Intra- und perivasale Injektionen

Arterien und Venen (in der Regel auch periphere Nerven!) sind von einem Geflecht vegetativer Nervenfasern umgeben (**Abb. 19**). Als Basisinjektion bei jeder Neuraltherapie kann 1 ml Procain 1 % in und an die V. cubitalis (Seite der Erkrankung) injiziert werden. Dadurch kann eine „vegetativ" stabilisierende Wirkung auf alle Organsysteme stattfinden. Ebenfalls ist hiermit eine kreislaufstabilisierende Wirkung zu erwarten. Nach Zipf [118] hat Procain auch eine allgemeine „endoanästhetische" Wirkung: günstige Modulierung von Glomus caroticum, Lungendehnungsrezeptoren, viszeralen und anderen Rezeptoren. Membranstabilisierung, Spasmolyse usw. sind weitere dem Procain zuzuschreibende Wirkungen.

Durch intra- und periarterielle Injektionen können Fehlsteuerungen des Sympathikus in Bezug auf Durchblutung und Versorgung der nachfolgenden Gewebe oft lang anhaltend behoben werden. Dass auch das periphere Nervensystem „programmiert" werden kann, geht aus der Relationspathologie Rickers und der Neuralpathologie Speranskis hervor. Interpretationen der Nervenleitung mittels moderner Physik können diese alten Thesen nur stützen.

Abb. 19   Periarterielles sympathisches Geflecht.

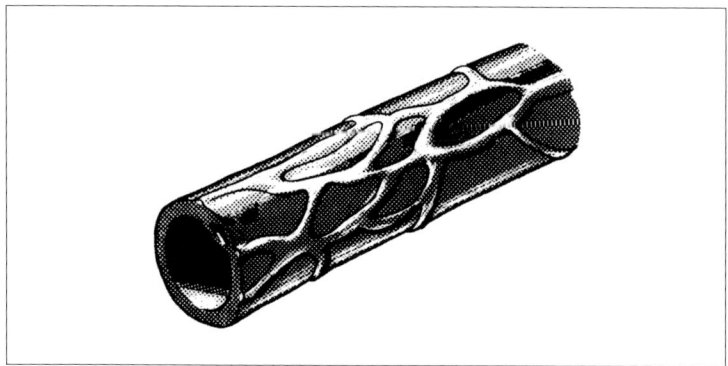

Es darf jedoch niemals in ein hirnwärts ziehendes Gefäß injiziert werden (Gefahren siehe Kapitel „Material" und „Komplikationen").

Um sicher zu sein, mit der Nadel nicht in einer hirnwärts führenden Arterie zu liegen, muss aspiriert werden. Dabei kann es sein, dass beim Aspirationsvorgang Endothel an die Nadelöffnung angesaugt wird. Zur Vergewisserung, dass nicht falsch negativ aspiriert wurde, muss die Spritze um 180° gedreht und nochmals aspiriert werden (**Abb. 20**).

Die Technik der wichtigsten intraarteriellen Injektionen ist nachfolgend bei den entsprechenden Körperregionen dargestellt.

Abb. 20   Aspiration: Durch den Unterdruck kann Endothel an die Nadelöffnung angesaugt werden: aus Sicherheitsgründen Drehung der Nadel um 180° und erneute Aspiration.

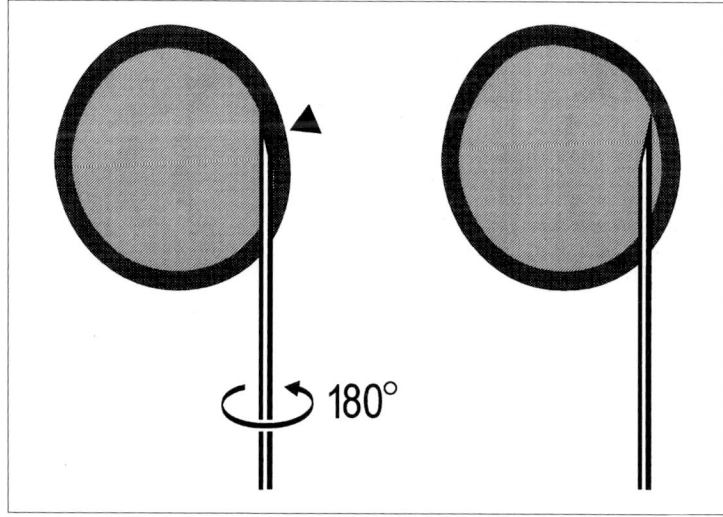

20.7 Zahn-Kiefer-Bereich

Der Untersuchungsgang und die Pathologie wurden im Kapitel „Untersuchung" beschrieben.

Allgemeines

Morphologisch-pathophysiologisch ist die so häufige Störfeldwirkung im Zahn-Kiefer-Bereich über drei „Wege" erklärbar:

1. Über das ubiquitär vorhandene Grundsystem (sogar Dentinkanälchen enthalten wesentliche Elemente der Grundsubstanz) kann jede Stelle des Organismus erkranken.

2. Über Afferenzen des Trigeminus: Dessen spinale Kerngebiete reichen bis in Höhe der Spinalsegmente C2/C3 und können über weitere Verschaltungen beispielsweise Verspannungszustände der Halsmuskulatur auslösen (u. a. Adler-Langer'sche Druckpunkte, siehe Teil I) oder eine Neuralgie des N. occipitalis major. Weitere Verbindungen bestehen zu Hirnnervenkernen, insbesondere des N. vagus. Dies könnte eine Teilerklärung für viszerale Störungen bei Zahn-Kiefer-Problemen sein.

3. Über Afferenzen des Sympathikus: Hierüber bestehen Verbindungen zu den inneren Organen und zum Plexus cervicalis. Auch über dieses System sind Erkrankungen innerer Organe und Halsmuskulaturverspannungen bei Störungen im Zahn-Kiefer-Bereich erklärbar.

Indikationen

Weit häufiger als zur Therapie (beispielsweise Zahnextraktionsnarben, lokale Zahnfleischprobleme, Trigeminusneuralgien) benötigen wir die Injektionen an die Zähne zur Störfeldtestung. Der hohe Prozentsatz von 50 % an falsch negativen Resultaten kann durch die gleichzeitige intraligamentäre Injektion herabgesetzt werden. Allerdings sollte letztere Injektion wegen der Gefahr der Lockerung des Zahnhalteapparats bei unsachgemäßer Ausführung nur von sehr routinierten Neuraltherapeuten oder vom Zahnarzt ausgeführt werden.

Alle störfeldverdächtigen Zähne (siehe Kapitel „Untersuchung") sollen in einer Sitzung angespritzt werden.

Material: Wegen des erforderlichen hohen Drucks sind Karpulenspritzen notwendig. Nadeldurchmesser ca. 0,25 mm. Zylinderampullen mit 1 % Procain oder Lidocain.

Lagerung: Patient liegend oder sitzend (Kopf/Nacken abgestützt).

**Injektion an
die Zahnwurzel**

In die Schleimhaut und ans Periost spritzen wir bukkal und palatinal je
0,2 – 0,3 ml.

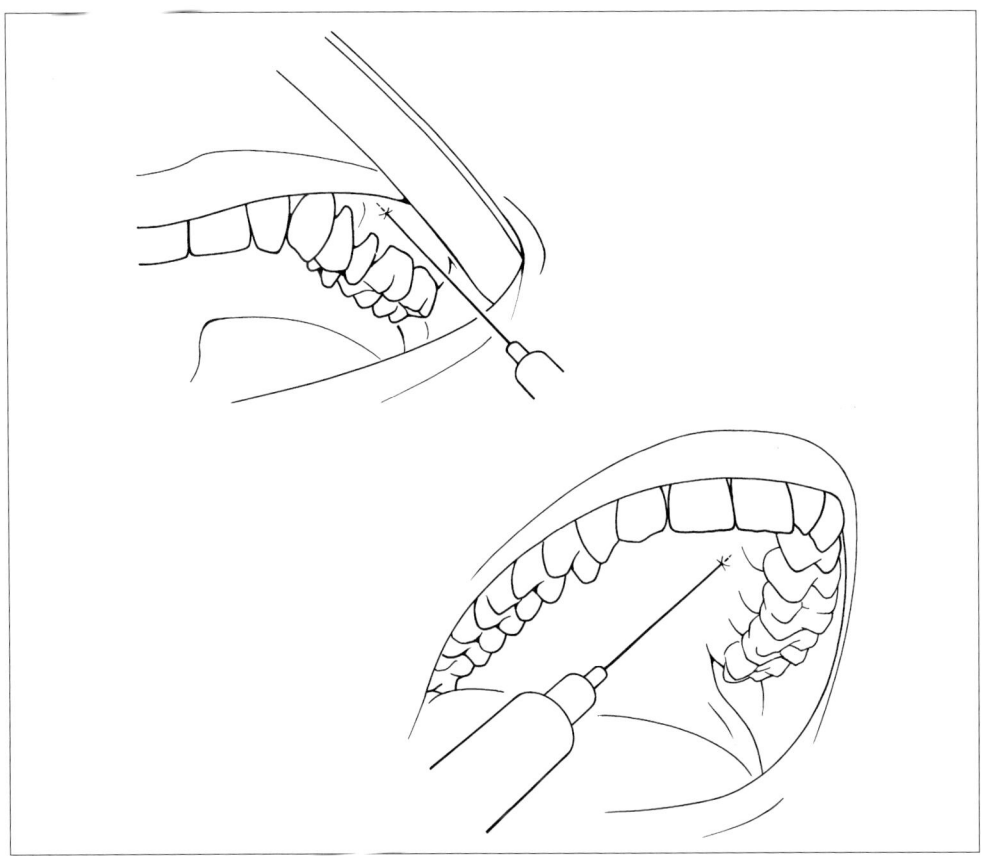

Abb. 21   Injektion an das Periost der Zahnwurzel (bukkal und palatinal).

**Intraligamentäre
Injektion**

- Bei massiver Parodontitis soll diese Injektion nicht vorgenommen
  werden (außer bei Zahnextraktionen).
- Durch Aufrechterhaltung des Drucks breitet sich die Procain- oder
  Lidocain-Lösung im Desmodontium bis zum Apex aus und infiltriert
  dabei auch den umgebenden Alveolarknochen.
- Zu schnelle Injektion unter zu hohem Druck kann eine Lockerung
  des Zahnhalteapparats nach sich ziehen!

Material: siehe oben. Für diese Injektion wird eine besondere Spritze
(z.B. Ligmaject oder Citoject, **Abb. 12**) zwecks Aufrechterhaltung eines
stetigen Drucks benötigt.

Einstichstelle: Bei einwurzeligen Zähnen genügt eine Injektion mesial oder distal. Bei mehrwurzeligen Zähnen erfolgt eine Injektion mesial und distal sowie im Oberkiefer auch palatinal. Die Einstichstelle liegt zwischen Zahn und Zahnfleisch.

Einstichtiefe: ca. 2 mm.

Abb. 22 Intraligamentäre Injektion.

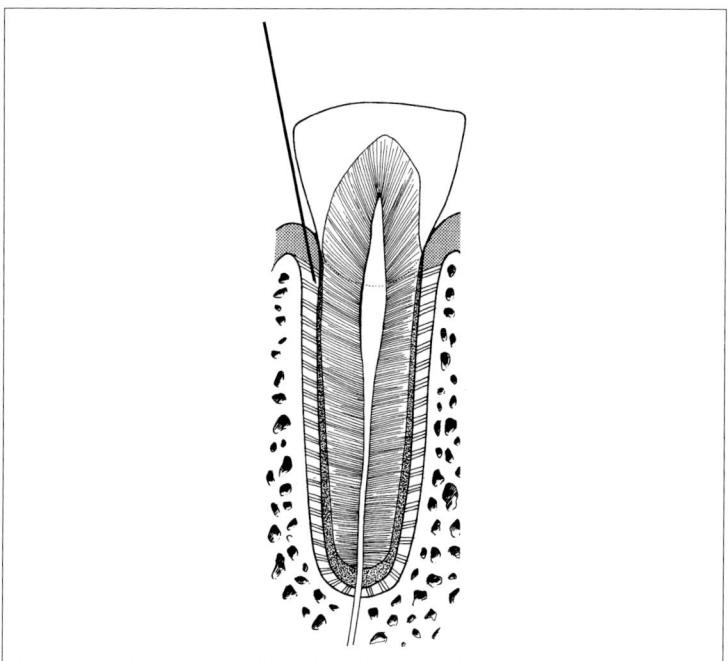

Injektionsmenge: muss genau definiert sein: nicht mehr als 0,2 ml (entspricht einem Hebelzug beim Ligmaject und 3 Hebelzügen beim Citoject). Diese Menge darf nicht schneller als in 20 Sekunden injiziert werden: Unter stetigem Druck wird der Abzugshebel des Ligmaject in dieser Zeitspanne langsam ganz durchgedrückt. Der Widerstand kann nach einigen Sekunden nachlassen, wenn die Diffusion der Anästhesielösung einsetzt. Gänzlich fehlender Widerstand zeigt eine falsche Kanülenlage an.

Beim Citoject entspricht ein Hebelzug 0,06 ml. Pro Hebelzug dürfen hier nicht weniger als 7 Sekunden verwendet werden, dies entspricht für 3 Hebelzüge: 0,18 ml in 21 Sekunden.

20.8 Ganglien-Injektionen

* Besonders bei Ganglien-Injektionen muss eine klare Indikation gegeben sein.
* Es muss ein Abwägen der Risiken der jeweiligen Injektion im Vergleich zum erwarteten Nutzen erfolgen.
* Speziell bei Ganglien-Injektionen ist die kritische Einschätzung der eigenen technischen Fertigkeiten und der Beherrschung von ersten, rasch zu treffenden Maßnahmen bei Komplikationen notwendig.

Ganglion stellatum

Das Ganglion stellatum (= cervicothoracicum) ist eine in 75 bis 80% anzutreffende Verschmelzung des untersten Ganglions des zervikalen Grenzstrangs mit dem obersten Ganglion des thorakalen Grenzstrangs. Es liegt innerhalb der Lamina praevertebralis fasciae cervicalis vor der prävertebralen Muskulatur (M. longus colli). Die Höhenlokalisation des Ganglion stellatum kann auf Höhe des Köpfchens der 1. Rippe angegeben werden (etwas variabel). Die sympathische Innervation der vom gleichseitigen Ganglion stellatum abgehenden Fasern (Divergenzprinzip) betrifft das obere Körperviertel: je die Hälfte von Kopf-, Hals- und Brustraum. Entsprechend groß ist die Indikationsliste. Wichtig für das Verständnis aller Wirkungen sind (bisher wenig beachtete) Verbindungen vom Ganglion stellatum auch zu parasympathischen Fasern (u.a. indirekt via Ganglion cervicale sup. – N. jugularis – N. vagus). Die regulierende Einflussnahme auf verschiedenste Erkrankungen geht weit über die Dauer der medikamentösen Leitungsunterbrechung hinaus. Es existieren verschiedene Methoden der Stellatum-Injektion. Wir bevorzugen diejenige nach Leriche-Fontaine, Dosch, modifiziert nach Fischer.

Indikationen: Apoplexie, Hirnödem, Schwindel, Kopfschmerzen wie Migräne u.a., Durchblutungsstörungen der Zentralarterie und Zentralvene der Retina, Glaukom, Herpes zoster ophthalmicus, Morbus Menière, Tinnitus, Hyperthyreose, Zervikal-, Zervikozephal- und Zervikobrachialsyndrom, Periarthropathia humeroscapularis, Epicondylitis humeri radialis, Skalenus-Syndrom, Erfrierungen im Kopf-, Arm- und Fingerbereich, Morbus Raynaud, Morbus Sudeck, Phantomschmerzen, Lymphödem nach Mamma-Amputation, Angina pectoris, paroxysmale supraventrikuläre Tachykardie, Asthma bronchiale, Pleuritis, Pneumonie, Herpes zoster, Lungenembolie usw.

Siehe auch „Schmerz und Sympathikus" im Kapitel „Der erweiterte Segmentbegriff" (Teil I).

Bei einigen Indikationen erfolgt die Injektion in Kombination mit konventionell-medizinischen Maßnahmen.

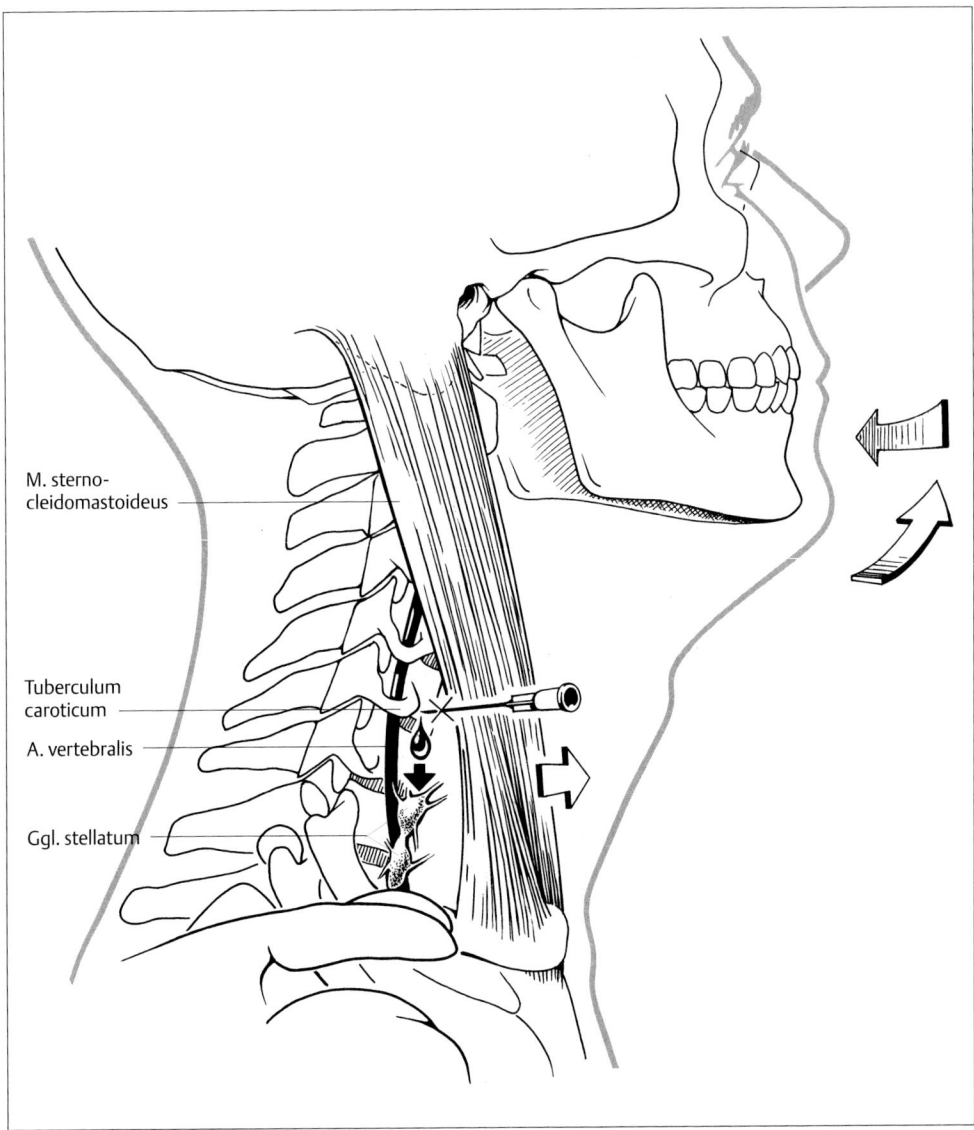

Abb. 23   Injektion an das Ganglion stellatum.

Kontraindikationen: Antikoagulation, schwere kardiale Dekompensation, schwere Überleitungsstörungen wie AV-Block II. bis III. Grads, Bradykardie, Rekurrensparese auf der Gegenseite, Phrenikusparese auf der Gegenseite, massives Lungenemphysem (Gefahr des Pneumothorax bei sehr hoch stehender Pleurakuppel).

Material: Nadel 20×0,4 mm, 3–5 ml Procain 1%.

Lagerung: Patient liegend oder sitzend (Kopf abgestützt).
Phase 1: Leichte Lateralflexion des Kopfs zur Seite der Injektion. Dadurch entspannt sich der M. sternocleidomastoideus zwecks leichterem Auffinden des Tuberculum caroticum.

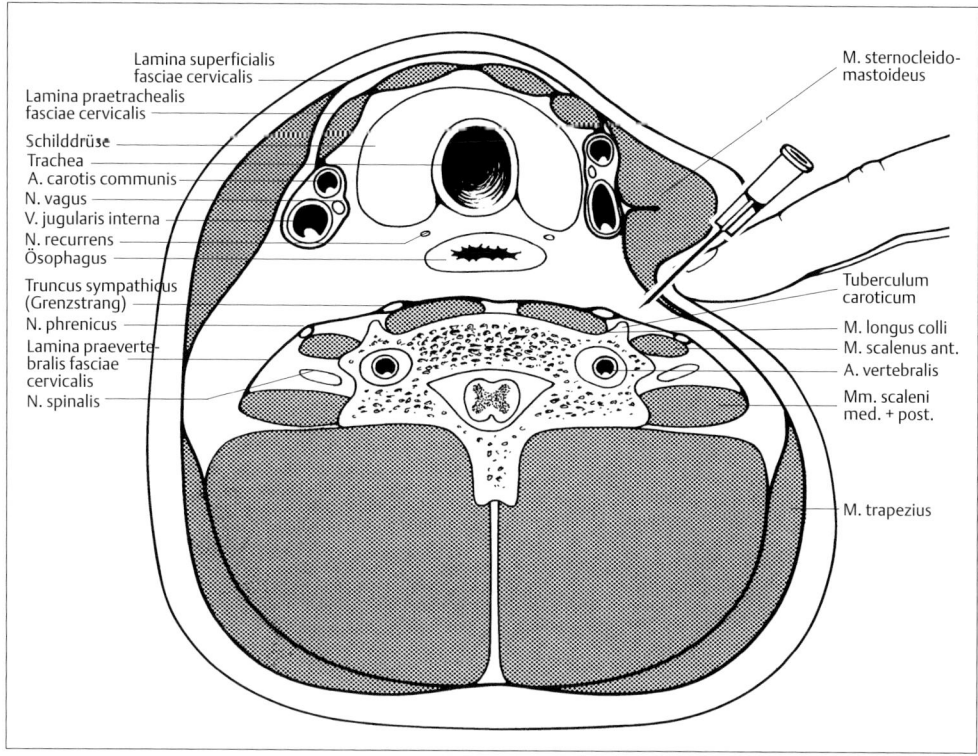

Abb. 24 Injektion an das Ganglion stellatum im Querschnitt.

Phase 2: Der tastende Mittelfinger bleibt auf dem Tuberculum caroticum. Zur Injektion wird der Kopf etwas hyperextendiert und ca. 45° zur Gegenseite rotiert.

Einstichstelle: Stellung des Kopfs: Phase 1 (leichte Lateralflexion des Kopfs zur Seite der Injektion). Am Übergang vom mittleren zum unteren Drittel des M. sternocleidomastoideus wird dessen hinterer Rand aufgesucht. Zeige- und Mittelfinger des Arztes drängen diesen Muskel nach medio-ventral. Damit wird das darunter liegende Gefäß-Nerven-Bündel des Halses (A. carotis communis, V. jugularis interna, N. vagus) ebenfalls von der Injektionszone weggedrängt. Bei diesem Wegdrängen des M. sternocleidomastoideus tastet der Mittelfinger eine knöcherne Vorwölbung. Diese entspricht dem Tuberculum anterius des Querfortsatzes des 6. Halswirbels. Dieses bei C6 am weitesten vorspringende Tuberculum anterius heißt Tuberculum caroticum. Hier befindet sich die Injektionsstelle. Es erfolgt nun die Phase 2 bezüglich Kopfstellung: leichte Hyperextension, dann Rotation von ca. 45° zur Gegenseite. Hierbei und während des gesamten Injektionsvorgangs bleibt die tastende Fingerkuppe auf dem Tuberculum caroticum. Die Fingerkuppe gleitet nun nach distal, bleibt aber in Knochenkontakt mit dem Tuberculum, sodass das Tuberculum knapp hinter dem Fingernagel noch gespürt wird. 1mm medial des Fingernagels wird nun eingestochen.

Einstichrichtung: je ca. 45° nach medial, kaudal und dorsal. So gleitet die Nadel knapp medial am Tuberculum caroticum vorbei.

Einstichtiefe: individuell je nach Dicke des Gewebes ca. 12 – 20 mm. Diese geringe Tiefe ergibt sich durch den stetigen Fingerdruck auf dem Tuberculum mit gleichzeitigem Wegdrängen des M. sternocleidomastoideus. Ein (sehr geringer) Widerstand an der Nadelspitze zeigt an, dass die Lamina praevertebralis fasciae cervicalis getroffen wurde, in die das Stellatum eingebettet ist. Auch ohne Fühlen dieses Widerstands injizieren wir in der obengenannten Tiefe nach Aspiration vorerst 0,2 ml. Bei guter Verträglichkeit injizieren wir langsam unter stetiger Beobachtung des Patienten 3 – 5 ml.

Hinweise

- Die Injektionsstelle liegt wegen des sicheren knöchernen Palpationspunkts bewusst etwas kranial des Ganglion stellatum. Das Lokalanästhetikum fließt von hier an das kaudal dieser Stelle liegende Ganglion stellatum, mit sanfter Massage in kaudaler Richtung kann nachgeholfen werden.
- Bei jungen Patienten kann das Tuberculum caroticum als relativ spitze Verwölbung getastet werden. Dies ist nicht mehr der Fall bei älteren Menschen: Durch Verdickung der Faszie und allgemeine Konsistenzvermehrung des Gewebes wird in der Regel nur noch eine wie ein „flacher Hügel" sich anfühlende Vorwölbung getastet.
- Die Patienten weisen nach dieser Injektion vorübergehend einen Horner'schen Symptomenkomplex auf (Ptosis, Miosis, Enophthalmus). Das obere Körperviertel wird infolge verstärkter Durchblutung wärmer.
- Bei zu großen Injektionsmengen kann durch Diffusion an den N. recurrens eine vorübergehende Heiserkeit auftreten.
- Dasselbe kann beim N. phrenicus passieren: die passagere Zwerchfellparese ist klinisch ohne Bedeutung, falls keine schwere Lungenerkrankung vorliegt.
- Aus diesen Gründen soll die Stellatum-Injektion in derselben Sitzung nur auf einer Seite vorgenommen werden.

Ganglion cervicale superius (supremum)

Dieses lang gestreckte Ganglion hat seine obere Begrenzung ca. 1,5 – 2 cm unter der Schädelbasis. Es liegt auf dem M. longus capitis und mediodorsal der A. carotis interna und des N. vagus. Es bestehen Verbindungen zum N. glossopharyngeus, zum N. vagus (über den N. jugularis) sowie zum N. hypoglossus.

Indikationen: Für den Kopf- und Thoraxbereich gilt im Prinzip dieselbe Indikationsliste wie beim Ganglion stellatum (s. dort). Die Wirkung auf den Kopfbereich ist bei einigen Krankheitsbildern noch intensiver. Insbesondere auch als Folge der Einflussnahme auf Hypothalamus/Hypophyse erfolgt mit dieser Injektion eine deutliche „Gesamtumstimmung" des Vegetativums und oft der Psyche.

Technik nach Orsoni:

Material: Nadel 60×0,6 mm, 5 ml Procain 1%.

Lagerung: Patient liegend oder sitzend (mit abgestütztem Kopf), Kopf geradeaus.

Einstichstelle: Eine waagrechte Linie wird knapp 1 Querfinger oberhalb des Angulus mandibulae gezogen. Eine zweite Hilfslinie zieht vom Vorderrand des Proc. mastoideus senkrecht nach unten. Am Schnittpunkt liegt die Einstichstelle.

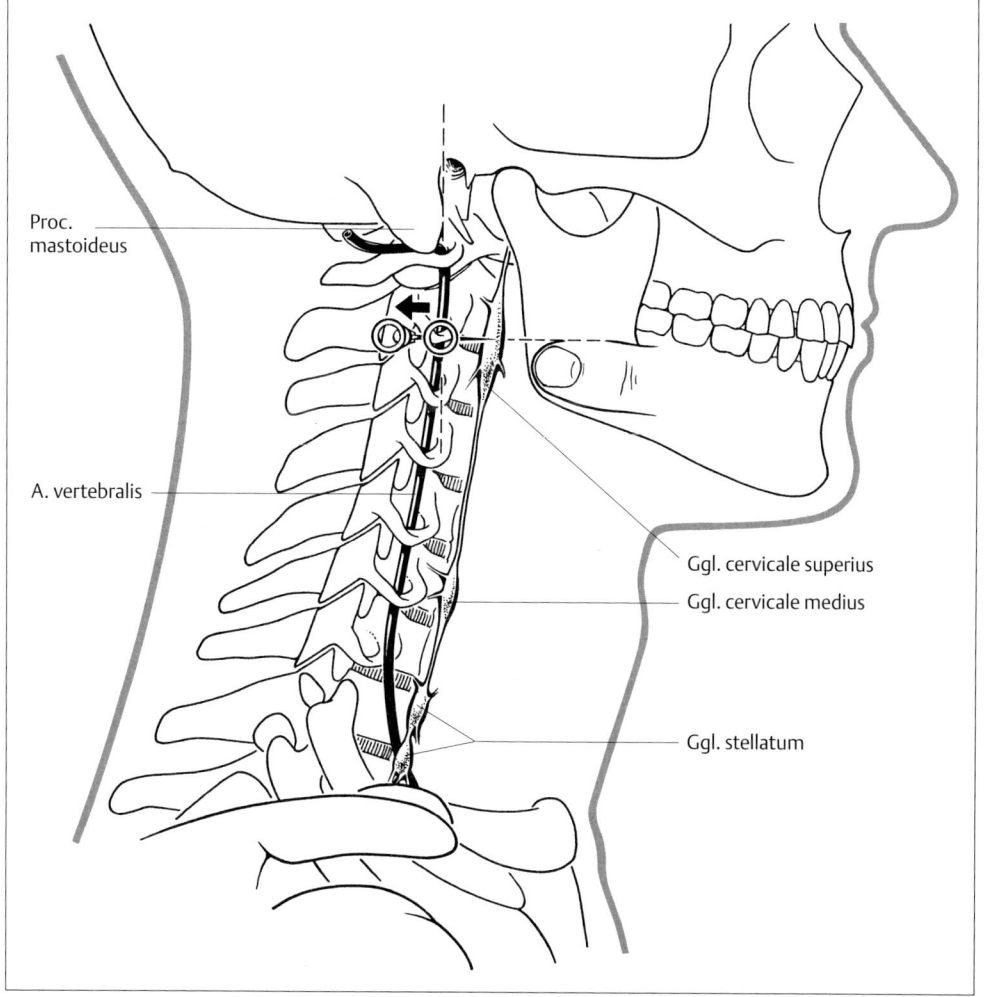

Abb. 25 Injektion an das Ganglion cervicale superius.

Einstichrichtung/Einstichtiefe: senkrecht zur Haut (Richtung Mastoid der Gegenseite). Nach 3 – 4 cm trifft die Nadel auf den Querfortsatz von C2. Die Nadel wird etwas zurückgezogen, die Richtung in dem Sinne leicht verändert, dass die Nadel noch 1 cm weit ventral des Querfortsatzes vorgeschoben werden kann.

Nach zweimaliger Aspiration (sehr wichtig wegen der Nähe des Liquorraums, der A. vertebralis und A. carotis int.) und kleiner Testinjektion deponiert man 3 – 4 ml.

Hinweise

- Die Injektion ans Ganglion cervicale superius ist eine der unangenehmsten Injektionen in der Neuraltherapie. Aus diesem Grunde sollen die Patienten gut auf mögliche kurzandauernde Nebenerscheinungen vorbereitet werden: Horner'sches-Syndrom, „Kloß"-Gefühl im Hals, Sprachstörungen (Rekurrensparese), leichter Schwindel, leichte Tachykardie, partielle Parese der Zungenmuskulatur, Hustenreiz, evtl. kurzzeitiger Blutdruck- und Pulsanstieg.
- Da zudem der Querfortsatz nicht leicht zu treffen ist (die Mandibula ist bei individueller Variation nicht immer eine gute Referenz zur Höhenlokalisation) sowie der Liquorraum via Foramen intervertebrale, die A. vertebralis, die A. carotis interna und der N. vagus benachbart sind, besteht hier eine relativ große Gefahr der versehentlichen Punktion dieser Gebilde (Aspiration!). Deshalb sollte diese Injektion nur durch sehr erfahrene Neuraltherapeuten vorgenommen werden. Es kann auf die einfachere Injektion an das Ganglion stellatum ausgewichen werden.

Technik nach Mertens, modifiziert von Hausammann:

Hausammann hat die Technik nach Mertens modifiziert und in CT-Sequenzen dokumentiert (in Vorbereitung zur Publikation, mit Erlaubnis zur Beschreibung in diesem Buch).

Der Vorteil dieser Technik liegt in der dünneren und kürzeren Nadel sowie im verminderten Risiko der Punktion von Liquor oder der A. vertebralis/A. carotis interna sowie des N. vagus.

Allerdings muss wegen der dünnkalibrigen Nadel genügend lange aspiriert werden.

Material: Nadel 40 x 0,4 mm, 3 – 4 ml Procain 1 %.

Lagerung: Patient liegend, Kopf 45° zur Gegenseite rotiert.

Einstichstelle: horizontale Linie vom Angulus mandibulae aus, 1,5 cm nach dorsal, von hier aus 0,75 cm senkrecht nach kranial.

Einstichrichtung: entsprechender Punkt der Gegenseite.

Einstichtiefe: 4 cm.

Ganglion ciliare

Das Ganglion ciliare liegt variabel 1 – 2 cm hinter dem Bulbus, dessen Länge etwa 24 mm beträgt. Es befindet sich lateral des N. opticus und medial des M. rectus lateralis. Dicht hinter dem Ganglion zweigt sich die A. ophthalmica auf.

Durch das Ganglion ciliare ziehen verschiedene Typen von Nerven:

- Ein *parasympathischer Anteil* aus dem Nucleus Edinger-Westphal begleitet den N. oculomotorius. Er schaltet im Ganglion auf postganglionäre Fasern um. U. a. werden M. sphincter pupillae und M. ciliaris innerviert.
- Ein *sympathischer Anteil* stammt aus dem Plexus caroticus internus und findet den Weg zum Auge über die A. ophthalmica. Die Fasern durchlaufen das Ganglion ohne Umschaltung. Innerviert werden u. a. die Gefäße des Auges, der M. dilatator pupillae, der M. orbitalis sowie die Mm. tarsales sup. und inf.
- Ein *sensibler Anteil* zieht als Ast des N. nasociliaris (aus dem N. ophthalmicus) durch das Ganglion.

Indikationen: Zirkulationsstörungen arteriell und venös des Auges. Akute und chronische Entzündungen des Auges. Akutes und chronisches Glaukom: Die Ganglion-ciliare-Injektion bewirkt einen verbesserten Abfluss und eine verminderte Kammerwasserproduktion. Cave: keine Injektion bei Hydrophthalmie (frühkindliches Glaukom mit vergrößertem Auge). Erkrankungen der Retina (außer der Ablatio retinae). Beginnender Katarakt, hartnäckige Kopfschmerzen im Bereich des Auges (ohne pathologische Abklärungsbefunde).
Auch bei dringendem Verdacht auf Störfeldcharakter des Auges.

Material: Nadel 35 × 0,4 mm, 1 – 2 ml Procain 1 % (wird eine 40 mm lange Nadel verwendet, darf diese auf keinen Fall weiter als 35 mm eingeführt werden wegen der Verletzungsgefahr der A. ophthalmica).

Lagerung: Patient sitzend, Hinterkopf abgestützt.

Einstichstelle: am Unterlid im unteren, lateralen Orbitawinkel, d. h. beim rechten Auge bei Uhrzeiger 7 Uhr, beim linken Auge bei Uhrzeiger 5 Uhr. Der linke Zeigefinger des Arztes drückt den Bulbus sanft kranio-medial. Zudem blickt der Patient nach kranio-medial. Dadurch kontrahiert sich der M. obliquus inferior und die Kanüle gleitet leicht unter diesem Muskel hindurch.

Einstichrichtung und Einstichtiefe:
1. Zunächst wird unter lockerem Knochenkontakt horizontal und parallel zur Sagittalebene 2 cm tief eingestochen. Es wird langsam infiltrierend vorgegangen, um kleinere Gefäße vor der Nadelspitze zu verdrängen.

Abb. 26 Injektion an das Ganglion ciliare.

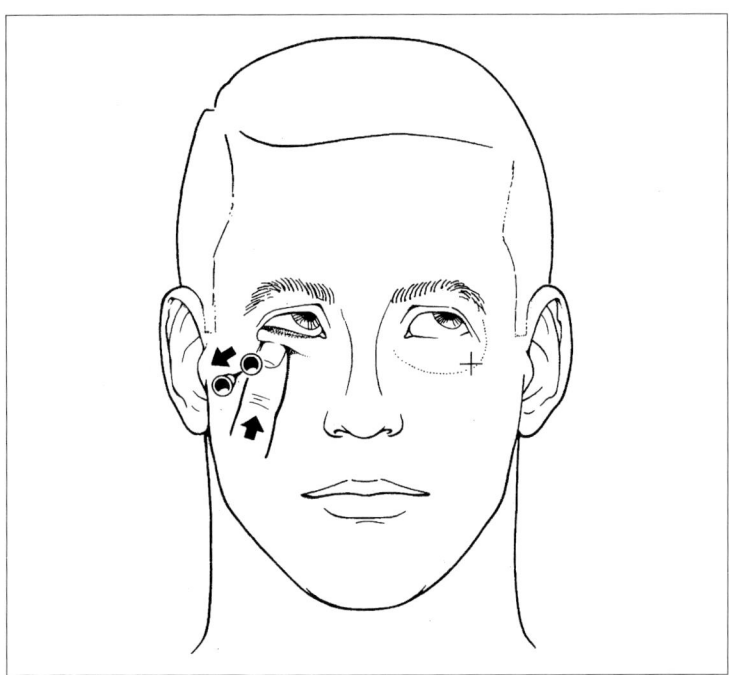

2. Nach 2 cm wird die Richtung nach leichtem Zurückziehen (1–2 mm) geändert: nach kranio-medial in Richtung Fissura orbitalis superior. In dieser Richtung wird die Nadel maximal weitere 1,5 cm langsam infiltrierend vorgeschoben.

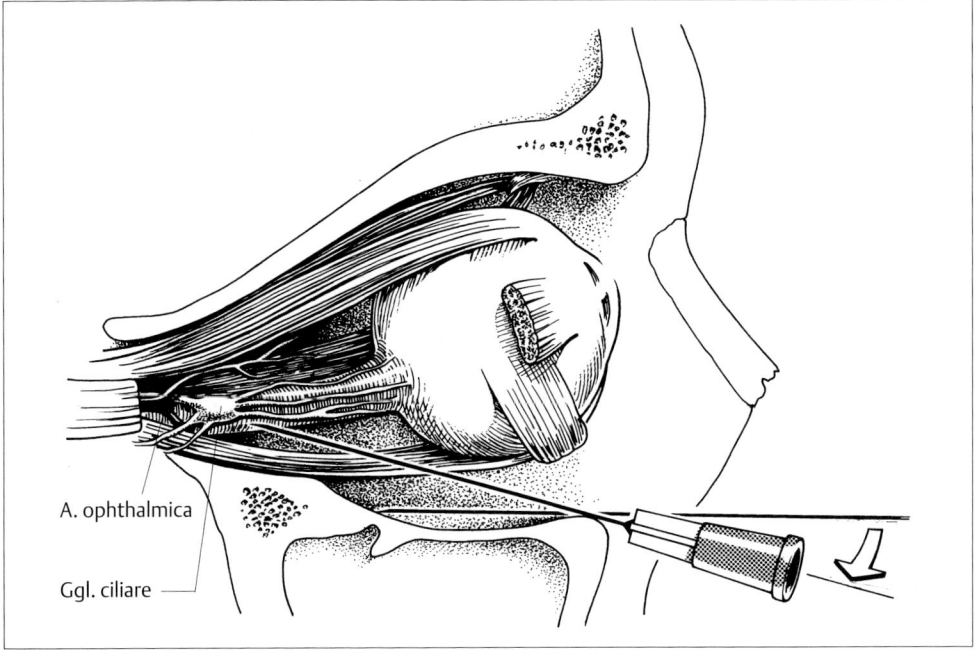

A. ophthalmica

Ggl. ciliare

Abb. 27 Injektion an das Ganglion ciliare.

Hier befinden wir uns nun vor dem Ganglion ciliare und es werden 1 ml Procain 1 % deponiert (nach Aspiration). Die Nadel darf niemals weiter als insgesamt 35 mm eingeführt werden.

Hinweise

- Die normalerweise kurzdauernde Sehstörung kommt durch die Mydriasis, durch einen je nach Medikamentenmenge kurzdauernden Exophthalmus und durch eine mögliche passagere Augenmuskelparese zustande. Die Mydriasis dauert länger (je nach Menge des Procains manchmal 2 Std.) als es der üblichen Wirkzeit des Procains entspricht. Scheinbar baut sich das Procain retrobulbär langsamer ab.
- Ein venöses Hämatom ist völlig harmlos.
- Meist heilt auch ein dramatisch aussehendes arterielles Hämatom komplikationslos ab, dennoch empfiehlt sich hier eine sofortige augenärztliche Kontrolle.

Ganglion pterygopalatinum

Dieses Ganglion liegt in der Fossa pterygopalatina dicht unterhalb und etwas lateral des N. maxillaris. Deshalb wird dieser bei der Injektion meist mitbetroffen (sensible Versorgung von: Zähnen des Oberkiefers, Gaumen, Sinus maxillaris, unterem Augenlid, Wange, Oberlippe, Dura mater). Ebenfalls therapeutisch mitbetroffen bei der Injektion wird das sympathische Geflecht um die A. maxillaris. Durch das Ganglion pterygopalatinum ziehen 3 verschiedenartige Typen von Nerven:

- Ein *parasympathischer Anteil*: vom Nucleus salivatorius sup. entlang des N. facialis (als N. intermedius) bis zum Ganglion geniculi, von hier als *N. petrosus major* zum Ganglion pterygopalatinum, wo die Umschaltung auf postganglionäre Fasern erfolgt. Letztere versorgen die Hirnhautgefäße, Drüsen und Schleimhaut von Nase, Nasennebenhöhlen und Gaumen. Auch die Glandula lacrimalis und Teile im vorderen Augenabschnitt werden von postganglionären Fasern erreicht.
- Ein *sympathischer Anteil* vom Plexus caroticus internus als *N. petrosus profundus* durchläuft das Ganglion ohne Umschaltung und hat im Wesentlichen das gleiche Innervationsgebiet.
  Am Eingang des Canalis pterygoideus vereinigen sich N. petrosus major und N. petrosus profundus zum *N. canalis pterygoidei.*
- Ein *sensibler Anteil* zieht als *Nn. pterygopalatini* (Ast des N. maxillaris) durch das Ganglion.

Indikationen: Sinusitis maxillaris (akut und chronisch), chronisch entzündliche und allergische Erkrankungen des Nasenraums, Schmerzen ohne fassbaren pathologischen Befund im Gesichts- und Oberkieferbereich, Trigeminusneuralgie v. a. des II. Asts, Erkrankungen von Tränendrüse und Kornea, Störfeldtestung.

Material: Nadel 40 × 0,4 mm, bei breiterer Schädelform 60 × 0,6 mm, 3 – 4 ml Procain 1 %.

Lagerung: Patient liegend.

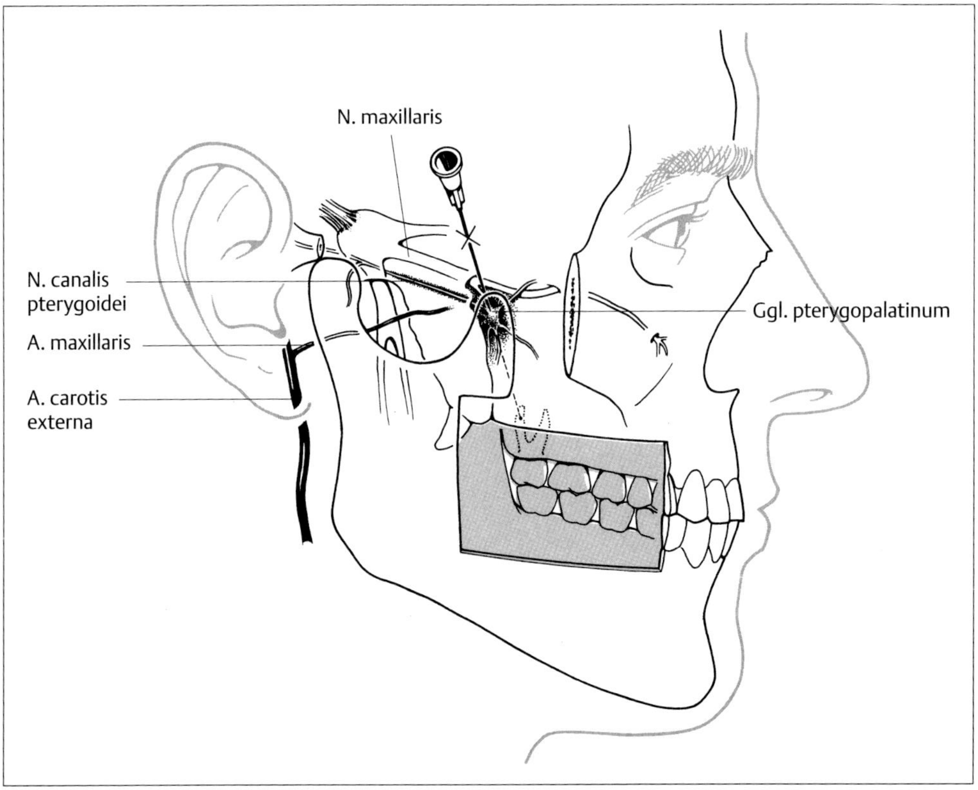

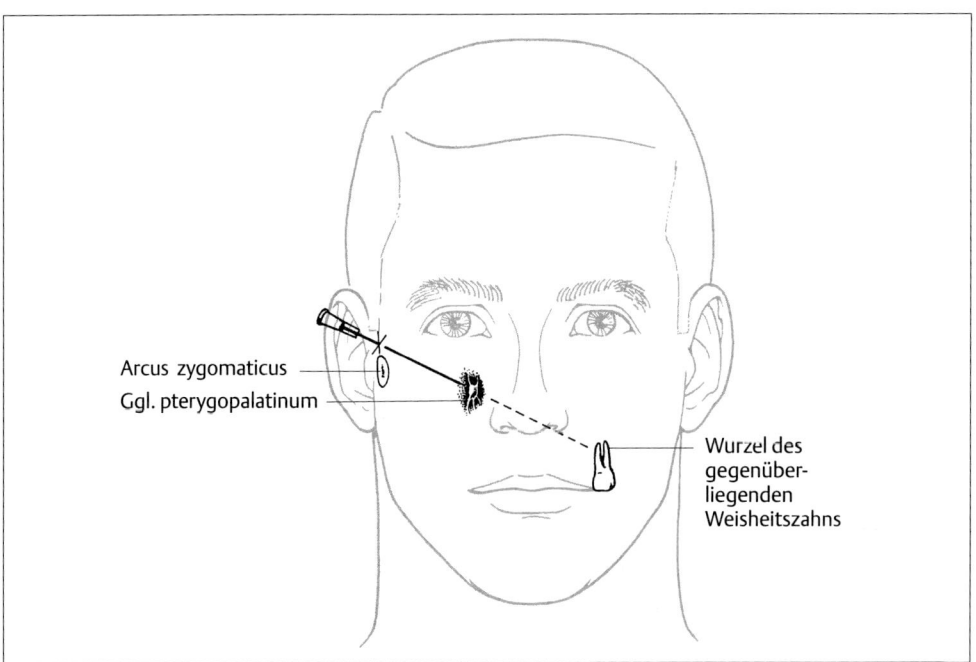

Abb. 28   Injektion an das Ganglion pterygopalatinum, seitliche Ansicht.

Abb. 29   Injektion an das Ganglion pterygopalatinum, ventrale Ansicht.

Einstichstelle: am oberen Rand des Arcus zygomaticus (Jochbogen) in der Mitte zwischen Vorderrand der Ohrmuschel und lateralem Orbitarand.

Einstichrichtung: nach ventro-kaudal in Richtung auf die Wurzeln des oberen Weisheitszahns der Gegenseite. Die Nadel wird langsam unter ständigem leichtem Vorspritzen vorgeschoben.

Einstichtiefe: 4 – 5,5 cm (je nach Schädelform etwas mehr oder weniger). Ein Schmerz im Oberkiefer und der Nasenflügelregion zeigt an, dass der N. maxillaris berührt wurde. Nach zweimaliger Aspiration werden langsam 3 – 4 ml injiziert.

Hinweis

Im Falle der Entstehung eines Hämatoms: Kompression von außen und von innen (in Höhe des Weisheitszahns wird mit dem Finger Kompression nach oben ausgeübt).

Ganglion trigeminale (Ganglion semilunare Gasseri)

(Injektion an die Wurzel des *N. mandibularis* und an das *Ganglion oticum*)

Aus injektionstechnischen Gründen wird das intrakraniell gelegene Ganglion trigeminale höchstens durch Diffusion des Lokalanästhetikums durch das Foramen ovale erreicht. Direkt erreichen wir nur den hier austretenden *N. mandibularis* und das medial von diesem gelegene *Ganglion oticum*.

Der N. mandibularis ist der 3. Ast des N. trigeminus (V. Hirnnerv). Sensibel versorgt er Teile der Hirnhäute, den unteren Wangenabschnitt, das Kinn, einen Teil der Schläfe, einen Teil der Ohrmuschel, des Gehörgangs und des Trommelfells, die Schleimhaut der Wange und des Mundhöhlenbodens, die vorderen ⅔ der Zunge, die Zähne des Unterkiefers und das Kiefergelenk. Die 3 sensiblen Hauptäste des N. mandibularis heißen N. auriculotemporalis, N. lingualis und N. alveolaris inferior. Motorisch ist der N. mandibularis zuständig für die Kaumuskulatur, die Mundbodenmuskulatur sowie für die Mm. tensor veli palatini und tensor tympani.
Diese motorischen Fasern durchlaufen das Ganglion oticum ohne Umschaltung.
Außer den genannten sensiblen und motorischen Faseranteilen finden sich im Ganglion oticum:

- Ein *parasympathischer Anteil* aus dem Nucleus salivatorius inferior, anfänglich mit dem N. glossopharyngeus verlaufend, gelangt als N. petrosus minor zum Ganglion oticum. Hier erfolgt die Umschaltung. Die postganglionären Fasern versorgen die Glandula parotis sowie die Drüsen der Wangenschleimhaut.
- Ein *sympathischer Anteil* aus dem Plexus der A. meningea media.
- Ein *sensibler Teil* aus dem N. mandibularis.

Indikationen: insbesondere die Trigeminusneuralgie des 3. Asts (N. mandibularis), wenn die Infiltration der Nervenaustrittspunkte keinen Dauererfolg brachte, unklare Schmerzen im Unterkieferbereich oder beim Kauen, falls eine anderweitig zu behandelnde Pathologie ausgeschlossen wurde. Ferner bei Kiefergelenkerkrankungen und Erkrankungen der Glandula parotis.

Material: Nadel 60 × 0,6 mm, 2 – 3 ml Procain 1 %.

Lagerung: Patient sitzend, Hinterkopf angelehnt.

Einstichstelle: Bei leicht geöffnetem Mund findet sich dicht hinter der Mitte des Jochbogens die Incisura mandibulae. Hier (ca. 3 cm ventral des Tragus) ist die Einstichstelle.

Einstichrichtung: horizontal in der Frontalebene. Nach ca. 4 cm stößt die Nadel auf den Proc. pterygoideus lateralis. Die Nadel wird um ca. 2 cm zurückgezogen, in der Horizontalebene um 20° nach dorsal gerichtet und ca. 0,5 – 1 cm weiter vorgeschoben als es dem vorangegangenen Knochenkontakt entsprochen hat.

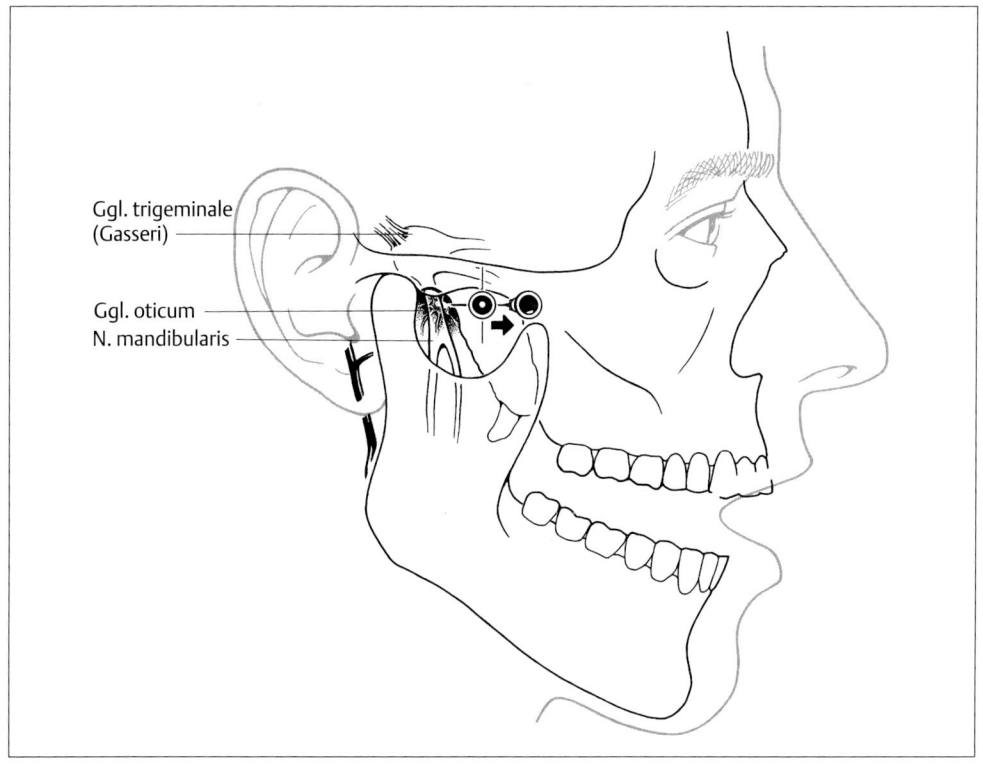

Ggl. trigeminale (Gasseri)

Ggl. oticum
N. mandibularis

Abb. 30   Injektion an Ganglion trigeminale (Gasseri), Ganglion oticum und N. mandibularis.

Einstichtiefe: Diese beträgt somit insgesamt etwa 5 cm (je nach Schädel-form). Parästhesien oder Schmerzen im Ausbreitungsgebiet des N. mandibularis zeigen die richtige Nadellage an. Deponieren von 2 ml Procain nach vorausgegangener Ansaugprobe. Diese soll nicht nur bezüglich Blut, sondern auch bezüglich Liquor negativ sein (atypische Duraaus-stülpung durch das Foramen ovale möglich).

Ganglion coeliacum

Die prävertebralen Ganglia coeliaca liegen vor und zu beiden Seiten der Aorta. Sie liegen in einem äußerst dichten Geflecht von sympathischen und parasympathischen Fasern, welches mit dem Plexus mesentericus superius zum Plexus solaris „verschmolzen" ist. Zu- und abführende Fasern liegen dicht zu allen Seiten der Ganglia. Vom Truncus sympathicus ziehen der N. splanchnicus major (Th 5 – Th 9) und der N. splanchnicus minor (Th 10 – Th 12) zum Ganglion coeliacum, wo eine Umschaltung der Efferenzen erfolgt. Auch afferente Fasern sind in diesen Nerven vor-handen.

Die Fasern des Plexus solaris verbinden Magen, Leber, Gallenblase, Pan-kreas, Nebennieren, Nieren und Darm zu einer funktionellen Einheit. Bei langdauernder Erkrankung eines Organes können die anderen miterkran-ken (vorerst nur als gestörte Regulation, später als gestörte Funktion und organische Veränderung als Spätfolge). Das Prinzip der Neuraltherapie ist eine steuernde, regulative (nicht blockierende) Einwirkung auf die Abdo-minalorgane. Es ist auch immer daran zu denken, dass die Oberbauchor-gane einerseits von einem (fernabgelegenen) Störfeld aus beeinträchtigt sein können, andererseits sie selbst Störfeldcharakter aufweisen können.

Indikationen: Entsprechend der vernetzten und divergenten Verschal-tung findet sich ein weites Indikationsgebiet (falls die Abklärungen kei-ne notwendige konventionell-medizinische Therapie erfordern wie z.B. Amöbenruhr, Leberabszess usw.):
Verdauungsinsuffizienz, Darmmotilitätsstörungen (Obstipation, paraly-tischer Ileus, chron. Diarrhöe), Refluxerkrankungen, rezid. Ulcus ventricu-li oder duodeni, Gastritis, akute und chronische Hepatitis, toxische Hepa-tose, Gallenkolik, „Postcholezystektomie-Syndrom", akute und chronische rezidivierende Pankreatitis, Nierenfunktionsstörungen, Nebennierenin-suffizienz, Tumorschmerzen des Bauchraumes, Störfeldtestung.

Kontraindikationen: Allergie auf Lokalanästhetika, hämorrhagische Dia-thesen, Antikoagulanzientherapie, anatomische „Hindernisse" wie große Nierenzysten, Hufeisenniere, Aneurysmen im Oberbauchbereich, Zustand nach Nephrektomie auf der anderen Seite.

Material: Nadel 80×0,6 mm bei schlanken, 120×0,7 mm bei kräftigen und adipösen Personen, 5 ml Procain 1 % (wegen der zusätzlichen Infilt-ration beim Vorschieben der Nadel eher etwas mehr).

Lagerung: Patient sitzend, leicht vornübergebeugt, Hände locker am Bettrand aufgestützt.

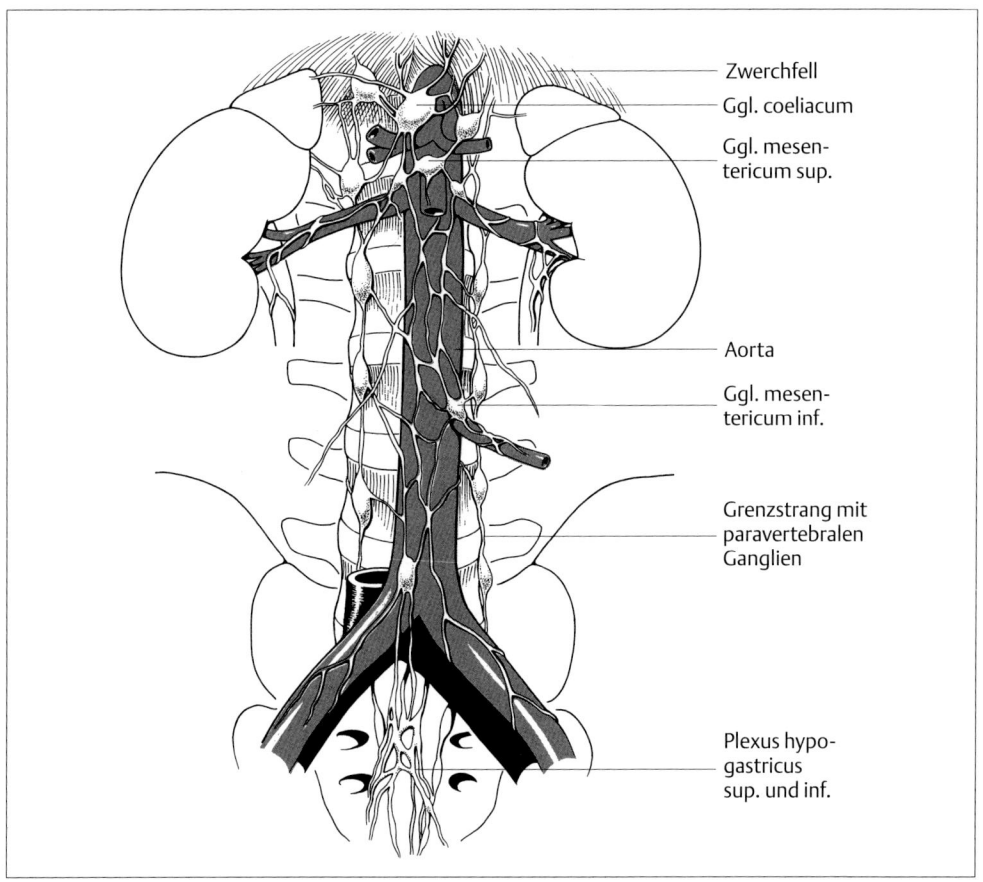

Abb. 31   Topographie des vegetativen Nervensystems im mittleren und unteren Rumpfbereich.

Es existieren verschiedene Techniken. Wir beschränken uns auf diejenige von Killian, die Barop aktualisiert hat [7].

Einstichstelle: 1 Querfinger unterhalb der Dornfortsatzunterkante von L1 sowie 3 Querfinger rechts oder links davon ist die Einstichstelle.

Einstichrichtung: ca. 20° medianwärts und 20° kranialwärts. Der Patient sollte dabei entweder den Atem in Exspirationsstellung (Zwerchfell nach kranial verschoben) anhalten oder nur flach atmen, um größere Zwerchfellbewegungen (Gefahr des Pneumothorax) zu vermeiden. Die Nadel wird langsam unter stetiger leichter Infiltration vorgeschoben.

Einstichtiefe: Falls die Nadel bereits nach 4–5 cm auf Knochen stößt, wurde der Querfortsatz von L1 getroffen. Die Nadelkorrektur erfolgt in der Weise, dass die Nadel **unter** diesem Querfortsatz durchgleitet. Knochenkontakt nach 7–8 cm bedeutet, dass man am lateralen Teil des Wirbelkörpers liegt, d. h. bereits im distalen Bereich der Nn. splanchnici. Nach Aspiration deponieren wir bereits hier 2 ml. Die Nadel muss jedoch nun mehrere Zentimeter zurückgezogen und weniger konvergent

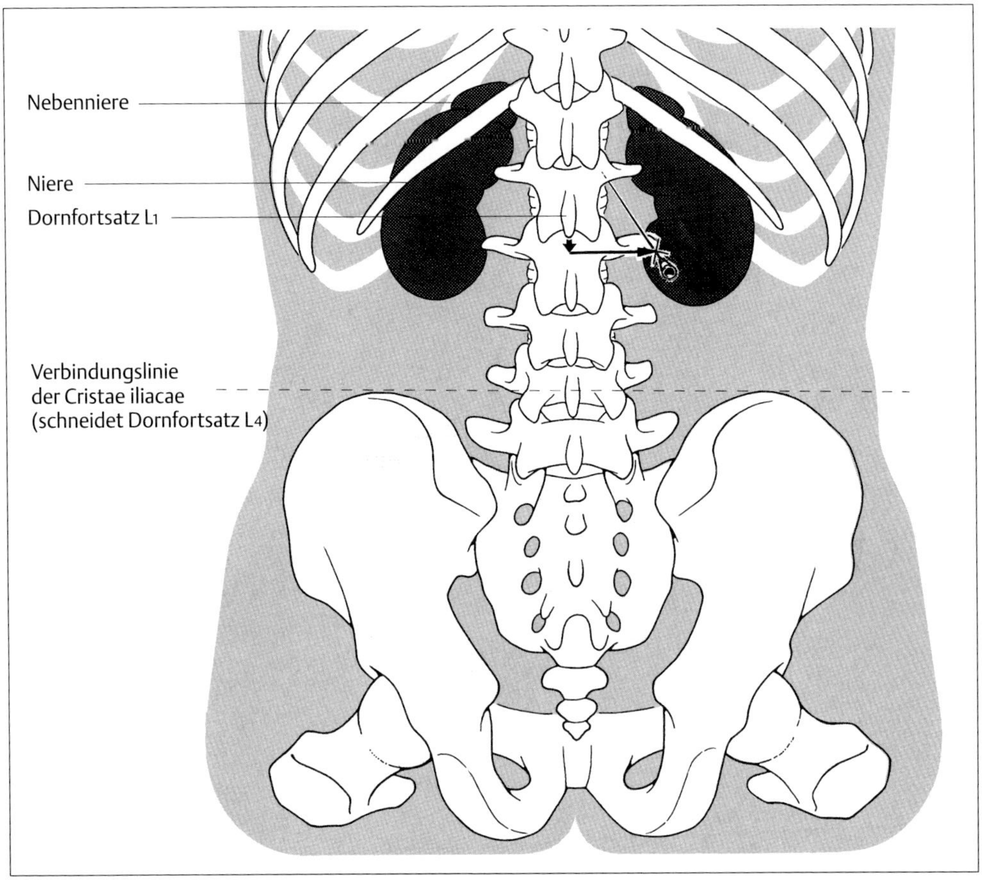

Nebenniere

Niere

Dornfortsatz L1

Verbindungslinie
der Cristae iliacae
(schneidet Dornfortsatz L4)

Abb. 32 Injektion an das Ganglion coeliacum, dorsale Ansicht.

Abb. 33 Injektion an
das Ganglion coeliacum,
seitliche Ansicht.

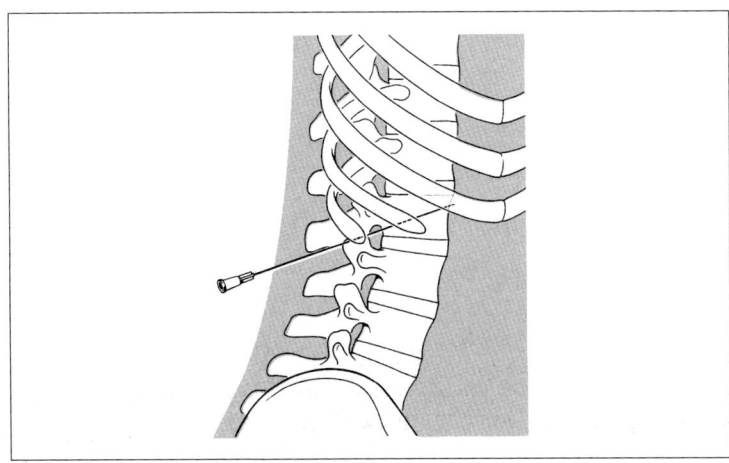

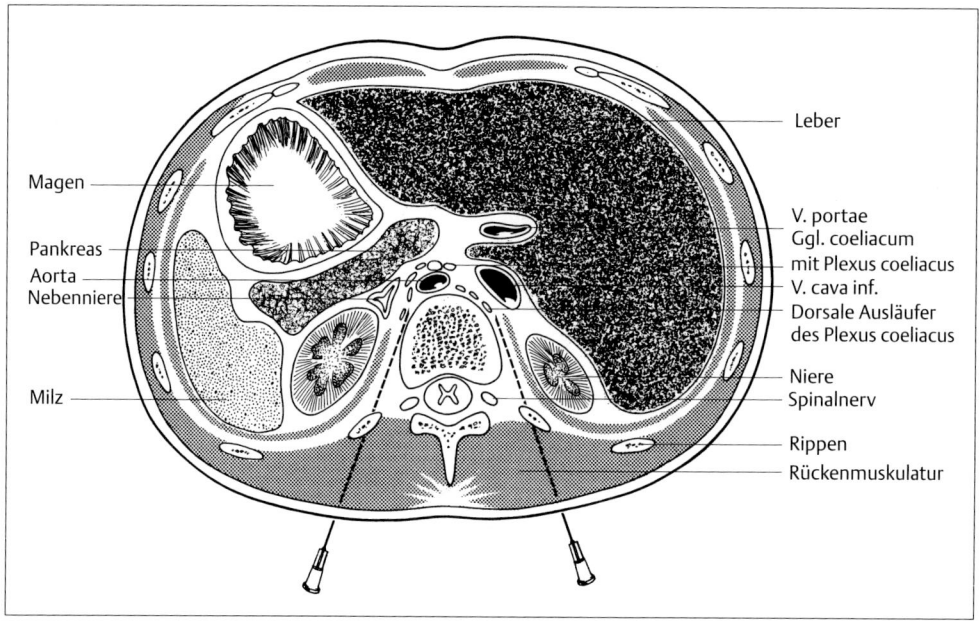

Magen

Pankreas
Aorta
Nebenniere

Milz

Leber

V. portae
Ggl. coeliacum
mit Plexus coeliacus
V. cava inf.
Dorsale Ausläufer
des Plexus coeliacus

Niere
Spinalnerv

Rippen
Rückenmuskulatur

Abb. 34   Injektion an das Ganglion coeliacum im Querschnitt.

erneut vorgeschoben werden, sodass man nach insgesamt ca. 8 – 10 cm (je nach Körperbau) am Übergang der lateralen zur vorderen Fläche des Wirbelkörpers von L1 liegt. Bei gekrümmtem Rücken liegt die Nadelspitze nun im oberen Bereich des 1. Lendenwirbelkörpers im Bereich der dorsalen Ausläufer des Plexus coeliacus (das Ganglion selbst liegt präaortal). Ventral vor der Nadel liegt links die Aorta, rechts die Vena cava inferior. Nach zweimaliger Aspiration Deponieren von 3 – 4 ml.

Hinweise

• Ein Anstechen der Aorta muss vermieden werden, hat aber beim verwendeten feinen Material in der Regel keine Konsequenzen, da sich in deren Wandbereich eine kontraktionsfähige Muskelschicht sowie elastische Fasern befinden.

• Bei allen wirbelsäulennahen Injektionen ist ein Anstechen von atypischen Ausstülpungen der Leptomeningen nie ganz auszuschließen. Nach Aspiration von Liquor muss die Nadel zurückgezogen und es soll auf die Injektion am gleichen Tag verzichtet werden. Wird dennoch unbeabsichtigt eine Spinalanästhesie gesetzt, soll der Patient liegen bleiben und überwacht werden.

• Sollte versehentlich einmal eine Niere angestochen werden, zeigt sich dies i. d. R. mit einer Makrohämaturie und Schmerzen. Der Patient soll einen Tag lang liegen bleiben und viel trinken. Es handelt sich meist um eine harmlose Komplikation bei den verwendeten sehr dünnen Nadeln. Bei der diagnostischen Nierenpunktion werden übrigens viel dickere Nadeln verwendet.

• Gerät bei der Ganglion-coeliacum-Injektion die Nadel versehentlich in die Lunge, entsteht ein (geringgradiger) Pneumothorax mit den Symptomen Husten und sanguinolentem Sputum. Ohne weitere Behandlung verschwindet der Pneumothorax nach wenigen Tagen. Mindestens ein Röntgenbild sollte jedoch angefertigt und der Patient sollte überwacht werden.

- Es ist sinnvoll, diese Injektion mit einer Injektion in die „Magengrube" (s. dort) zu kombinieren. Je nach erkranktem Organ können zusätzlich Quaddeln in die entsprechenden Head'schen Zonen gesetzt werden.

Lumbaler Grenzstrang

Die lumbalen Grenzstrangganglien liegen im ventro-lateralen Wirbelkörperbereich. Sie versorgen sympathisch die unteren Extremitäten (Durchblutung!) und teilweise sympathisch die Organe des kleinen Beckens, ebenfalls die Strukturen der Lendenwirbelsäule inklusive Muskulatur und Haut.

Indikationen: insbesondere akute und chronische arterielle Durchblutungsstörungen der unteren Extremitäten, „Postischialgische Durchblutungsstörung" nach Reischauer (persistierende Irritation des Sympathikus nach einer Kompression im Bereich des Plexus lumbalis), venöse Zirkulationsstörungen mit akuten und chronischen Thrombophlebitiden, Ulcus cruris, Morbus Sudeck, verzögerte Heilung bei Amputationsstümpfen, Erfrierungen, Zustand nach Verbrennungen, Polyneuropathien (falls diese nicht z.B. durch Substitutionstherapie geheilt werden können).

Material: Nadel 120×0,7 mm, 5 ml Procain 1 % (auf jeder Seite).

Lagerung: wie beim Ganglion coeliacum.

Einstichstelle: Orientierung mittels Verbindungslinie beider Darmbeinkämme, die uns auf den Dornfortsatz L4 führt. Von hier aus wählt man die gewünschte Höhe (meist L3). 3½ Querfinger lateral der Mitte des Dornfortsatzes liegt die Einstichstelle. Markierung mittels Quaddel.

Einstichrichtung: in der Horizontalebene 25° nach medial.

Einstichtiefe: Stößt man in 4–5 cm Tiefe auf Knochen, so liegt die Nadelspitze am Proc. transversus. Durch Nadelkorrektur muss dieser umgangen werden. Beim weiteren langsamen infiltrierenden Vorführen der Nadel stößt diese in ca. 8 cm auf die Wirbelkörperseitenfläche. Wenn der Knochenkontakt nach weiteren ca. 1–2 cm verloren gegangen ist, sind wir an der latero-ventralen Rundung des Wirbelkörpers in unmittelbarer Nähe des Grenzstrangs. Deponieren von 3–5 ml nach Aspiration.

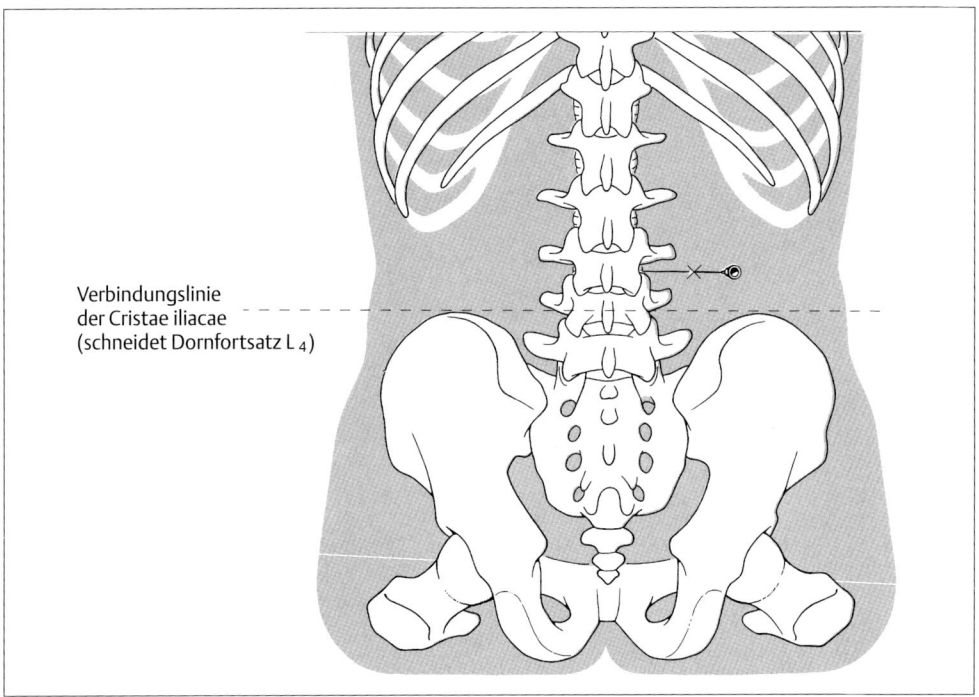

Abb. 35 Injektion an den lumbalen Grenzstrang, dorsale Ansicht. Die Einstichstelle könnte auch ein Segment höher (Mitte Dornfortsatz L$_2$) gewählt werden.

Abb. 36 Injektion an den lumbalen Grenzstrang, seitliche Ansicht.

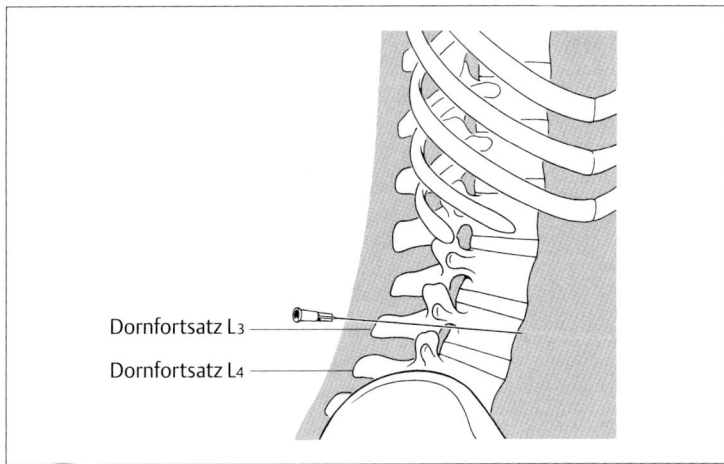

Abb. 37 Injektion an den lumbalen Grenzstrang im Querschnitt. Der untere Nierenpol ist nur relevant, wenn als Einstichhöhe L$_2$ (statt L$_3$) gewählt wird.

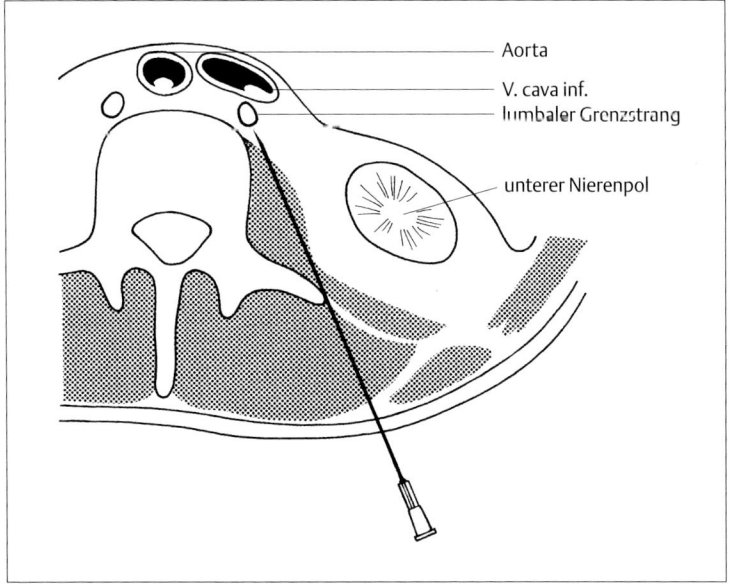

20.9 **Kopf**

Die Injektionen an die Ganglien sind im vorangegangenen Kapitel dargestellt.

Injektionen unter die Kopfhaut

Mit diesen Injektionen werden folgende Strukturen erreicht:

1. das periphere sensible Nervensystem (N. trigeminus, Nn. occipitales),
2. periphere sympathische Afferenzen und Efferenzen sowie
3. die Grundsubstanz. Da diese drei Systeme eine morphologische und funktionelle Verbindung mit dem Schädelinneren herstellen, kann reflektorisch eine verbesserte intrakranielle Zirkulation erreicht werden.

Indikationen: Kopfschmerzen, Apoplexie, frisches oder altes Schädel-Hirn-Trauma, Schwindel, Konzentrations- und Gedächtnisstörungen, Status nach Meningoenzephalitis usw.

Material: Nadel 20 × 0,4 mm, 0,5 ml Procain 1 % pro Injektion.

Lagerung: Patient sitzend.

Einstichstelle: In ca. Höhe der Stirnmitte setzen wir in Abständen von ungefähr 3 cm subgaleatische Injektionen zirkulär um den Kopf.

Einstichrichtung: radiär.

Abb. 38 Injektionen unter die Kopfhaut (zirkulär).

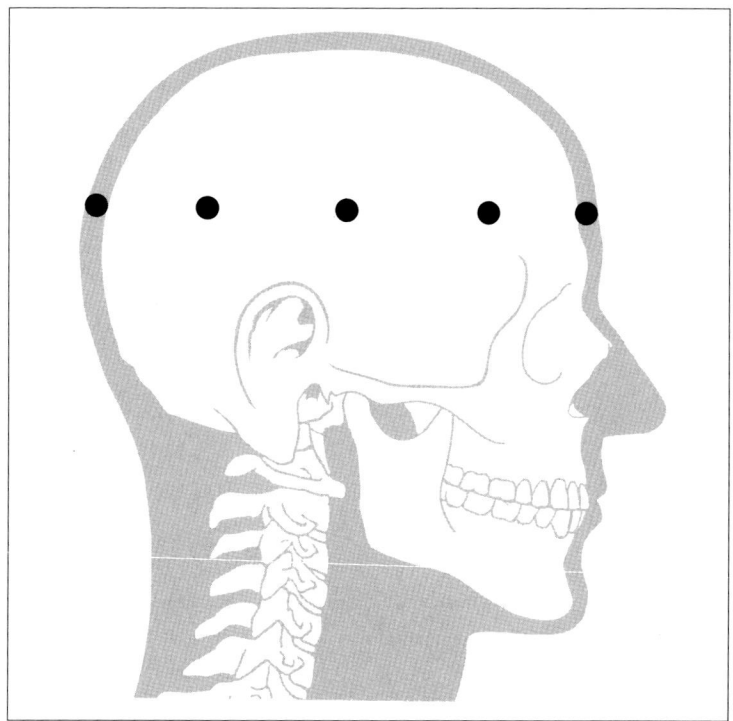

Abb. 38 Injektionen unter die Kopfhaut (zirkulär).

Einstichtiefe: mit lockerer Nadelführung bis zum knöchernen Widerstand, dann 1 mm zurückziehen und 0,5 ml injizieren. Palpatorisch sollen immer auch individuelle druckschmerzhafte Punkte aufgesucht und therapiert werden. Im Bereich von Knochendefekten oder offenen Fontanellen darf nicht injiziert werden.

Injektionen an die Äste des N. trigeminus

Der V. Hirnnerv, der N. trigeminus hat 3 Hauptäste: N. ophthalmicus, N. maxillaris und N. mandibularis. Mit diesen vorwiegend somatosensiblen Nerven und ihren Ästen verlaufen z. T. sympathische und parasympathische Fasern. Im Bereich der Nervenaustrittspunkte ziehen zudem vegetative Fasern zusätzlich mit den begleitenden Arterien und Venen. Die mit den Ästen des Trigeminus verlaufenden vegetativen Fasern sind u. a. an der Sekretion und Durchblutung der Nasenneben- und Mundhöhle beteiligt. Klinisch wichtig (Projektionszonen) sind die Verbindungen der Trigeminuskerne mit anderen Kerngebieten, insbesondere des N. vagus. Durch Injektionen an supraorbitale Nervenaustrittspunkte können u. U. über zentrale Verschaltungen Durchblutung und Funktion von Oberbauchorganen verändert werden. Über den Nucleus tractus spinalis nervi trigemini bestehen auch indirekte Verbindungen zu Vorderhornzellen im oberen Zervikalmark. So kann beispielsweise eine Entzündung der Nasennebenhöhlen einen Verspannungsschmerz im oberen HWS-Bereich verursachen.

N. ophthalmicus		
Dieser Ast hat		
weitere drei Äste mit	→	**Endausläufern (u. a.)**
1. N. frontalis	→ →	N. supraorbitalis (Ramus medialis und Ramus lateralis) N. supratrochlearis
2. N. nasociliaris	→ →	N. ethmoidalis ant. (R. nasalis ext.) N. infratrochlearis
3. N. lacrimalis	→	Äste am äußeren Augenwinkel

Indikationen: akute und chronische Sinusitis, Trigeminusneuralgie, Augenaffektionen (z. B. Konjunktivitis), Migräne, Oberbaucherkrankungen (N. supraorbitalis), Störfeldtestung.

Technik:

ad 1)

N. supraorbitalis

Material: Nadel 20 × 0,4 mm, 0,5 ml Procain 1 %.

Lagerung: Patient liegend oder sitzend.

Einstichstelle: Etwas medial der Mitte des Orbitaoberrands kann die Incisura oder das Foramen supraorbitale getastet werden.

Einstichrichtung: von kranio-medial nach kaudo-lateral.

Einstichtiefe: subkutan.

N. supratrochlearis

Material und Lagerung: wie 1)

Einstichstelle: Durch eine Injektion senkrecht zur Haut in der Mitte der Nasenwurzel werden durch Diffusion die Nn. supra- und infratrochleares erreicht.

Einstichtiefe: subkutan.

ad 2)

R. nasalis ext.

Material und Lagerung: wie 1)

Einstichstelle: knapp proximal der Knochen-Knorpel-Grenze, dann von der Nasenrückenmitte ca. 1 cm nach lateral.

Einstichrichtung: senkrechter Einstich zur Haut.

Einstichtiefe: bis Knochenkontakt, dann 1 mm zurückziehen und infiltrieren.

ad 3)

N. lacrimalis (Äste)

Material und Lagerung: wie 1)

Einstichstelle: ca. 2 mm hinter dem knöchernen Rand des lateralen Augenwinkels.

Einstichrichtung: schräg von dorso-lateral nach ventro-medial.

Einstichtiefe: subkutan.

Cave: ruhiges Arbeiten wichtig – die injizierende Hand muss locker abgestützt sein, damit eine Verletzung des Auges bei plötzlicher Kopfbewegung vermieden wird.

N. maxillaris → N. infraorbitalis

Der N. maxillaris zieht durch das Foramen rotundum in die Fossa pterygopalatina. Einige seiner Fasern erreicht man durch die Injektion ans Ganglion pterygopalatinum. Ein wichtiger, der Neuraltherapie leicht zugänglicher Ast ist der N. infraorbitalis. Er gibt Äste ab u. a. in Nasenbereich, Sinus maxillaris, Oberkieferzähne. Dementsprechend ergeben sich die Indikationen in diesem Bereich: Sinusitis maxillaris, Neuralgien usw.

Material: Nadel 20 × 0,4 mm, 0,5 ml Procain 1 %.

Lagerung: Patient liegend oder sitzend.

Einstichstelle: Knapp 1 cm unterhalb der Mitte der knöchernen Orbitabegrenzung und wenige Millimeter medial davon kann die druckdolente Nervenaustrittsstelle (Foramen infraorbitale) gefunden werden.

Einstichrichtung: von latero-kaudal nach medio-kranial.

Einstichtiefe: bis Knochenkontakt, dann zur Infiltration 1 mm zurückziehen.

Es existiert auch eine enorale Technik, um an das Foramen infraorbitale zu gelangen: Zwischen Zahn 3 und 4 des Oberkiefers wird durch die Schleimhautumschlagsfalte senkrecht eingestochen und die Nadel ca. 1 cm in Richtung Orbitaunterrand vorgeschoben.

N. mandibularis → N. mentalis

Aus einem der Äste des N. mandibularis, dem N. alveolaris inferior, geht der **N. mentalis** hervor. Er verlässt den Unterkiefer durch das Foramen mentale.

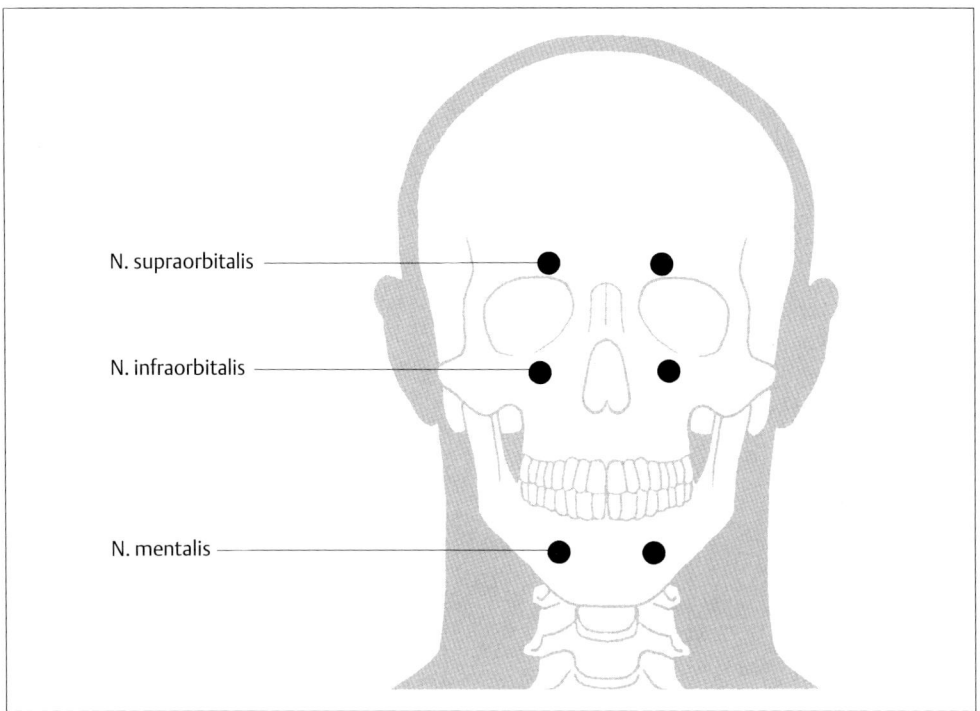

Abb. 39   Injektionen an die wichtigsten Nervenaustrittsstellen der Äste des N. trigeminus.

Indikationen: Neuralgien, Unterkieferschmerzen usw.

Material: Nadel 20 × 0,4 mm, 1 ml Procain 1 %.

Lagerung: Patient liegend oder sitzend.

Einstichstelle: in der Mitte des Unterkiefers knapp distal des 4. Zahns in der Umschlagsfalte.

Einstichrichtung: von kranio-lateral nach kaudo-medial.

Einstichtiefe: subkutan (bis Knochenkontakt, dann 1 mm zurückziehen).

Injektion an den N. occipitalis major

Der N. occipitalis major ist der Hauptast des Ramus dorsalis des 2. zervikalen Spinalnervs. Er versorgt neben Teilen der Nackenmuskulatur die Haut des Hinterhaupts bis zum Scheitel. Für die Reflex- und Regulationstherapien wichtig sind die zentralen Verbindungen des zweiten Zervikalsegments mit N. trigeminus und N. vagus (Forssmann/Heym). Hierdurch sind Okzipitalisneuralgien, Nackenverspannungen beispielsweise bei Oberbaucherkrankungen, Sinusitis, Zahnproblemen usw. erklärbar. Wegen der engen Nachbarschaft mit der A. occipitalis wird die Wirkung dieser Injektion noch verstärkt durch die Lyse des periarteriellen Sympathikus.

Material: Nadel 20 × 0,4 mm, ca. 1 – 2 ml Procain 1 %.

Lagerung: Patient sitzend, Kopf leicht flektiert.

Einstichstelle: Von der Mittellinie aus 3 cm lateral der Protuberantia occipitalis externa palpiert man die A. occipitalis. Dicht medial davon liegt der N. occipitalis major.

Einstichrichtung: in der Sagittalebene, leicht nach kranial gerichtete Nadel.

Einstichtiefe: ca. 1 cm.

Injektion an den N. occipitalis minor

Der N. occipitalis minor ist der oberste Hauptast des Plexus cervicalis.

Material: Nadel 20 × 0,4 mm, ca. 1–2 ml Procain 1 %.

Lagerung: Patient sitzend, Kopf leicht flektiert.

Einstichstelle: etwa 1 Fingerbreit medialseits des Hinterrands des Proc. mastoideus am Unterrand des Okziputs.

Einstichrichtung: senkrecht zur Haut.

Einstichtiefe: subkutan (ca. 0,5 cm).

Eine zweite Einstichstelle findet sich am Punctum nervosum am Hinterrand des M. sternocleidomastoideus, ca. in der Mitte zwischen Ursprung und Ansatz dieses Muskels.

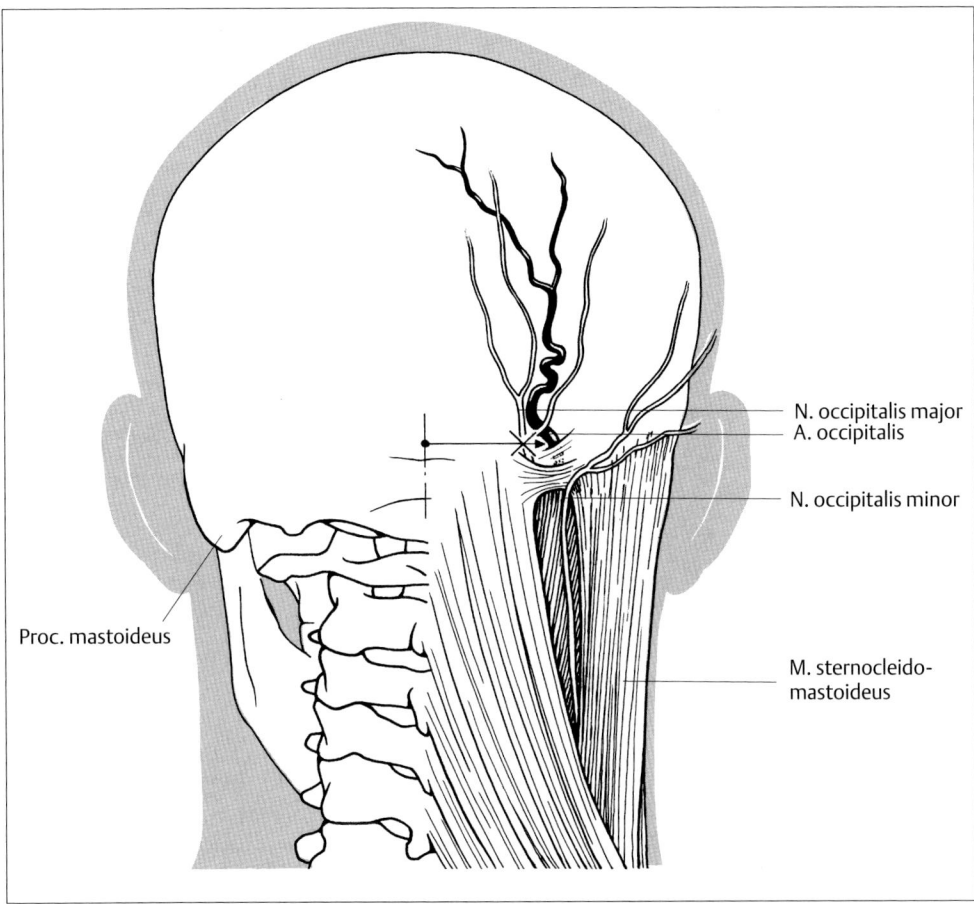

Abb. 40   Injektion an die Nn. occipitales major und minor.

Injektion an die A. temporalis superficialis

Obwohl das Procain bei einer intravasalen Injektion nur ausnahmsweise ins Gehirn gelangen würde (z.B. bei Stromumkehr infolge eines Verschlusses der A. carotis interna), spritzen wir nur **an** die Arterie.

Indikationen: Arteriitis temporalis, verschiedene Arten von Kopfschmerzen, Durchblutungsstörungen.

Material: Nadel 20 × 0,4 mm, 2 ml Procain 1 %.

Einstichstelle: In der Schläfengegend wird die pulsierende Arterie aufgesucht, nach negativer Ansaugprobe 1 – 2 ml Procain oder Lidocain an die Arterie injiziert.

Einstichrichtung: parallel zum Arterienverlauf.

Einstichtiefe: wenige Millimeter.

Injektion in das Kiefergelenk

Indikation: Kiefergelenkschmerzen, Trismus.

Material: Nadel 20 × 0,4 mm, 1 ml Procain 1 % oder Lidocain 1 %.

Einstichstelle: Ca. 1 Querfinger vor dem Tragus kann der Kiefergelenkspalt beim wiederholten Öffnen und Schließen des Munds palpiert werden (physiologische Subluxation beim weit geöffneten Mund). Quaddel über dem Gelenkspalt.

Einstichrichtung: senkrecht durch die Quaddel an die Gelenkkapsel, nach deren Perforation in die Gelenkhöhle.

Einstichtiefe: ca. 1 – 1,5 cm.

Hinweis

Eine passagere Fazialisparese kann in seltenen Fällen durch Diffusion des Lokalanästhetikums vorkommen. Auch aus diesem Grund ist das Procain (kurze Halbwertszeit) zu bevorzugen.

Abb. 41 Injektion in das Kiefergelenk.

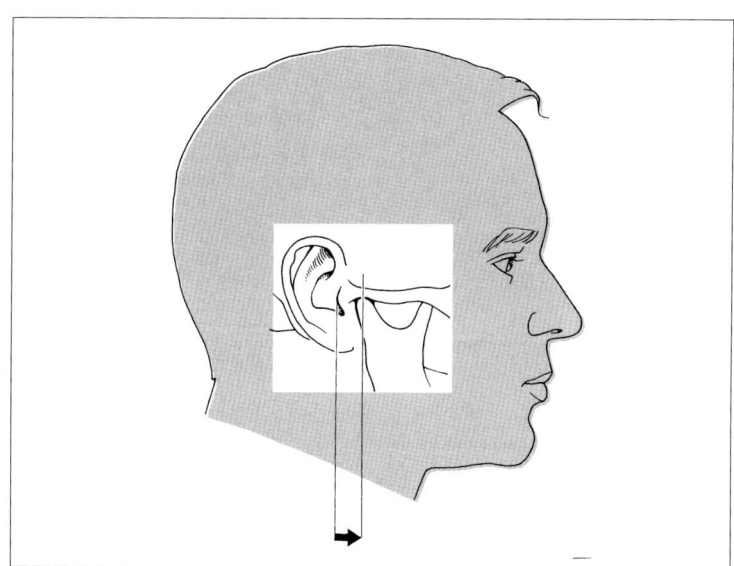

Injektion an die Tonsillen

Die Tonsillen sind als lymphatisches Organ in immunologische Prozesse eingebunden.

Die ganze Pharynxregion ist überaus reich an sympathischen und parasympathischen Fasern. Die kurzen afferenten Wege zu den entsprechenden Ganglien und ihre divergenten weit reichenden Efferenzen können die häufige Erkrankung fern gelegener Organe zum Teil erklären [7].

Im Tonsillen-/Pharynxbereich befindet sich der Plexus pharyngeus mit verschiedenen afferenten und efferenten Fasern. Neben sympathischen Afferenzen (und Efferenzen) sind auch solche des N. glossopharyngeus

Abb. 42 Injektion an
den oberen und unteren
Tonsillenpol.

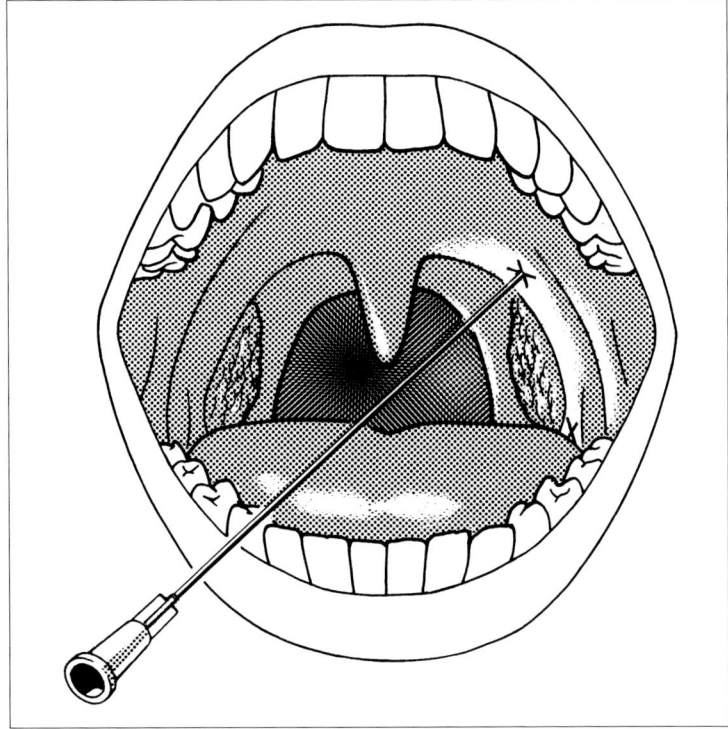

und N. vagus vorhanden, welche in Teilen von folgenden Kernen enden
[36]: Nucleus tractus solitarii und Nucleus tractus spinalis n. trigemini
(!). Von hier aus bestehen u. a. Verschaltungen zu: parasympathischen
Ursprungskernen des N. vagus: Nucleus dorsalis n. vagi (originis), zu
motorischen Ursprungskernen des N. vagus (und N. glossopharyngeus):
Mittelteil des Nucleus ambiguus. Interessanterweise ist der distale Teil
des Nucleus ambiguus Kerngebiet des N. accessorius. Dieser Nerv ist
wiederum efferent über einen R. internus mit dem N. vagus verbunden.
Die genannten Kerngebiete stehen also untereinander in verschieden-
artiger Beziehung, u. a. auch mit dem Nucleus tractus spinalis n. trigemini. Dieser wiederum nimmt Verbindungen mit Vorderhornzellen des
oberen Zervikalmarks auf, u. a. auch mit denjenigen des N. phrenicus
[54]. Zusammengefasst ist es aus neuroanatomischen Gründen erklärbar, weshalb es bei Tonsillen-Störfeldern häufig zu Nackenproblemen
und viszeralen Störungen kommt. Dass aber auch abgesehen davon die
vielfältigsten Erkrankungen bei Tonsillen-Störfeldern (rheumatolo-
gischer Formenkreis!) auftreten können, kann über die Vernetzung mit
dem ubiquitär vorhandenen Sympathikus und dem Grundsystem
erklärt werden, welche wiederum bei der Steuerung von immunolo-
gischen Prozessen eine Rolle spielen.

Nach Dosch [20] sind die Tonsillen (palatinae) oder Narben nach Ton-
sillektomie das häufigste Störfeld überhaupt.

Indikationen: chronische Tonsillitis (bei der akuten Tonsillitis darf nur der Lymphabfluss als adjuvante Therapie gespritzt werden), rezidivierende Tonsillitis. Wichtigkeit dieser Injektion im Rahmen der Störfeldsuche, insbesondere bei Autoimmunprozessen, Allergien, Nackenbeschwerden, usw.

Material: Nadel 80×0,6 mm (bei zu kurzer Nadel besteht einerseits die Gefahr, dass sie sich von der Spritze loslöst, andererseits hat man eine schlechtere Übersicht). Pro Injektion 0,2–0,4 ml Procain 1 %. Eine gute Lichtquelle ist notwendig.

Lagerung: Patient sitzend oder liegend (der Hinterkopf muss abgestützt sein).

Tonsilla palatina

Einstichstelle: in den Arcus palatoglossus im Bereich des oberen und unteren Tonsillenpols (nicht in die Tonsillen!). Bei Tonsillektomierten in die Mitte der Narbe (Tonsillenloge). Wenn sich unter Sicht während der Injektion die Schleimhaut sofort deutlich wie eine Blase vorwölbt (Schleimhautquaddel), liegt man sicher nicht in einem hirnwärts ziehenden arteriellen Gefäß. Andernfalls muss zur Sicherheit wie üblich zweimal aspiriert werden.

Einstichrichtung: Der Arzt steht auf der Gegenseite der zu injizierenden Tonsille. Nadelführung ungefähr zwischen den unteren Zähnen 3 und 4 in Richtung Tonsille.

Einstichtiefe: submukös 1–2 mm tief.

Tonsilla pharyngea

Einstichstelle: an der Grenze zwischen knöchernem und weichem Gaumen 1 mm neben der Mittellinie (Raphe).

Einstichrichtung: in der Sagittalebene 40° nach kranial (weit geöffneter Mund).

Einstichtiefe: bis Weichteilwiderstand. Dann Nadel noch maximal 2 mm vorschieben und in 2 Ebenen aspirieren.

Abb. 43 Injektion an die
Tonsilla pharyngea (——)
und an die Rachendachhypophyse (– –).

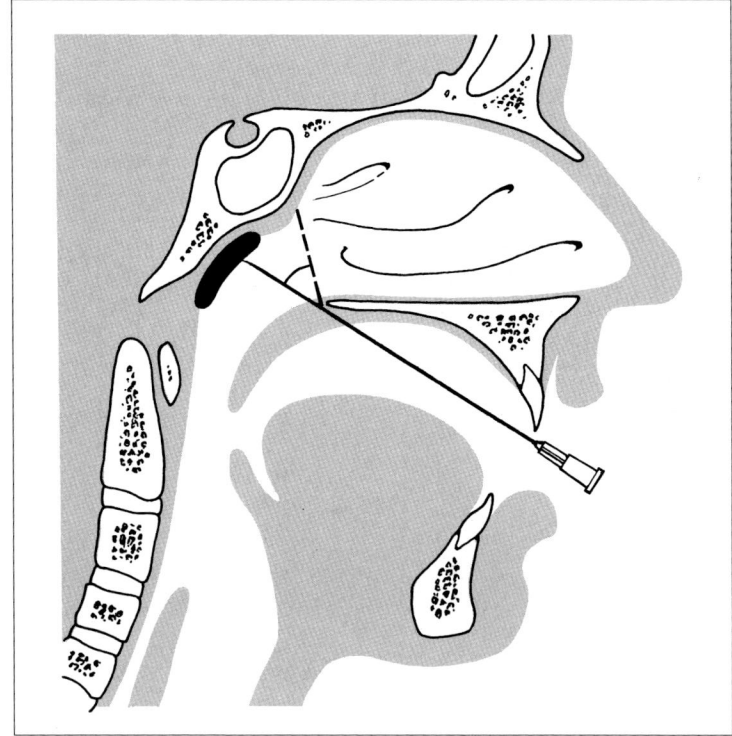

Injektion an die Rachendachhypophyse

Knapp ventral der Tonsilla pharyngea findet sich nach Dosch [20] die Rachendachhypophyse, die sich im Laufe des Lebens immer weiter zurückbildet. Es soll jedoch immer noch ein minimales inkretorisch tätiges Restgewebe zurückbleiben [20]. Die Indikationen umfassen verschiedenste hormonelle Störungen, welche nicht eindeutig einer Substitution bedürfen. Die Technik ist dieselbe wie bei der Injektion an die Tonsilla pharyngea, nur werden die distalen 1,5 cm der Nadel um 45° nach oben umgebogen. Damit erreicht man, dass die Injektion ventral der Tonsilla pharyngea zu liegen kommt.

Injektionen bei Erkrankungen der Nasennebenhöhlen

Anatomie und Neurophysiologie sind unter Injektionen an Nervenaustrittsstellen und „Ganglion pterygopalatinum" dargestellt.

Indikationen: insbesondere akute und chronische Sinusitis. Im Rahmen der Störfeldsuche.

Material: für 1. + 2.: Nadel 20 × 0,4 mm, 2 ml Procain 1 %.

Injektionstechniken:

1. **an Nervenaustrittspunkte des Trigeminus** (siehe Seite 96 ff).
2. **Injektion an den Boden der Kieferhöhle.**

Abb. 44   Injektions-
stellen bei Sinusitis.

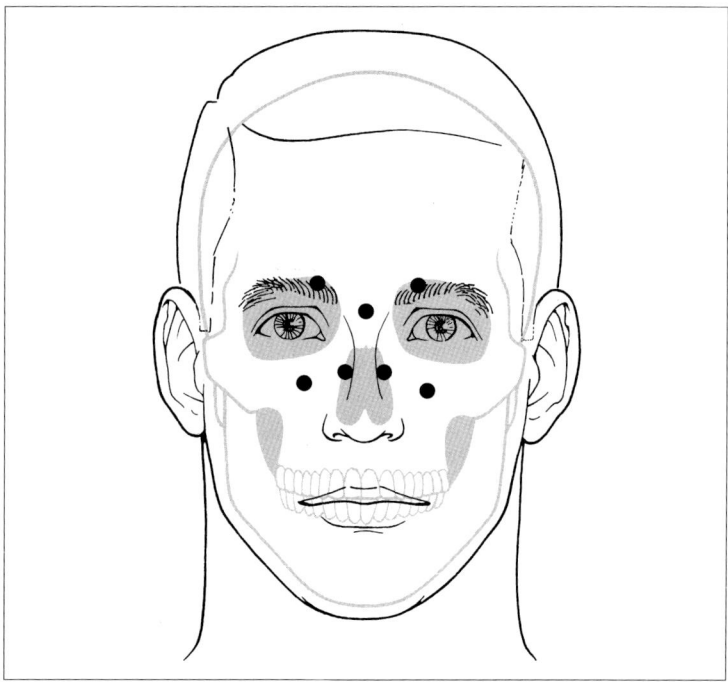

Einstichstelle: Umschlagsfalte in ca. Höhe des 4. oberen Zahns.

Einstichrichtung: durch die Umschlagsfalte hindurch nach kranio-lateral.

Einstichtiefe: bis Knochenkontakt, dann ca. 1 ml injizieren.

3. Injektion an das Ganglion pterygopalatinum (siehe dort).
4. Als ganz einfache Maßnahme können mit Procain oder Lidocain **durchtränkte Wattestäbchen** ganz vorsichtig in kraniodorsaler Richtung in die Nase eingeführt und 2–3 Minuten liegen gelassen werden.

Injektionen bei Erkrankungen des Ohrs

Es wird reflektorisch über (vor allem perivasale) sympathische Afferenzen und Efferenzen eine bessere Durchblutung des Innen-, Mittel- und äußeren Ohrs erreicht. Eine bessere Durchblutung hat nicht nur einen günstigen Einfluss auf otogenen Schwindel, sondern bewirkt auch ein rascheres Abklingen von viralen oder bakteriellen Infekten.

Indikationen: akute und chronische Otitis media, Otitis externa, Tinnitus, Morbus Menière, Neuronitis vestibularis, übriger otogener Schwindel, Hörsturz, Reisekrankheit, Ohr als Störfeld.

Injektionstechniken:

1. **Injektionen an das Mastoid:** Nach Umklappen des Ohrläppchens nach ventro-kranial führen wir die Nadel (20 × 0,4 mm) über der

Mitte des Proc. mastoideus senkrecht zur Haut bis an das Periost. Nach dem Zurückziehen der Nadel deponieren wir hier ca. 1 ml Procain 1 %.

2. **Quaddel vor dem Tragus („Tor des Ohres"):** verstärkt die Wirkung der Injektion an das Mastoid. Es soll nur eine Quaddel gesetzt werden und keine subkutane Injektion, ansonsten kann eine unangenehme passagere Fazialislähmung resultieren.

3. **Injektion im Kieferwinkel:** Setzen einer Quaddel und Procain-Infiltration oberflächlich subkutan. Hiermit klingen entzündliche Erkrankungen durch Verbesserung des Lymphabflusses noch schneller ab. Diese Injektion ist nicht nur bei entzündlichen Ohrenerkrankungen hilfreich, sondern auch bei Zahnextraktionen oder akuter Tonsillitis usw.

4. **Injektion ans Ganglion stellatum:** insbesondere bei Schwindel, Hörsturz, Tinnitus usw. Oft sind jedoch gerade die letztgenannten „Diagnosen" störfeldbedingt (insbesondere Zahn-Kiefer-Bereich und Tonsillen!).

Injektionen bei Erkrankungen des Auges

Indikationen: akutes und chronisches Glaukom, Frühstadium des Kataraktes, arterielle und venöse Zirkulationsstörungen, Retinopathia diabetica, degenerative Netzhauterkrankungen, Neuritis des N. opticus, Konjunktivitis, Keratitis, Iritis, Iridozyklitis, Chorioiditis usw. Chronische Augenentzündungen sind sehr häufig störfeldbedingt (v. a. Zähne, Tonsillen!).

Injektionstechniken:

1. **Quaddeln im Bereich der Augenwinkel am lateralen Orbitarand** (wirkt beispielsweise bei einfacher Konjunktivitis bereits verblüffend gut).

2. **Injektionen an die Austrittsstellen der Nn. supra- und infraorbitales** (siehe dort). Die unter Punkt 1 und 2 genannten Injektionen stellen die Basis der segmentalen Therapie bei Augenerkrankungen dar. Je nach Krankheitsbild können diese Basisinjektionen ergänzt werden durch:

3. **Injektion ans Ganglion pterygopalatinum** (insbesondere bei Problemen im Bereich der vorderen Augenabschnitte).

4. **Injektion an das Ganglion ciliare** (insbesondere beim akuten und chronischen Glaukom, Durchblutungsstörungen, Entzündungen usw. Auch als Testinjektion, falls das Auge selbst ein vermutetes Störfeld ist). Die Zusammenarbeit mit dem Augenarzt ist besonders bei diesen Indikationen wichtig.

5. **Injektion an das Ganglion stellatum:** hat zumindest eine starke durchblutungsfördernde Wirkung auch für das Auge (gilt für das ganze gleichseitige obere Körperviertel).

6. **Injektion an das Ganglion cervicale superius** (durchblutungsfördernde Wirkung).

Es ist wichtig, dass ein Facharzt bestimmte Kontrollen (z. B. Augendruckmessung) übernimmt, damit der Therapieerfolg objektiviert wird.

Bei nicht raschem Ansprechen auf die lokal/segmentale Therapie muss eine Störfeldsuche und -therapie angeschlossen werden.

20.10 Hals

Die Injektionen an die Ganglien sind in einem separaten Kapitel dargestellt (siehe Seite 77 ff).

Injektionen im Bereich des Lymphabflusses am Hals

Durch die Sympathikolyse wird eine gesteigerte Durchblutung der Lymphknoten erreicht. Dadurch kommt ein verbesserter Lymphabfluss und damit ein rascheres Abklingen der Entzündung zustande.

Indikationen: insbesondere akute Entzündungen im Bereich des Gesichtsschädels (Sinusitis, Abszesse usw.), im Bereich der Mundhöhle (Tonsillitis, Zähne) und im Ohrbereich. Rascheres Abklingen von Schwellungen und Schmerzen nach Zahnextraktionen.

Material: Nadel 20 × 0,4 mm.

Lagerung: Patient liegend oder sitzend.

Einstichstelle: Quaddeln im Bereich des Kieferwinkels sowie einige Quaddeln entlang des Vorderrands des M. sternocleidomastoideus.

Injektion in die Schilddrüse

Indikationen: Die Schilddrüse ist in hormonelle und vegetative Regelkreise einbezogen.

Selbstverständlich muss bei Verdacht auf eine gravierende Pathologie der Schilddrüse die konventionell-medizinische Abklärung erfolgen. Oft begegnet man jedoch in der Praxis der Situation, dass der Patient klinische Zeichen einer Über- oder Unterfunktion aufweist, die labormäßigen Schilddrüsenwerte jedoch normal sind. Die neuraltherapeutische Schilddrüseninjektion kann regulierend sowohl die klinische Über- als auch Unterfunktion zur Norm zurückführen. Eine außergewöhnliche Wirkung wird erzielt, wenn bei bestimmten Symptombildern die Schilddrüseninjektion kombiniert wird mit der Injektion in den „gynäkologischen Raum" oder an die Prostata. Entsprechende Indikationen sind demnach:

Allgemeine vegetative Labilität (der Grund hierfür kann auch ein Störfeld sein), depressive Stimmungslage, Konzentrationsschwäche, Wechseljahrbeschwerden (hier unbedingt mit der Injektion in den „gynäkologischen Raum" kombinieren!), Ängstlichkeit, Agitiertheit, Nervosität, Colon irritabile (zusätzlich auch Segmenttherapie des Abdomens), Schlafstörungen, Globusgefühl, hyperkinetisches Herzsyndrom (zusätzlich auch Segmenttherapie des Herzens) usw.

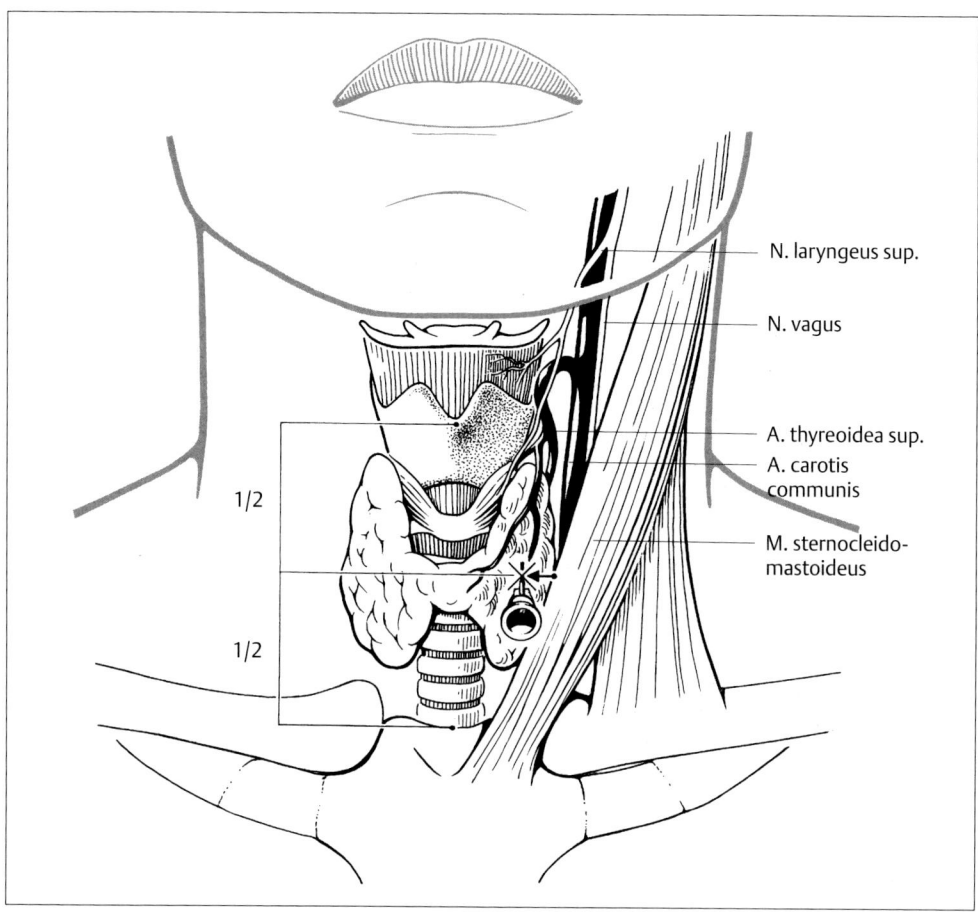

Abb. 45   Injektion in die Schilddrüse.

Kontraindikationen: akute Thyreoiditis, Zustand nach Radiojodtherapie (paradoxe Reaktionen). Nach einer Szintigraphie sollte die Schilddrüse frühestens nach 2 Monaten neuraltherapeutisch behandelt werden.

Material: Nadel 20 × 0,4 mm, 0,1 ml Procain 1 %.

Lagerung: Patient liegend oder sitzend.

Einstichstelle: Falls die Schilddrüse trotz Palpation während des Schluckaktes schwierig abgrenzbar ist, kann die Einstichstelle wie folgt gefunden werden: Die Zeigefingerspitze der linken Hand des Untersuchers liegt über der Incisura thyreoidea superior, der Daumen im Jugulum (am Oberrand des Sternums). In der Mitte dieser Strecke, knapp medial des M. sternocleidomastoideus, liegt die Einstichstelle.

Einstichrichtung: An dieser Stelle erfolgt die Injektion in der Sagittalebene, die Nadel ist leicht nach kranial (20°) gerichtet. Es genügt (nach Aspiration, die wegen der dünnen Nadel langsam zu erfolgen hat), eine minimale Menge an die Kapsel und in die Schilddrüse zu injizieren.

Einstichtiefe: ca. 1 – 1,5 cm (je nach Dicke des subkutanen Fettgewebes).

Injektion an den N. laryngeus superior

Als Ast des N. vagus versorgt dieser Nerv den M. cricothyreoideus (R. externus) und die Schleimhaut des Kehlkopfs (R. internus).

Indikationen: chron. Hustenreiz, Heiserkeit, Neuralgien usw.

Material: Nadel 20 × 0,4 mm, 0,5 – 1 ml Procain 1 %.

Lagerung: Patient liegend oder sitzend.

Einstichstelle: 1 mm über der Incisura thyreoidea superior.

Einstichrichtung: subkutan nach latero-kranial in Richtung auf das Cornu majus des Zungenbeines. Knapp vor Erreichen desselben wird 1 ml deponiert (nach Aspiration). Durch Diffusion wird vor allem der R. internus umspült.

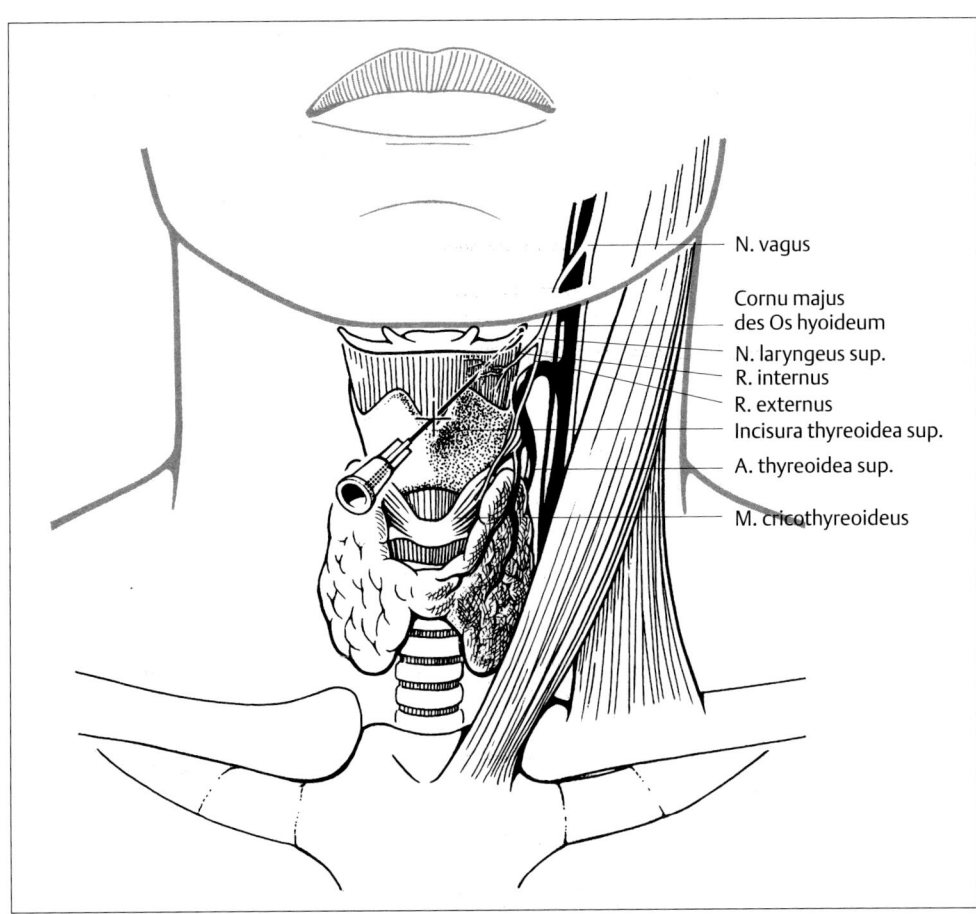

Abb. 46   Injektion an den N. laryngeus superior

**Injektion an den
N. accessorius**

Der N. accessorius ist der XI. Hirnnerv. Er innerviert motorisch den M. sternocleidomastoideus und den M. trapezius. Das lang gezogene Wurzelgebiet des N. accessorius erstreckt sich bis in die oberen Halssegmente. Einige Faserbündel des N. accessorius spalten sich als Ramus internus ab und schließen sich dem N. vagus an.

Indikationen: bei Tortikollis usw.

Material: Nadel 20 × 0,4 mm, ca. 3 ml Procain 1 %.

Lagerung: Patient sitzend.

Einstichstelle: ca. 2 Querfinger unterhalb der Mastoidspitze am Hinterrand des M. sternocleidomastoideus.

Einstichrichtung: horizontal nach latero-ventral in den M. sternocleidomastoideus, durch welchen der Nerv in dieser Höhe meist zieht.

Einstichtiefe: 1 – 1,5 cm. Langsam infiltrierendes Vorgehen.

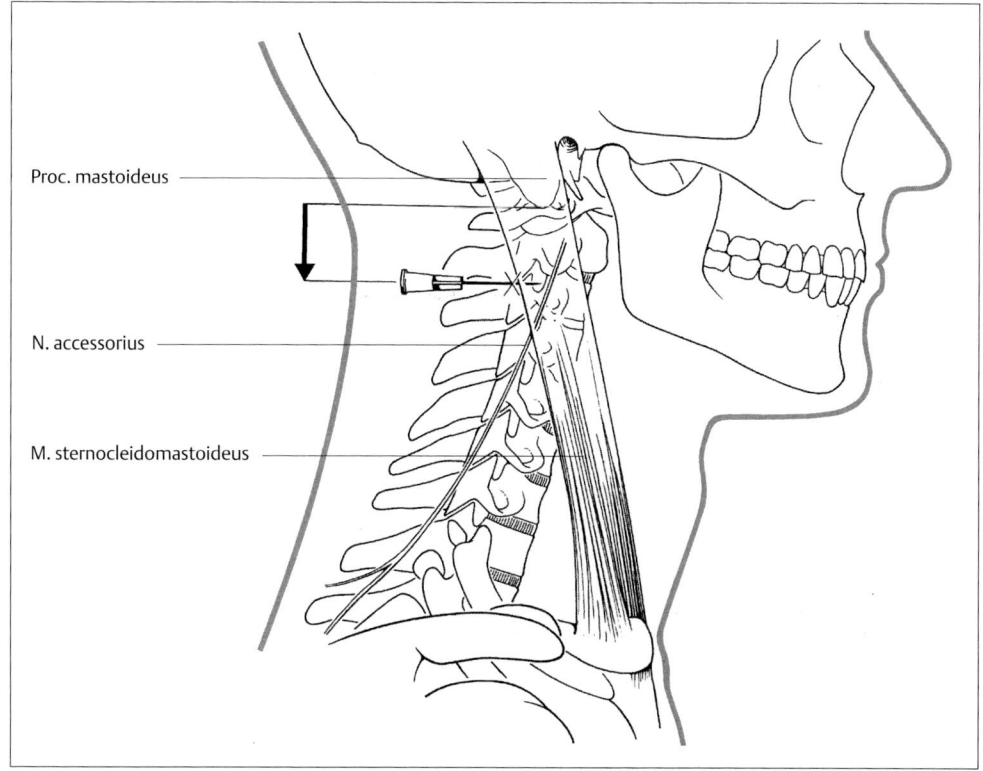

Proc. mastoideus

N. accessorius

M. sternocleidomastoideus

Abb. 47   Injektion an den N. accessorius.

20.11 Wirbelsäule

Allgemeines

Nach sorgfältiger Anamnese und Testung (Kibler-Falte, Myogelosen, Triggerpunkte, Beweglichkeit usw.) entscheidet man sich für die Art des neuraltherapeutischen Vorgehens. Wie in Teil I dargelegt, muss bei Haut- und Muskelveränderungen in den Head- und MacKenzie-Zonen sowie bei Funktionsstörungen der Wirbelsäule auch an mögliche Erkrankungen der entsprechenden inneren Organe gedacht werden.

Weitere spezielle neuroanatomische Verschaltungen (siehe z. B. Adler-Langer'sche Druckpunkte) müssen ebenso berücksichtigt werden.

Auch hier kann in der Regel mit einer *Quaddeltherapie* über dem gestörten Segment begonnen werden. *Triggerpunkte, druckdolente Ligg. interspinalia* und *Dornfortsätze* werden durch die Quaddeln hindurch infiltriert. Nach diesen einfachen ersten Maßnahmen kann individuell entschieden werden, ob zusätzliche Infiltrationen notwendig sind (Intervertebralgelenke, Iliosakralgelenke, Injektionen an Nerven).

Bei fehlendem Erfolg der lokal/segmentalen Therapie – bei Ausschluss ungünstiger Tätigkeiten – muss an ein Störfeld gedacht werden.

Wegen der Komplikationsmöglichkeiten (u. a. Lähmung der Atemmuskulatur bei versehentlicher hoher periduraler Anästhesie, Pneumothorax, Beeinträchtigung des Atem- und Kreislaufzentrums in der Medulla oblongata usw.) sollen tiefe Injektionen an Hals- und Brustwirbelsäule nur von sehr erfahrenen Neuraltherapeuten durchgeführt werden.

Quaddeltherapie

Sie ist meist nur abschnittweise notwendig.

Die Quaddeln werden i. d. R. über der größten Vorwölbung des M. erector spinae gesetzt. Je nach Befund können sie jedoch auch paravertebral auf Höhe der Intervertebralgelenke angelegt werden. Der Abstand der Quaddeln richtet sich nach der Intensität der Beschwerden.

Injektion an die Intervertebralgelenke (kleine Wirbelgelenke)

Indikationen: degenerative Veränderungen, spondylogene, pseudoradikuläre Symptomatik mit Triggerpunkten, Blockierungen, Funktionsstörungen der Intervertebralgelenke im Rahmen von Erkrankungen innerer Organe ("segmentreflektorischer Komplex").

Material: Nadel 60×0,6 mm, (für den Hals- und Brustwirbelsäulenbereich kann die 40×0,4 mm Nadel verwendet werden), 2–3 ml Procain 1 %.

Lagerung: Patient sitzend, leicht vornübergebeugt.

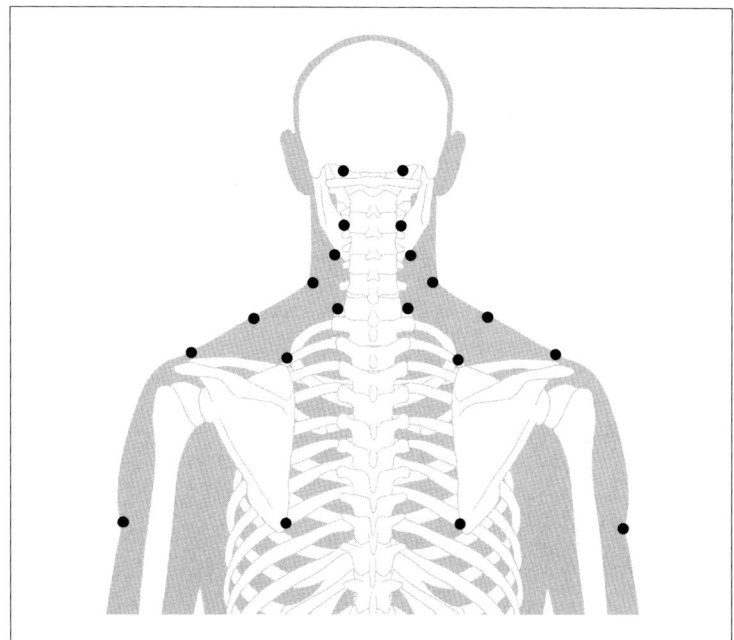

Abb. 48 Beispiel einer Quaddeltherapie im Nacken-Schultergürtel-Bereich.

Im Halswirbel-säulenbereich

Einstichstelle: Die Wirbelgelenke befinden sich in Höhe der Dornfortsätze, knapp 2 Querfinger lateral der Dornfortsatzlinie. Markierung mittels Quaddel.

Einstichrichtung: senkrecht zur Haut in sagittaler Richtung. Der Stich soll langsam erfolgen, immer wieder etwas infiltrierend und aspirierend (um allfällige Liquortaschen sofort zu erkennen).

Einstichtiefe: Nach 2,5 – 3,5 cm erfolgt Knochenkontakt. Die Nadel wird um 1 mm zurückgezogen und nach nochmaligem Aspirieren in zwei Ebenen werden 2 ml deponiert.

Im Brustwirbel-säulenbereich

Einstichstelle: Gut fingerbreit lateral der Dornfortsatzlinie, auf Höhe der Mitte zweier benachbarter Dornfortsatzspitzen befinden sich die Wirbelgelenke (Ausnahme: im unteren Brustwirbelsäulenbereich neben der Dornfortsatzmitte). Bei der individuellen anatomischen Variabilität können solche Angaben nur Richtlinien sein.

Einstichrichtung: siehe Halswirbelsäulenbereich.

Einstichtiefe: siehe Halswirbelbereich.

Im Lendenwirbel-säulenbereich

Einstichstelle: etwa 1½ Querfinger lateral der Dornfortsatzlinie, im Bereich des Dornfortsatzunterrands, befinden sich die Wirbelgelenke.

Einstichrichtung: siehe Halswirbelsäulenbereich.

Einstichtiefe: ca. 4 cm (Knochenkontakt). Aspiration!

Abb. 49 Injektion an die
Intervertebralgelenke,
dorsale Ansicht.

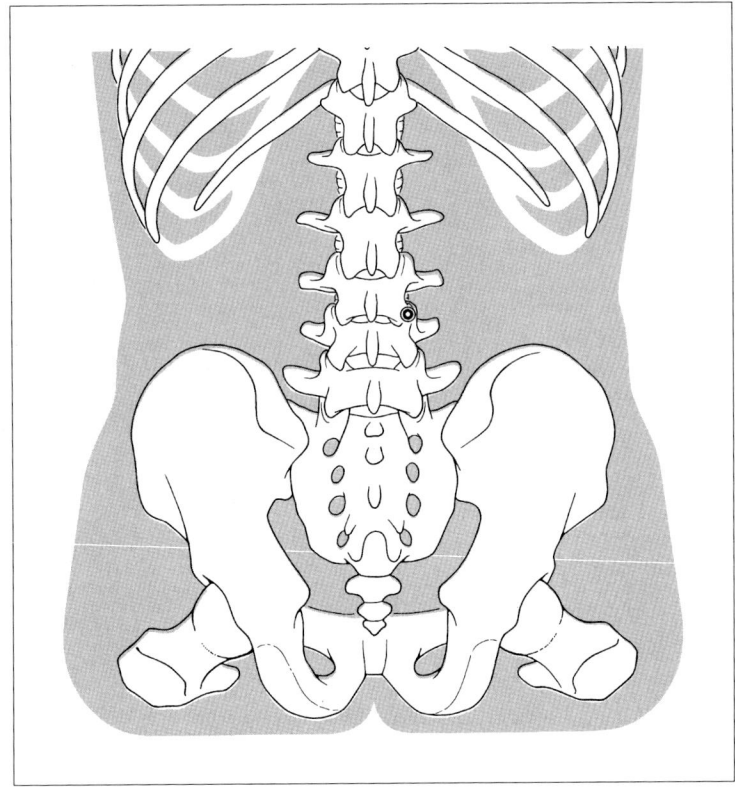

Abb. 50 Injektion an die
Intervertebralgelenke,
seitliche Ansicht.

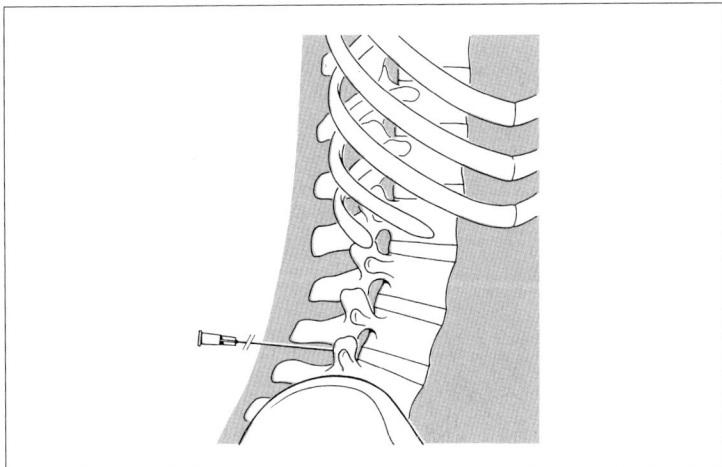

Injektion an die Kostotransversalgelenke

Indikationen: insbesondere Blockierungen.

Material: Nadel 40 × 0,4 mm, 2 – 3 ml Procain 1 %.

Lagerung: Patient sitzend.

Einstichstelle: Die Gelenke liegen meist wenige mm unterhalb der Intervertebralgelenke, jedoch weiter lateral (2 bis 2 ½ Querfinger lateral der Dornfortsatzlinie). Wegen der anatomischen Variabilität sind hier jedoch absolut zuverlässige Angaben nicht möglich.

Einstichrichtung: senkrecht zur Haut in sagittaler Richtung.

Einstichtiefe: knapp 3 cm (auch ohne Knochenkontakt soll die Nadel nicht tiefer eingeführt werden).

Injektion in das Iliosakralgelenk

Indikationen: Blockierungen und Funktionsstörungen mit zum Teil pseudoradikulärer Ausstrahlung (oft in den dorsolateralen Ober- und Unterschenkelbereich sowie in die Leistengegend) treten auf bei: mechanischer Irritation, Affektionen im kleinen Becken (Reflexzone), Störungen im Bereich von Lendenwirbelsäule oder der Gelenke der unteren Extremität. Blockierungen treten auch bei Beinlängendifferenzen auf. Blockierungen können am besten mit dem Vorlaufphänomen erkannt werden: Die Daumen des Untersuchers liegen auf den Spinae iliacae posteriores superiores. Wenn der Patient sich bückt, gleitet der Daumen des Untersuchers auf der blockierten Seite weiter nach oben als auf der nicht blockierten Seite. Die Injektion ins Iliosakralgelenk mit Procain ist auch bei entzündlichen Affektionen wie beispielsweise den seronegativen Spondarthritiden indiziert – diese sind jedoch meist störfeld-mitbedingt. Triggerpunkte und Nachbarstrukturen (LWS, Hüften) müssen selbstverständlich auch untersucht und ggf. mittherapiert werden [30, 32].

Abb. 51   Injektion in den oberen und unteren Iliosakralgelenkabschnitt.

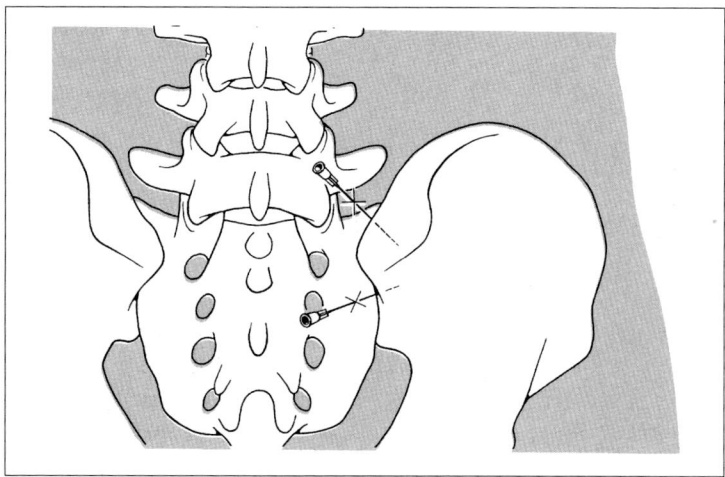

Beim Iliosakralgelenk wird ein oberer und unterer Gelenkanteil unterschieden. Entsprechend erfolgt die Injektion an 2 Stellen.

Injektion in den oberen Iliosakralgelenkabschnitt

Material: Nadel 60 × 0,6 mm (bei adipösen Patienten 80 × 0,6 mm), 5 ml Procain 1 %.

Lagerung: Patient sitzend mit locker kyphosiertem Rücken.

Einstichstelle: Palpation der Spina iliaca posterior superior. Von hier aus palpiert man ca. 2 cm weiter entlang der Crista iliaca nach kranial. Hier wird mittels Quaddel der Injektionsort markiert (wegen der Dicke des Beckenkammes ca. 1 cm weiter kranial und ca. 1 cm weiter medial als palpiert wurde – ansonsten würde die Nadel nicht hinter, sondern auf den relativ breiten Beckenkamm gelangen).

Einstichrichtung: 45° nach ventro-kaudal und 45° nach lateral.

Einstichtiefe: ca. 4 – 7 cm, je nach Dicke des subkutanen Fettgewebes.

Injektion in den unteren Iliosakralgelenkabschnitt

Material: wie bei der Injektion in den oberen Abschnitt.

Lagerung: wie bei der Injektion in den oberen Abschnitt.

Einstichstelle: ca. 1 cm unterhalb und ca. 0,5 cm medial der Spina iliaca posterior superior.

Einstichrichtung: leicht nach kranial und 45° nach lateral.

Einstichtiefe: ca. 3 – 6 cm, je nach Dicke des subkutanen Fettgewebes.

Injektion an die Nn. intercostales

Am Rippenunterrand finden sich von kranial nach kaudal Vene, Arterie und N. intercostalis.

Indikationen: Interkostalneuralgien, Herpes zoster.

Material: Nadel 40 × 0,4 mm, 2 – 3 ml Procain 1 %.

Lagerung: Patient sitzend oder in Seitenlage. Für die Injektion an die oberen Interkostalnerven muss der Arm abduziert werden (Hand in den Nacken), damit sich die Skapula nach lateral verschiebt.

Einstichstelle: lateral des M. erector spinae, ca. auf Höhe des Angulus costae, Palpation der entsprechenden Rippe.

Einstichrichtung und Einstichtiefe: senkrecht auf die Rippe, bis Knochenkontakt. Zurückziehen der Nadel um 1 mm, dann wird die Haut mitsamt der Nadel (mit Hilfe der palpierenden Finger) nach unten an den Rippenunterrand verschoben. Nun erfolgt ein zusätzliches Vorschieben

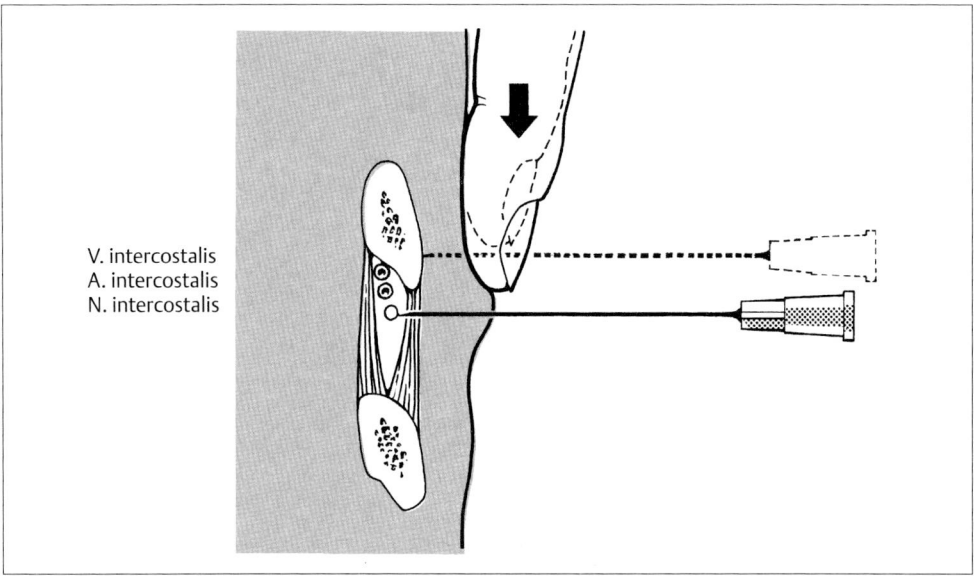

V. intercostalis
A. intercostalis
N. intercostalis

Abb. 52   Injektion an den N. intercostalis.

der Nadel um weitere 3 mm (nicht tiefer wegen der Gefahr eines Pneumothorax). Hier erfolgt die Injektion.

Injektionen an die wichtigsten Äste des Plexus lumbosacralis

Indikation: insbesondere radikuläre Syndrome. Durch präzise Anamnese und klinische Untersuchung kann das betroffene Segment lokalisiert werden. Ist die radikuläre Symptomatik durch eine Diskushernie verursacht, so ist zu beachten, dass beispielsweise eine Diskushernie L4/5 meistens die Nervenwurzel L5 komprimiert. Diese Nervenwurzel tritt jedoch aus dem Foramen intervertebrale L5/S1 aus.

Die Plexusbildung erfolgt durch die Rr. ventrales der Spinalnerven. Durch das stetig infiltrierende Vorgehen (Diffusion) werden auch Teile des Ramus dorsalis miterfasst.

Mit den somatischen Nerven ziehen auch sympathische Fasern.

Ast L4

Material: Nadel 80 × 0,6 mm, 5 ml Procain 1 %.

Lagerung: Patient sitzend, leicht vornübergebeugt.

Einstichstelle: knapp 3 Querfinger lateral und knapp 1 Querfinger kranial der Dornfortsatzunterkante L4. Markierung mittels Quaddel.

Einstichrichtung: senkrecht zur Haut in der Sagittalebene.

Einstichtiefe: 5 – 7 cm. Nach Auslösen des Blitzschmerzes (nicht Voraussetzung) im Segment L4 Nadel um 1 mm zurückziehen, aspirieren und injizieren.

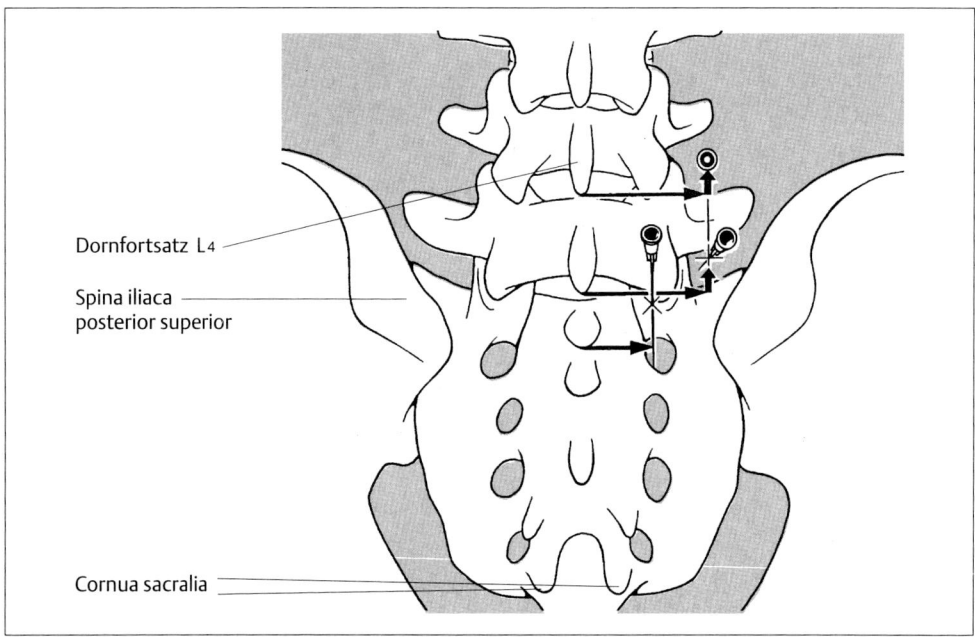

Dornfortsatz L4

Spina iliaca
posterior superior

Cornua sacralia

Abb. 53   Injektion an die wichtigsten Äste des Plexus lumbosacralis: von kranial nach kaudal: L4, L5, S1.

Ast L5

Material: Nadel 80 × 0,6 mm, 5 ml Procain 1 %.

Lagerung: Patient sitzend, leicht vornübergebeugt.

Einstichstelle: knapp 3 Querfinger lateral und knapp 1 Querfinger kranial der Dornfortsatzunterkante L5 (man kann hier eine Vertiefung palpieren, die von folgenden Strukturen begrenzt ist: Unterrand des Proc. transversus L5, Sakrumoberrand und medialer Rand der Crista iliaca).

Einstichrichtung: fast senkrecht zur Haut, jedoch leicht in kaudaler (10°) und medialer (10°) Richtung.

Einstichtiefe: 5 – 8 cm. Nach Auslösen des Blitzschmerzes (nicht Voraussetzung) im Segment L5 Nadel um 1 mm zurückziehen und nach negativer Aspirationsprobe injizieren.

Einerseits aufgrund der Diffusion, andererseits aufgrund der Plexusbildung (Plexus lumbosacralis) werden bei dieser Injektion auch Fasern der proximalen (L4) und distalen Wurzeln (S1 – S3) mit betroffen.

Ast S1

Material: Nadel 80 × 0,6 mm, 5 ml Procain 1 %.

Lagerung: Patient sitzend, leicht vornübergebeugt.

Einstichstelle: Die Verbindungslinie der Darmbeinkämme schneidet den Dornfortsatz L4. Kaudalwärts der übernächste Dornfortsatz ist derjenige des 1. Sakralwirbels. Knapp 1 ½ Querfinger lateral seiner Unterkante liegt das Foramen sacrale 1. Durch dessen ventrale Öffnung zieht der Ramus ventralis S1. Wegen der Stichrichtung nach kaudal (siehe unten) liegt der Einstichort noch etwas darüber (je nach Dicke des subkutanen Fettgewebes).

Man kann sich auch an der Spina iliaca posterior superior orientieren: Ca. 2 Querfinger medial und 1 Querfinger kranial liegt der Injektionsort.

Einstichrichtung: ca. 30° nach kaudal.

Einstichtiefe: ca. 6 cm. Nach Auslösen des Blitzschmerzes (nicht Voraussetzung) im Segment S1 Nadel um 1 mm zurückziehen und nach negativer Aspirationsprobe injizieren.

Epidural-sakrale Injektion

Der Epiduralraum besteht aus lockerem Gewebe, das Fett, Venen und Lymphgefäße enthält. Er stellt eine „Gleitschicht" für den Duralsack dar, der bei Bewegungen des Kopfs und der Wirbelsäule mitverschoben wird. Das kaudale Ende des Rückenmarks (Conus medullaris) reicht beim Erwachsenen bis knapp auf Höhe des zweiten Lendenwirbelkörpers (L2). Der Duralsack reicht i.d.R. bis auf Höhe des zweiten Sakralwirbels (S2). Der sakrale Epiduralraum enthält die Nerven aus der Cauda equina, die den Canalis sacralis durch die ventralen und dorsalen Foramina sacralia verlassen. Entsprechend dem großen Versorgungsgebiet dieser somatischen und vegetativen Nerven ergeben sich vielfältige Indikationen. Mit den in der Neuraltherapie gebräuchlichen Mengen und Konzentrationen sprechen wir vor allem die marklosen vegetativen Fasern an. Der Patient hat dadurch kaum motorische oder sensible Ausfälle, sodass sich diese Injektion für die Praxis eignet. Durch die Unterbrechung der vegetativen Fasern wird über die Segementreflektorik und Einflussnahme auf die „Gate Control" auch ein günstiger Einfluss auf Somatomotorik und -sensibilität ausgeübt. Diese Injektion hat auch einen regulierenden Einfluss auf die Organe des kleinen Beckens, den Muskeltonus der unteren Extremitäten usw.

Indikationen: Lumboischialgien akut und chronisch, radikuläre und pseudoradikuläre Syndrome, Prostatitis, rezidivierende Adnexitis und Zystitis, Erkrankungen auch des äußeren Genitales, Proktitis, Blasen- und Enddarmfunktionsstörungen (sofern diese nicht einem Cauda-equina-Syndrom entsprechen, welches der sofortigen neurochirurgischen Intervention bedarf), Durchblutungsstörungen, Morbus Sudeck, venöse Erkrankungen, nächtliche Wadenkrämpfe, Geburtshilfe (günstiger Effekt auf Schmerzen, Erschlaffung des Beckenbodens ohne Verminderung der Wehentätigkeit).

Material: Nadel 20 × 0,4 mm, 5 ml (bis 20 ml) Procain 1 %.

Bei geringeren Mengen (5 – 10 ml) erreichen wir nur sakrale Fasern, bei größeren Mengen auch lumbale Fasern. Für neuraltherapeutische Zwecke sind praktisch nie mehr als 10 ml erforderlich.

Lagerung, verschiedene Möglichkeiten:

* Seitenlage mit angezogenen Knien
* Bauchlage mit Kissen unter der Symphyse
* Knie-Ellenbogen-Lage
* sitzend (mit dem Gesäß am hinteren Bettrand) mit vornübergeneigtem Oberkörper
* stehend am hohen Untersuchungstisch mit über den Tisch gelegtem Oberkörper

Wir bevorzugen die beiden erstgenannten Stellungen.

Einstichstelle: Tasten der Cornua sacralia. Diese befinden sich ca. 2 cm oberhalb der Rima ani. Bei adipösen Patienten sind die Cornua gelegentlich schwierig aufzufinden:
Nach Löfström [65] liegen sie an der Spitze eines gleichseitigen Dreiecks, dessen Basis die Linie zwischen den beiden Spinae iliacae posteriores superiores bildet.
Zeige- und Mittelfinger liegen nun auf den Cornua sacralia. Zwischen den Fingerkuppen wird nach vorherigem Setzen einer Quaddel eingestochen.

Abb. 54 Epidural-sakrale Injektion. (Eine Dorsalansicht der Cornua sacralia zeigt **Abb. 53**.)

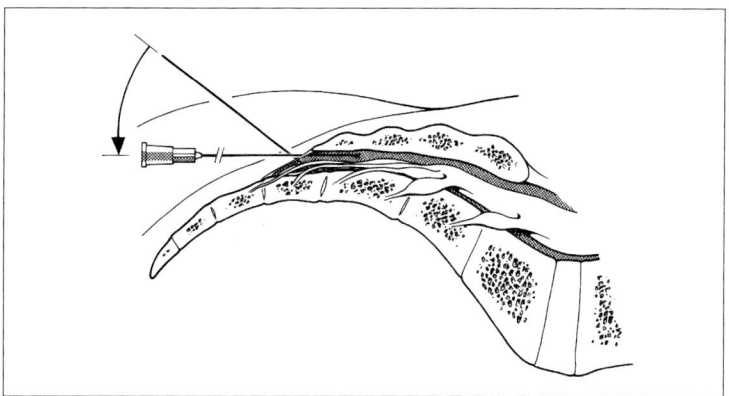

Einstichrichtung: zunächst nur leicht nach kranial. Dabei wird die den Epiduralraum abschließende, derbe, etwas federnde Membran durchstochen. Nach Knochenkontakt wird die Nadel ca. 2 mm zurückgezogen und um 30–40° gesenkt, sodass sie die Verlaufsrichtung des Canalis sacralis einnimmt.

Einstichtiefe: Es genügt, wenn die Nadel 2 cm vorgeschoben wird. Bei anatomischen Varianten kann der Duralsack tiefer als S2 reichen und man würde bei zu hoher Injektion eine Liquorpunktion riskieren. Enthält die Spitze nach sorgfältiger Aspiration in 2 Ebenen Blut oder Liquor, muss die Injektion aus Sicherheitsgründen vertagt werden. Das Procain muss bei richtiger Lage der Nadel fast widerstandslos injiziert werden können. Bei zu hohem Widerstand liegt die Nadelspitze subperiostal. Liegt die Nadel dorsal des Sakrums, sieht oder palpiert man während der Injektion hier eine subkutane Vorwölbung.

20.12 Obere Extremität – Schulterregion

Indikationen/ Allgemeines

Wichtigste Indikation ist die Periarthropathia humeroscapularis. Bei dieser unspezifischen Beschreibung müssen die gereizten und veränderten Strukturen mittels Palpation und Muskeltestung aufgesucht werden [29]. Im Vordergrund kann beispielsweise eine Supraspinatus-Tendinitis sein, eine Bursitis subacromiodeltoidea, ein Triggerpunkt im M. infraspinatus, eine Peritendinitis der langen Bizepssehne im Sulcus intertubercularis, ein degenerativ erkrankter Kapsel-Band-Apparat usw. Gereizte Strukturen können auch als Folge von Omarthrose oder Akromioklavikulargelenkarthrose entstehen. Falls nicht eine Indikation zur Operation besteht, können auch frische und alte Verletzungen des Schultergelenks neuraltherapeutisch behandelt werden. Funktionell zum Schultergelenk gehören das Akromioklavikulargelenk, das Sternoklavikulargelenk, die skapulothorakale Gleitverbindung und die Wirbelsäule. Diese Strukturen sollten mitbehandelt werden. Ferner muss beachtet werden, dass Schulterschmerzen auch via vegetative Afferenzen des N. phrenicus als Organreflektorik auftreten können (links z. B. bei Magen- oder Herzerkrankungen, rechts bei Leber-Gallenblasen-Erkrankungen). Narben in der Region sind schon zu Beginn zu infiltrieren. Auch Impfnarben dürfen nicht vergessen werden. Manchmal leistet auch eine zusätzliche Injektion an das Ganglion stellatum ausgezeichnete Dienste, besonders bei begleitenden trophischen und zirkulatorischen Störungen oder beim sympathisch unterhaltenen Schmerz (siehe Teil I). Bei Versagen der lokalen Therapie ist an ein Störfeld zu denken.

Quaddeltherapie

Diese „unspezifische" Reflextherapie ist oft schon sehr hilfreich.

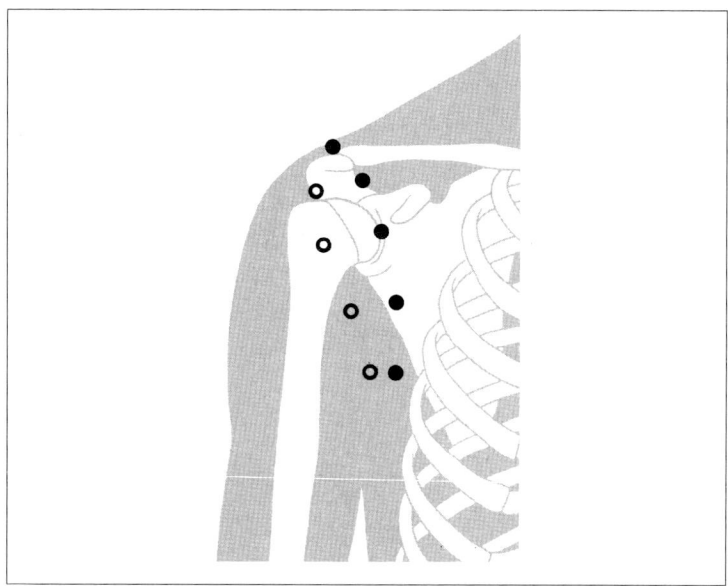

Abb. 55 Quaddelreihe um das Schultergelenk.

Infiltration in Triggerpunkte und an Sehnenansätze

Häufige *Triggerpunkte* des Schultergürtels sind im Bereich des oberen, vorderen Rands des M. trapezius zu finden, ferner am Ansatz des M. levator scapulae, im M. supra- und infraspinatus und im M. deltoideus.

Palpatorisches Aufsuchen: Durch eine Quaddel ca. 1 – 2 ml Procain oder Lidocain in den Muskel und in dessen Insertionsbereich infiltrieren.

Injektion an den Proc. coracoideus

Material: Nadel 40 × 0,4 mm, 2 – 3 ml Procain 1 %.

Lagerung: Patient sitzend.

Einstichstelle: leicht zu tasten unterhalb des lateralen Klavikulabereichs (Ursprung der Mm. pectoralis minor und coracobrachialis sowie der kurzen Bizepssehne).

Einstichrichtung: senkrecht durch eine Hautquaddel.

Einstichtiefe: nach Knochenkontakt Nadel 1 – 2 mm zurückziehen und 2 – 3 ml Procain oder Lidocain deponieren.

Injektion in den Sulcus intertubercularis

Material: Nadel 20 × 0,4 mm (bei adipösen Patienten 40 × 0,4 mm), 2 – 4 ml Procain 1 %.

Lagerung: Patient sitzend.

Einstichstelle: Latero-ventral am Humeruskopf können Tuberculum majus und minus getastet werden. Dazwischen liegt der Sulcus intertubercularis mit der langen Bizepssehne. Knapp unterhalb von Tuberculum majus und minus liegt meist die Einstichstelle (Druckpunktmaximum palpieren!).

Einstichrichtung: Durch eine Quaddel kann je nach Schmerzmaximum schräg nach proximal oder distal eingestochen werden (parallel zum Sehnenverlauf).

Einstichtiefe: 1 – 3 cm, je nach Dicke des subkutanen Fettgewebes und des M. deltoideus. Bei starkem Widerstand beim Injizieren liegt man innerhalb der Sehne und die Nadel sollte etwas zurückgezogen werden.

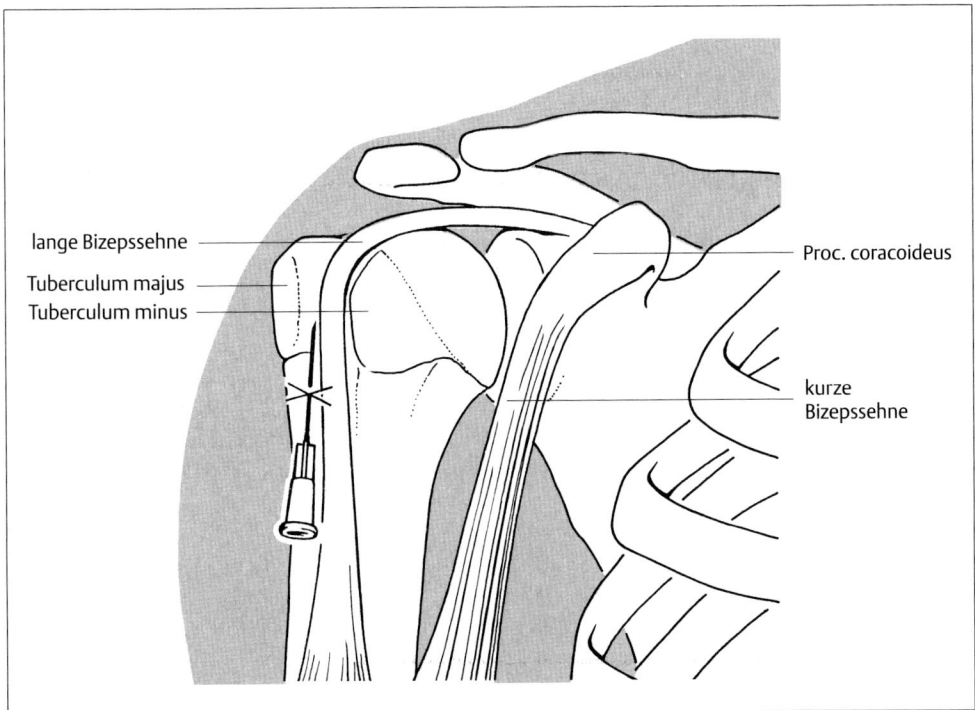

Abb. 56   Injektion in den Sulcus intertubercularis.

Injektion in das Schultergelenk

Es existieren zwei gleichwertige Möglichkeiten:

Ventraler Zugang

Material: Nadel 60 × 0,6 mm (evtl. 40 × 0,4 mm), 4 – 5 ml Procain 1 %.

Lagerung: Patient sitzend, die Unterarme liegen locker auf den Oberschenkeln.

Einstichstelle: Palpation des Proc. coracoideus unter dem lateralen Klavikulabereich, ca. 0,5 cm lateral davon kann der Gelenkspalt durch passive Rotation des Oberarms aufgefunden werden.

Einstichrichtung: Durch eine Quaddel hindurch wird senkrecht zur Haut in sagittaler Richtung langsam infiltrierend eingestochen. Wie bei allen Gelenkinjektionen wird auch hier zusätzlich 1 – 2 ml an die Kapsel deponiert.

Einstichtiefe: ca. 3 cm.

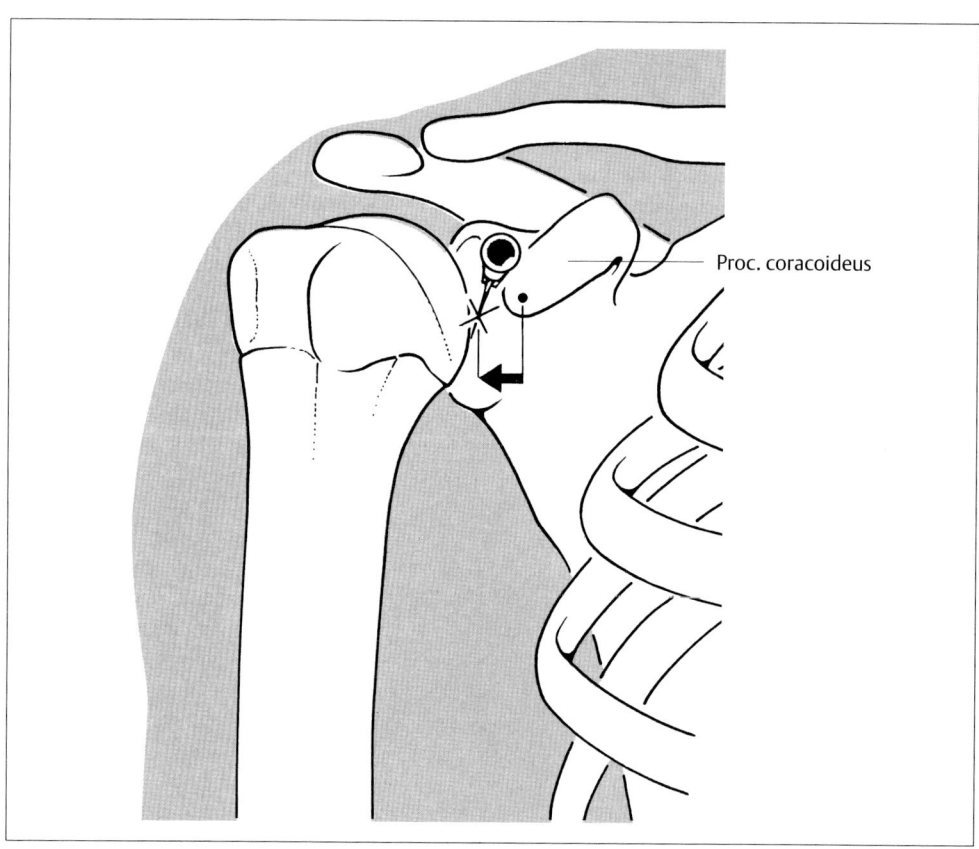

Proc. coracoideus

Abb. 57   Injektion in das Schultergelenk von ventral.

Dorsaler Zugang

Material: Nadel 60 × 0,6 mm (evtl. 40 × 0,4 mm), 4 – 5 ml Procain 1 %.

Lagerung: Patient in gleicher Stellung wie beim ventralen Zugang.

Einstichstelle: Aufsuchen des Angulus acromialis. Die Einstichstelle liegt ca. 2 cm kaudal und 1 cm medial davon.

Einstichrichtung: Durch eine Quaddel hindurch wird senkrecht zur Haut die Nadel annähernd sagittal in Richtung Proc. coracoideus langsam infiltrierend vorgeschoben.

Einstichtiefe: ca. 4 cm.

Abb. 58 Injektion in das Schultergelenk von dorsal.

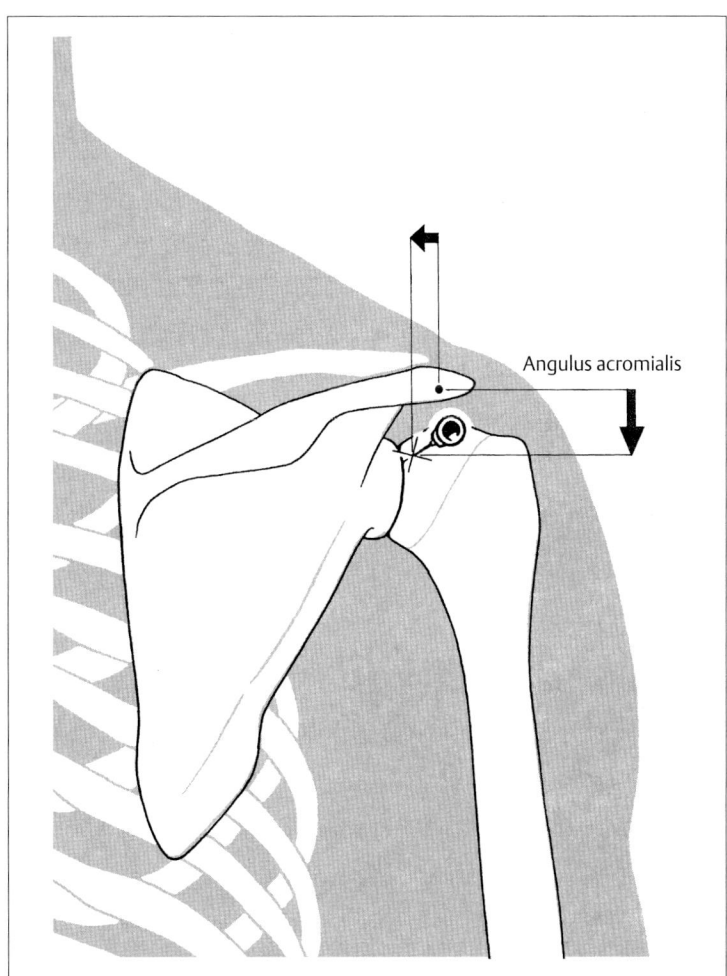

Angulus acromialis

Injektion in das Akromioklavikulargelenk

Material: Nadel 20 × 0,4 mm, 2 ml Procain 1 %.

Lagerung: Patient sitzend.

Einstichstelle: palpatorisches Aufsuchen des Akromioklavikulargelenks. Die Einstichstelle liegt in der Mitte über diesem Gelenk.

Einstichrichtung: Durch eine Quaddel wird senkrecht von oben eingestochen. Auch hier soll zusätzlich 1 ml perikapsulär deponiert werden.

Einstichtiefe: bei schlanken Patienten kaum 1 cm.

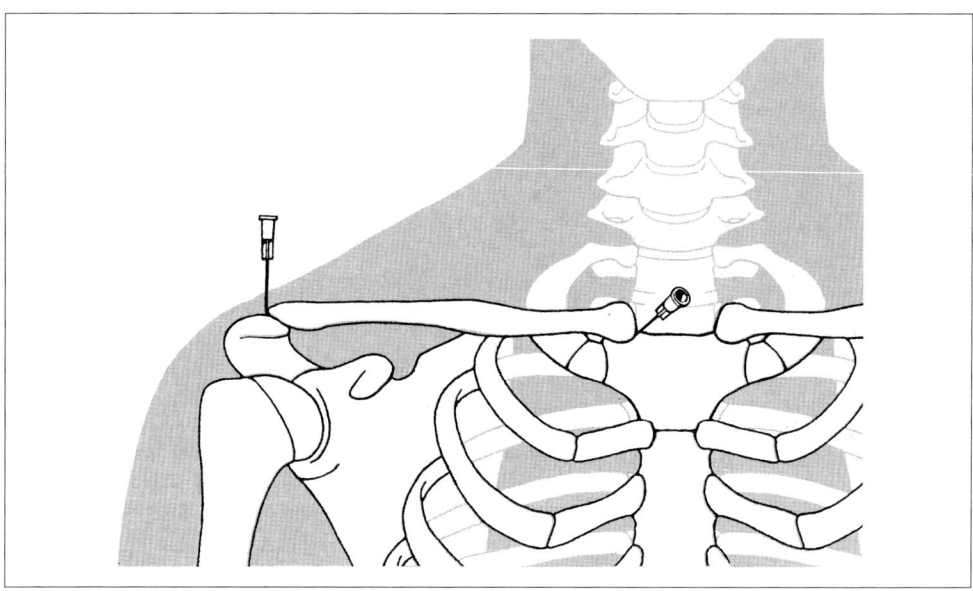

Abb. 59   Injektion in das Akromioklavikular- und in das Sternoklavikulargelenk.

Injektion in das Sternoklavikulargelenk

Dieses Gelenk sollte – wie auch das Akromioklavikulargelenk – bei praktisch allen Schultergürtelaffektionen abgetastet und mit infiltriert werden.

Material: Nadel 20 × 0,4 mm, 2 ml Procain 1 %.

Lagerung: Patient sitzend oder liegend.

Einstichstelle: palpatorisches Aufsuchen des Gelenkspalts (das mediale Klavikulaende bildet mit dem Manubrium sterni eine Stufe).

Einstichrichtung: von kranio-medio-ventral nach kaudo-latero-dorsal.

Einstichtiefe: ca. 0,5 cm.

Subakromiale Injektion

Mit dieser Injektion werden folgende Strukturen getroffen: Sehnen der Rotatorenmanschette, Bursa subacromiodeltoidea, kraniale Gelenkkapsel, M. supraspinatus.

Indikationen: Reizzustand der genannten Strukturen (insbesondere bei der schmerzhaften Abduktion unterhalb der Horizontalhaltung des Arms, d. h. unterhalb 90°).

Material: Nadel 40 × 0,4 mm (falls auch der M. supraspinatus infiltriert wird: 60 × 0,6 mm), 5 ml Procain 1 %.

Lagerung: Patient sitzend, Arme herabhängend.

Einstichstelle: in der Mitte der tastbaren Grube zwischen Akromionrand und Humeruskopf, ca. 1 cm unterhalb des Akromionrands.

Einstichrichtung: von lateral nach medial annähernd in der Horizontalebene. Um nicht den Humeruskopf zu tangieren, kann die Nadel ganz leicht nach kranial (ca. 5°) gerichtet werden. Ständiges leichtes Infiltrieren während des langsamen Vorschiebens.

Einstichtiefe: 3–4 cm. Liegt jedoch eine Supraspinatus-Tendinitis mit zusätzlicher Myogelose vor, kann die Nadel noch weiter (5–6 cm) vorgeschoben werden in den M. supraspinatus, der in der Fossa supraspinata oberhalb der Spina scapulae liegt.

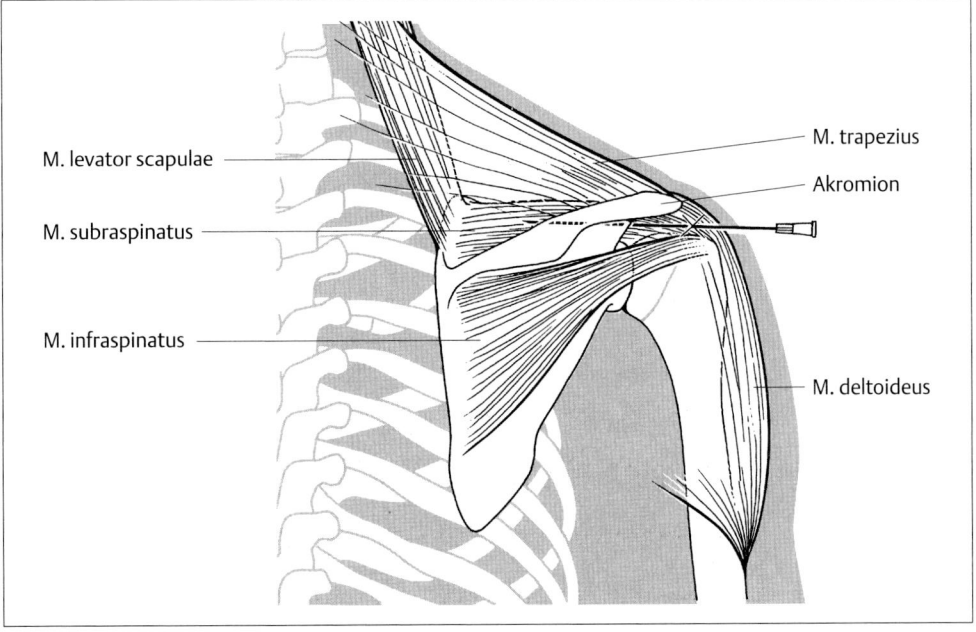

Abb. 60   Subakromiale Injektion.

Injektion an den N. suprascapularis

Der Nerv versorgt motorisch die Mm. supra- und infraspinatus, sensibel das Schultergelenk und dessen Umgebung. Er zieht durch die Incisura scapulae (unter dem Ligamentum transversum scapulae) zur Fossa supra- und infraspinata sowie zum Schultergelenk.

Indikationen: Periarthropathia humeroscapularis, Verspannungen und Schmerzen im Nacken-Schultergürtel-Bereich, Druckdolenz im Bereich der Incisura scapulae.

Material: Nadel 40 × 0,4 mm, 3 – 5 ml Procain 1 %.

Lagerung: Patient sitzend.

Einstichstelle: Nach Gordh [38] wird eine Linie durch die Mitte des Angulus scapulae und durch die Mitte der Spina scapulae gezogen. Entlang dieser Linie, 2 – 3 cm oberhalb der Spina scapulae, findet sich die Einstichstelle. Hier wird eine Hautquaddel gesetzt.

Einstichrichtung: senkrecht zur Haut in die Fossa supraspinata.

Einstichtiefe: bis Knochenkontakt oder bei normalem Körperbau ca. 2 – 3 cm tief.

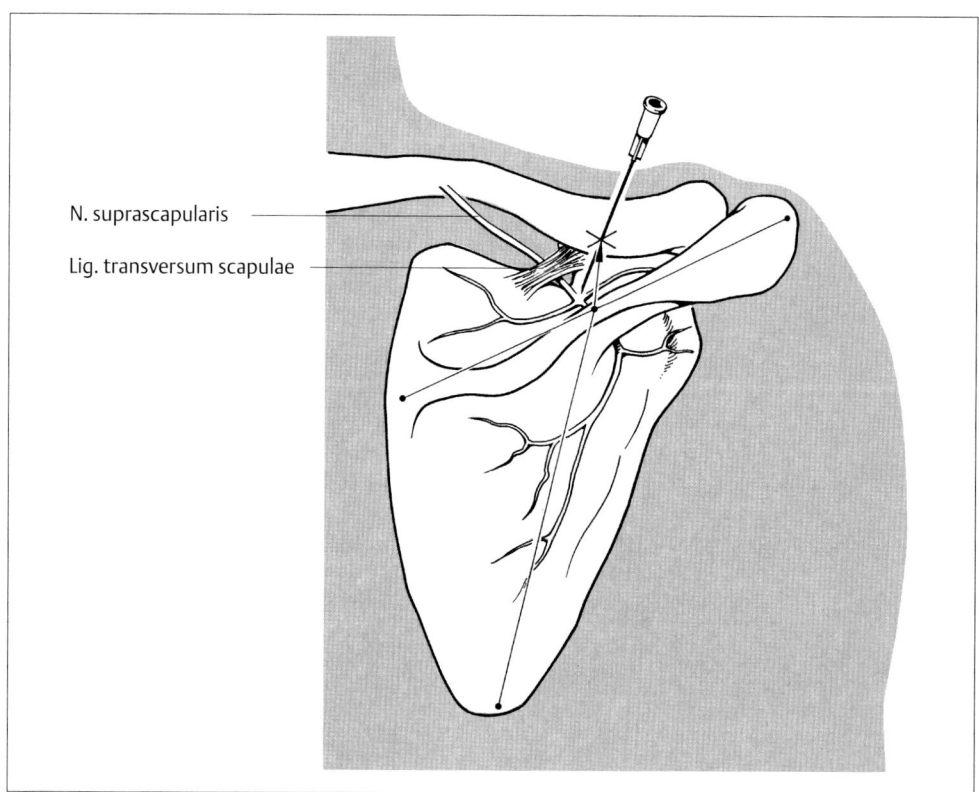

N. suprascapularis

Lig. transversum scapulae

Abb. 61 Injektion an den N. suprascapularis.

Injektion an die A. axillaris und den Plexus brachialis

Zwischen Klavikula und erster Rippe hindurch erreichen die Faszikel des infraklavikulären Teils des Plexus brachialis die Axilla. Hier ist die A. axillaris von diesen 3 Faszikeln umgeben: einem medialen, lateralen und posterioren. Aus den 3 Faszikeln entstehen die drei Hauptnerven des Arms. Medial der A. axillaris verläuft die gleichnamige Vene. Das ganze Gefäß-Nerven-Bündel ist von einer relativ derben Faszie umgeben.

Indikationen: arterielle Durchblutungsstörungen wie z.B. Mikroembolien mit Spasmen, Morbus Raynaud. Bei Erfrierungen, Verbrennungen, Morbus Sudeck usw. Je nach Situation kann diese Injektion mit der Injektion an das Ganglion stellatum kombiniert werden, denn hier gelten diese Indikationen ebenfalls.

Material: Nadel 40×0,4 mm, 5 ml Procain 1%.

Lagerung: Patient in Rückenlage, Arm 90° abduziert und außenrotiert, der Ellbogen ist zu 90° flektiert.

Einstichstelle: Zwischen den die pulsierende Arterie palpierenden Fingern wird eingestochen.

Einstichrichtung: senkrecht zur Haut (und zur Arterie).

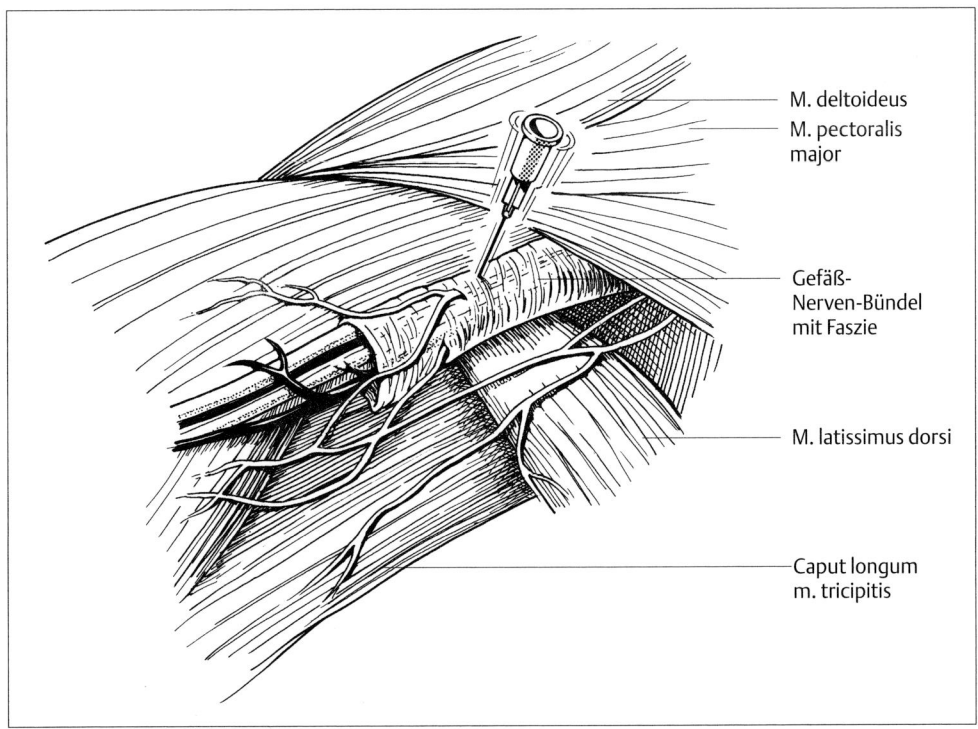

M. deltoideus
M. pectoralis major

Gefäß-Nerven-Bündel mit Faszie

M. latissimus dorsi

Caput longum m. tricipitis

Abb. 62   Injektion an die A. axillaris und den Plexus brachialis.

Einstichtiefe: Nach meist spürbarem Faszienwiderstand und Mitpulsieren der Kanüle liegen wir innerhalb des Gefäß-Nerven-Bündels. Nach positiver Ansaugprobe geben wir ca. 3 ml Procain oder Lidocain 1 % in die Arterie. Deponieren wir anschließend 2 ml periarteriell, so erreichen wir einerseits periarterielle sympathische Fasern, andererseits die Fasern der Faszikel des Plexus brachialis.

20.13 Obere Extremität – Ellbogenregion

Indikationen: am häufigsten Epicondylitis humeri radialis. Auch bei degenerativen Ellbogengelenkerkrankungen, frischen und alten Verletzungen im Ellbogenbereich, sofern nicht eine Operationsindikation besteht.

Injektion an den radialen und ulnaren Epicondylus humeri

Die alleinige Infiltration an dieser Stelle wird bei Epicondylitis kaum Erfolg bringen. Stets sind Halswirbelsäule, Triggerpunkte im Schultergürtel- und Vorderarmbereich mitzubehandeln. Zu empfehlen ist auch die Injektion an das Ganglion stellatum. In vielen Fällen gelingt ein Dauererfolg nur über das Störfeld.

Material: Nadel 20 × 0,4 mm, 3 ml Procain 1 %.

Einstichstelle: entsprechendes Druckpunktmaximum auf dem jeweiligen Epikondylus.

Einstichrichtung: ca. senkrecht in Richtung Epikondylus (nach vorangegangenem Setzen einer Hautquaddel).

Einstichtiefe: langsam infiltrierend bis zum sanften Knochenkontakt, dann für die eigentliche Injektion Nadel 1 – 2 mm zurückziehen, um eine schmerzhafte subperiostale Injektion zu vermeiden.

Abb. 63 Injektionen im Ellbogenbereich: in das Ellbogengelenk von dorsal (Fossa olecrani), an den Epicondylus humeri radialis und in das Ellbogengelenk von lateral (Humeroradialgelenk).

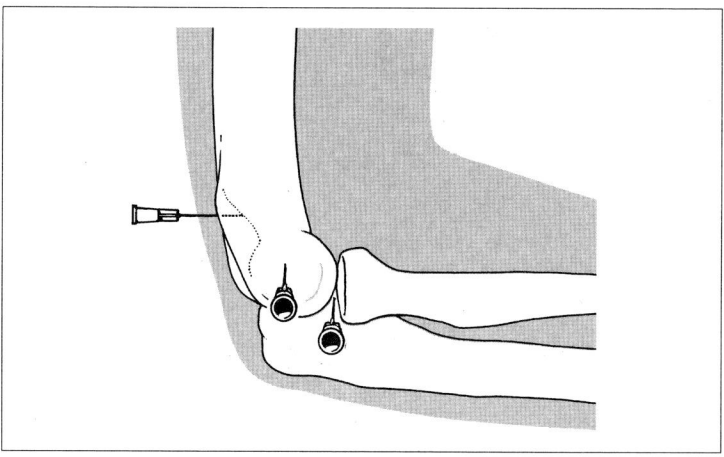

Injektion in das Ellbogengelenk	Wenn Affektionen im Humeroradialgelenk im Vordergrund stehen, ist dieser Zugang zu wählen.

Lateraler Zugang

Material: Nadel 20 × 0,4 mm (evtl. 40 × 0,4 mm), 3 ml Procain 1 %.

Lagerung: Patient liegend oder neben dem Tisch sitzend mit aufgelegtem Vorderarm. Ellbogen ca. 90° gebeugt, Vorderarm proniert.

Einstichstelle: Durch Rotation des Vorderarms kann das Radiusköpfchen palpatorisch aufgesucht werden. Zwischen diesem und dem Epicondylus humeri radialis wird durch eine Quaddel langsam eingestochen. Das Kollateralband und die Kapsel werden ebenfalls infiltriert.

Einstichrichtung: senkrecht zur Haut, parallel zum Gelenkspalt.

Einstichtiefe: 1 – 1,5 cm.

Dorsaler Zugang

Wenn Affektionen im Humeroulnargelenk im Vordergrund stehen, ist dieser Zugang zu wählen.

Material: wie beim lateralen Zugang.

Lagerung: wie beim lateralen Zugang.

Einstichstelle: knapp oberhalb des Olekranons (bei 90° Flexion) direkt über der Fossa olecrani. Durch eine Quaddel wird durch die Trizepssehne bis in die Fossa eingestochen.

Einstichrichtung: in Richtung des Humerusschafts ca. 35° nach kaudal.

Einstichtiefe: ca. 1,5 – 2 cm.

20.14 Obere Extremität – Hand-/Fingerregion

Injektion in das Handgelenk

Indikationen: alte und frische Traumen, sofern nicht eine Operationsindikation besteht. Degenerative Erkrankungen, Tendovaginitiden. Entzündliche Erkrankungen wie chronische Polyarthritis, Karpaltunnelsyndrom usw.

Es existieren zwei Zugänge, je nach betroffenem Gebiet:

Dorso-radialer Zugang

Material: Nadel 20 × 0,4 mm, 2 – 3 ml Procain 1 %.

Lagerung: Patient sitzend oder liegend. Das Handgelenk ist leicht nach ulnar abduziert und leicht volar flektiert (weiches Polster unter dem Vorderarm).

Einstichstelle: Palpation des Proc. styloideus radii. Dorso-ulnar davon findet man den Gelenkspalt durch passives Bewegen des Handgelenks. Zwischen den Sehnen des M. extensor pollicis longus und M. extensor indicis wird mittels Quaddel die Einstichstelle markiert.

Einstichrichtung: senkrecht zur Unterlage durch die Quaddel in den Gelenkspalt.

Einstichtiefe: ca. 1 cm.

Abb. 64 Injektion in das Handgelenk: dorso-radialer Zugang.

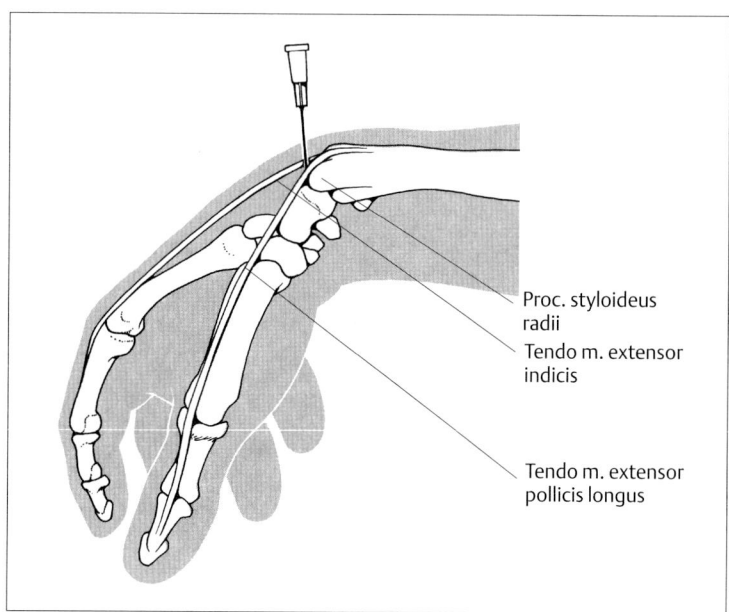

Proc. styloideus radii

Tendo m. extensor indicis

Tendo m. extensor pollicis longus

Dorso-ulnarer Zugang

Material: Nadel 20 × 0,4 mm, 2 – 3 ml Procain 1 %.

Lagerung: Vola manus auf Unterlage. Das Handgelenk ist leicht nach radial abduziert und leicht nach volar flektiert (weiches Polster unter dem Unterarm).

Einstichstelle: Palpation des Proc. styloideus ulnae. Knapp dorso-radial davon findet man den Gelenkspalt durch passives Bewegen im Handgelenk. Hier wird die Einstichstelle mittels Quaddel markiert.

Einstichrichtung: senkrecht zur Unterlage durch die Quaddel in den Gelenkspalt.

Einstichtiefe: ca. 1 cm.

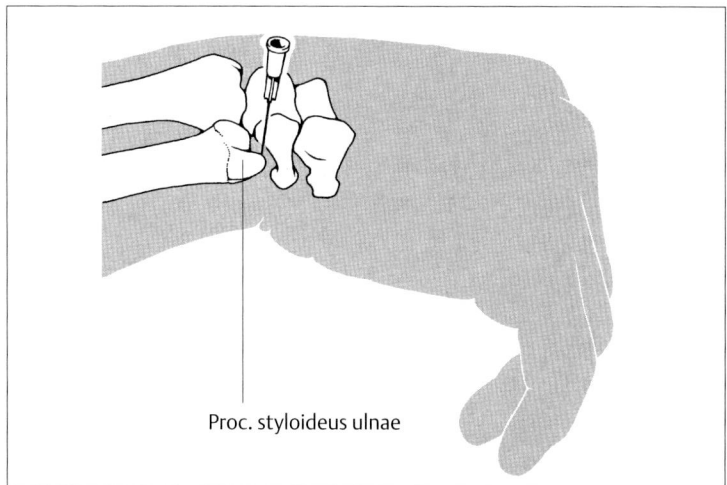

Abb. 65 Injektion in das Handgelenk: dorso-ulnarer Zugang.

Proc. styloideus ulnae

Injektion in das Daumensattelgelenk (Articulatio carpometacarpale I)

Indikationen: Rhizarthrose, häufig auch alte Traumen, entzündliche Veränderungen.

Material: Nadel 20 × 0,4 mm, 1 ml Procain 1 %.

Lagerung: Die Hand liegt locker auf dem ulnaren Handrand.

Einstichstelle: palpatorisches Aufsuchen der Basis des Os metacarpale I im distalen Bereich der Tabatière. Über dem Gelenkspalt wird die Einstichstelle mittels Quaddel markiert.

Einstichrichtung: senkrecht zur Haut, d. h. in einem Winkel von 60° zur Unterlage.

Einstichtiefe: ca. 0,5 cm.

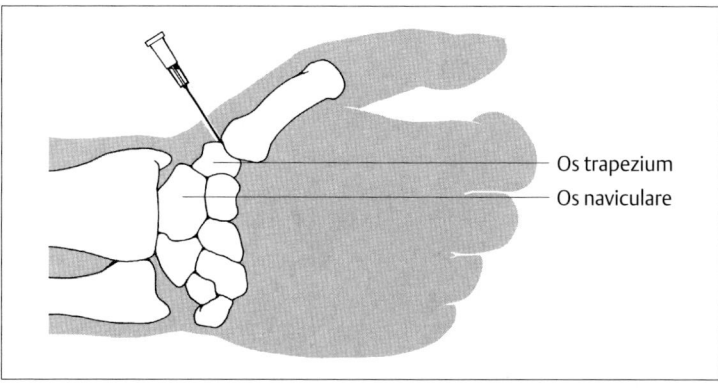

Abb. 66 Injektion in das Daumensattelgelenk.

Os trapezium

Os naviculare

Injektion in die übrigen Fingergelenke

Indikationen: insbesondere chronische Polyarthritis, Status nach Traumen mit Kapselverdickung usw.

Material: Nadel 20 × 0,4 mm, 1 ml Procain 1 %.

Lagerung: Hand locker auf der Unterlage.

Einstichstelle: palpatorisches Aufsuchen des Gelenkspalts (liegt knapp distal des Knöchelbuckels). Die Einstichstelle liegt lateral der Strecksehnen bzw. Streckaponeurose über dem Gelenkspalt.

Einstichrichtung: senkrecht zur Haut, tangential zur Gelenkfläche.

Einstichtiefe: 3 – 5 mm.

Injektion an den N. medianus

Die Rami musculares dieses Nervs versorgen die Pronatoren, den größten Teil der Flexoren für Handgelenk und Finger sowie die Daumenballenmuskulatur mit Ausnahme des M. adductor pollicis und des Caput profundum des M. flexor pollicis brevis. Eine Medianuslähmung ergibt das Bild einer Schwurhand. Die sensiblen Äste versorgen den radialen Teil der Hand und die ersten 3 ½ Finger.

Indikationen: insbesondere Karpaltunnelsyndrom. Eine antiödematöse und gleichzeitig durchblutungsfördernde Wirkung wird einerseits über begleitende Sympathikusfasern erreicht, andererseits durch das Procain selbst. Die oft sehr lange andauernde Wirkung auf Schmerzen und Parästhesien deutet auf das Unterbrechen eines Circulus vitiosus. Oft kann bei wiederholter Injektion (allenfalls in Kombination mit der Injektion ans Ganglion stellatum) die operative Spaltung des Retinaculum flexorum umgangen werden.

Abb. 67 Injektion an den N. medianus.

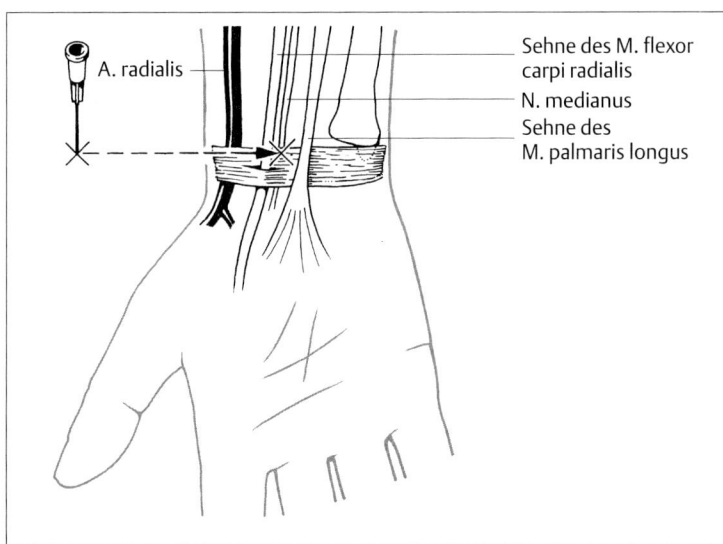

A. radialis

Sehne des M. flexor carpi radialis
N. medianus
Sehne des M. palmaris longus

Material: Nadel 20 × 0,4 mm, Procain höchstens 0,5 ml (um den Druck im Canalis carpi nicht noch weiter zu erhöhen).

Lagerung: Patient liegend.

Einstichstelle: zwischen den Sehnen des M. palmaris longus (nur bei ca. 80 % vorhanden) und des M. flexor carpi radialis auf Höhe des Proc. styloides ulnae.

Einstichrichtung: 45° zur Haut nach distal Richtung Canalis carpi.

Einstichtiefe: bis zum Auflösen der Parästhesien (Zurückziehen um 1 mm), nicht tiefer als 1,5 cm.

(Man kann auch in der proximalen Beugefalte des Handgelenks zwischen den beiden oben genannten Sehnen senkrecht zur Haut einstechen, bis Parästhesien auftreten, und dann ca. 3 ml Procain an den Nerv injizieren.)

20.15 Untere Extremität – Hüftregion

Indikationen/ Allgemeines

Bei der Periarthropathia coxae infolge Koxarthrose kann oft mittels kurzer Serien segmentaler Neuraltherapie (z. B. sechsmal in 4 Wochen; Cave: individuell!) eine Schmerzremission von vielen Monaten erreicht oder zumindest der Schmerzmittelverbrauch deutlich reduziert werden. Auch entzündliche Hüftgelenkerkrankungen können eine Indikation für die Neuraltherapie sein, zumindest adjuvant. Auch Überlastungsbeschwerden, Zerrungen usw. sind eine Indikation. Untersuchung und evtl. Therapie der Nachbargelenke (Iliosakralgelenke, Lendenwirbelsäule, Gelenke der unteren Extremität), Berücksichtigung von allfälligen deutlichen Beinlängendifferenzen, problematischer Fuß-Statik usw. sind je nach Situation wichtige Voraussetzungen für einen langfristigen Therapieerfolg.

Narben im Segment müssen schon beim ersten Mal therapiert werden.

Bei fehlendem Ansprechen auf die lokal/segmentale Neuraltherapie muss eine Störfeldsuche eingeleitet werden.

Die Neuraltherapie kann auch bei degenerativen Hüftleiden ein Diagnostikum sein: Zeigt sich auf die lokal/segmentale Therapie ein Reaktionsphänomen (zeigt ein Störfeld an), dann wird beispielsweise eine Hüft-Totalprothese oder eine Physiotherapie diesem Patienten kaum helfen, bevor das Störfeld nicht eliminiert ist. Denn die Störfeldimpulse werden weiterhin über Sympathikus und Grundsystem dystrophe Veränderungen und damit Schmerzen in der Region unterhalten.

Quaddeltherapie

Quaddelreihen bogenförmig unterhalb der Crista iliaca sowie über dem Tractus iliotibialis sind als erste Maßnahmen oft schon hilfreich.

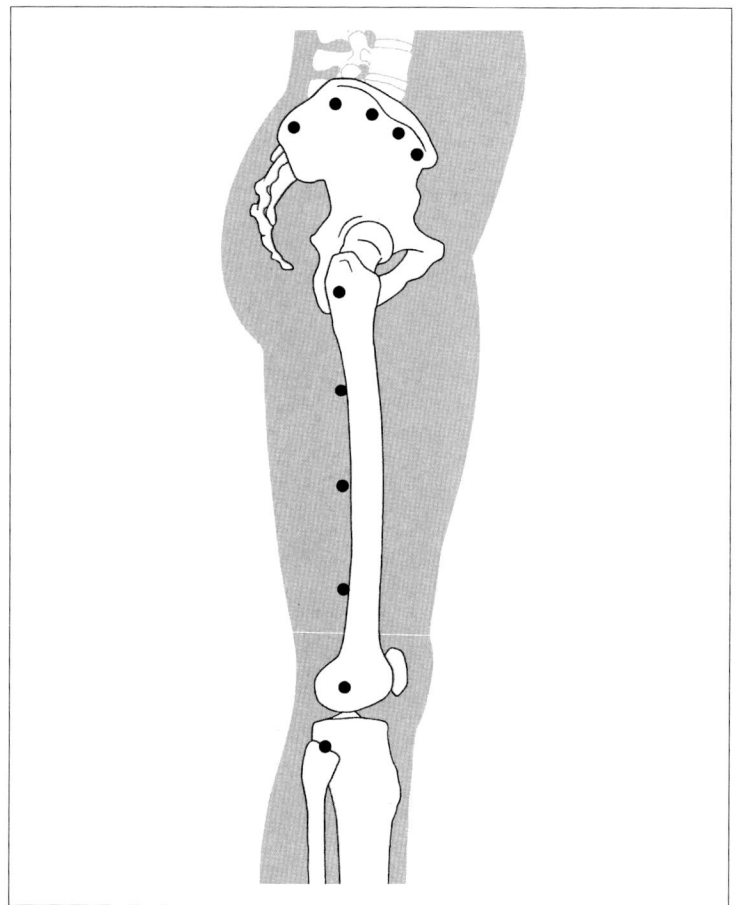

Abb. 68 Quaddeltherapie im Hüftbereich (Beispiel).

Triggerpunkte

Sind oft im M. piriformis und im Ansatzbereich des M. glutaeus medius und minimus zu finden. Durch eine Quaddel über dem maximalen Druckschmerzpunkt senkrechtes Eingehen in die Tiefe (Nadel 60×0,6 mm) und Infiltration von 2–3 ml Procain oder Lidocain 1%.

Insertions- tendopathien

Finden sich oft im Bereich des M. piriformis, des M. iliopsoas, am Trochanter minor, im Ursprungs- und Ansatzbereich der Adduktoren sowie am Pes anserinus. Begleitend zur Neuraltherapie sind hier auch Dehnungsübungen wertvoll.

Abb. 69 Triggerpunkte im M. glutaeus minimus (Beispiel) mit möglicher Schmerzausstrahlung („referred pain", pseudoradikuläre Symptomatik).

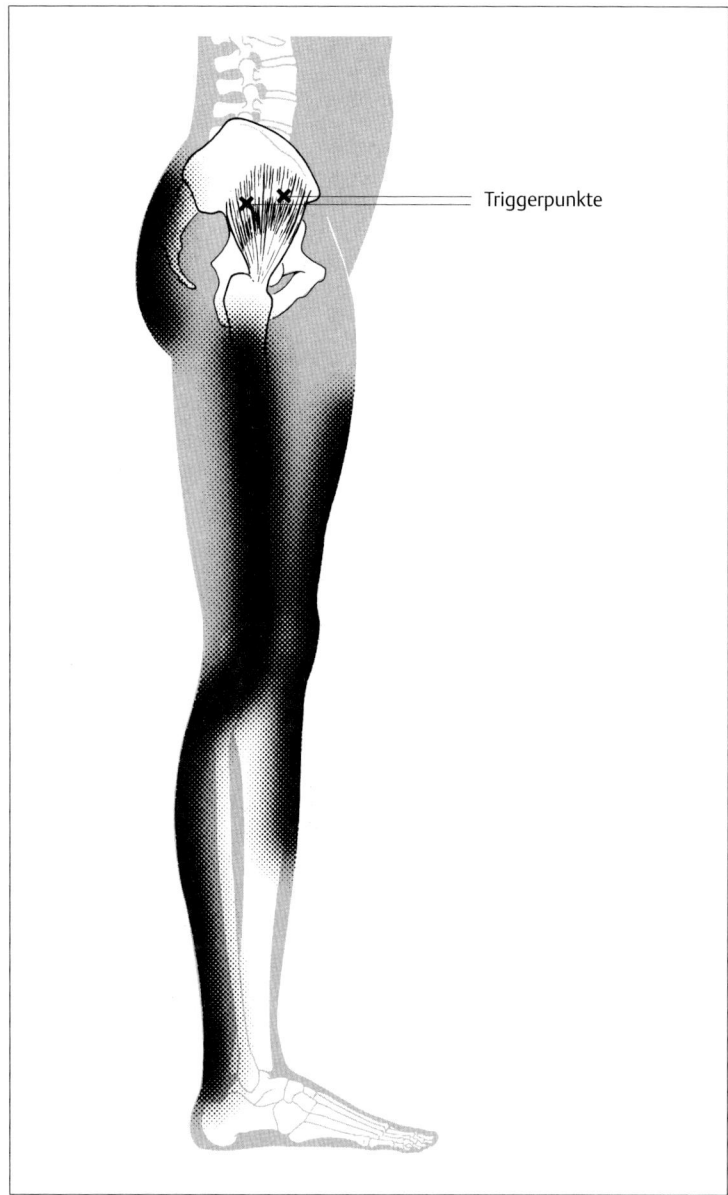

Triggerpunkte

Injektion an den Trochanter major

Indikationen: wichtige zusätzliche Injektion bei allen Hüftgelenkerkrankungen.

Material: Nadel ca. 40 × 0,4 mm, Menge ca. 5 ml Procain 1 %.

Einstichstelle: direkt über dem Trochanter (oder am maximalen Druckschmerzpunkt). Hier wird eine Quaddel gesetzt.

Einstichrichtung: senkrecht zur Haut.

Einstichtiefe: bis Knochenkontakt, dann Zurückziehen der Nadel um 1 – 2 mm vor der Injektion.

Injektion in das Hüftgelenk

Es existiert ein ventraler und lateraler Zugang. Wir bevorzugen den lateralen Zugang, da damit gleichzeitig ein Teil der Gefäßversorgung des Hüftgelenks (mit periarteriellem Sympathikus) in die Therapie mit einbezogen wird.

Abb. 70   Injektion in das Hüftgelenk.

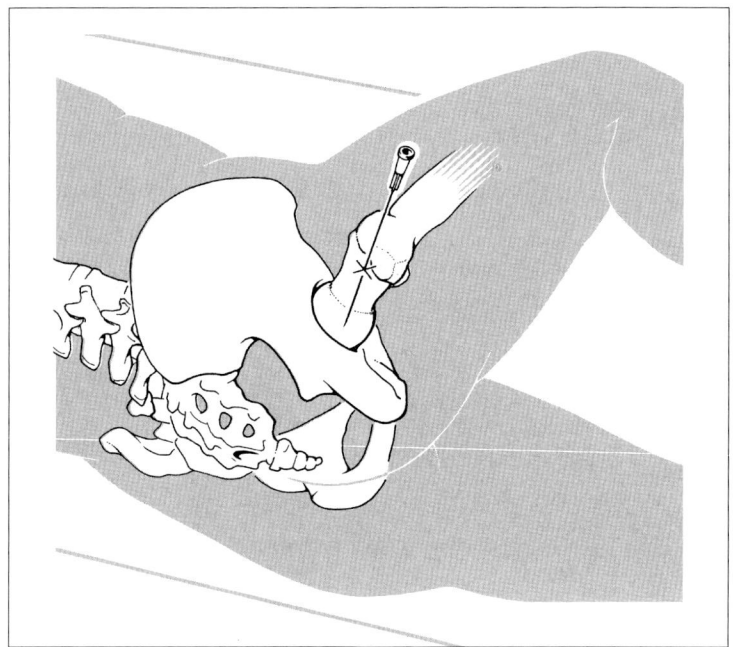

Indikationen: degenerative und je nach Situation entzündliche Hüftgelenkerkrankungen, Zirkulationsstörungen des Hüftkopfs (hier gleichzeitig auch Injektionen in und um die A. femoralis sowie an den lumbalen Grenzstrang).

Material: Nadel 80 × 0,6 mm, 5 ml Procain 1 %.

Lagerung: Patient liegend auf der gesunden Seite. Das gesunde (untere) Bein ist ausgestreckt, das kranke (obere) in Hüfte und Knie leicht flektiert.

Einstichstelle: knapp oberhalb der Trochanter-major-Spitze (d. h. 3 Querfinger oberhalb des lateralsten Vorsprungs des Trochanter major) wird langsam und stetig infiltrierend durch eine Quaddel eingestochen.

Einstichrichtung: senkrecht zur Haut.

Einstichtiefe: 6 – 8 cm. Nach sanftem Knochenkontakt wird die Nadel zwecks Injektion 1 mm zurückgezogen.

Abb. 71 Injektion in das Hüftgelenk. Auffinden des Injektionsorts vom Trochanter major aus (siehe Text).

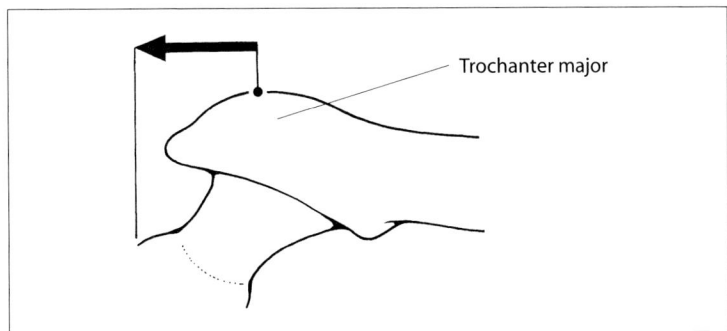

Trochanter major

Injektion an den N. obturatorius (L2 – L4)

Der N. obturatorius versorgt motorisch die Adduktoren des Oberschenkels und sensibel einen Teil der Oberschenkelinnenseite. Vom medialen Rand des M. psoas zieht der Nerv in den lateralen Bereich des kleinen Beckens und von dort durch den Canalis obturatorius zu den Adduktoren des Oberschenkels.

Indikationen: Periarthropathia coxae bei Koxarthrose, insbesondere Formen mit Tonuserhöhung im Adduktorenbereich.

Material: Nadel 20×0,4 mm, danach Nadel 80×0,6 mm, 5 ml Procain 1 %.

Lagerung: Patient liegend, der Oberschenkel ist außenrotiert und etwas abduziert.

Einstichstelle: knapp lateral neben der Symphyse wird das Tuberculum pubicum getastet. 1 cm darunter liegt der Injektionsort.

Einstichrichtung und -tiefe:

1. mit der kurzen Nadel nach Setzen einer Quaddel senkrecht bis zum Knochenkontakt mit dem Os pubis. Hier wird etwas „voranästhesiert".
2. mit der langen Nadel vorerst nochmals durch den gleichen Stichkanal bis zum Knochenkontakt. Dann wird die Nadel wenige Millimeter zurückgezogen und horizontal unter dem Ramus sup. ossis pubis nach lateral und leicht nach dorsal infiltrierend ca. 7 cm vorgeschoben bis zum Knochenkontakt (Übergang des Os pubis ins Os ischii). Nach Aspiration werden 3 – 4 ml deponiert.

Durch die Nähe der Begleitarterie wird eine zusätzliche therapeutische Sympatikolyse des periarteriellen sympathischen Geflechts erreicht.

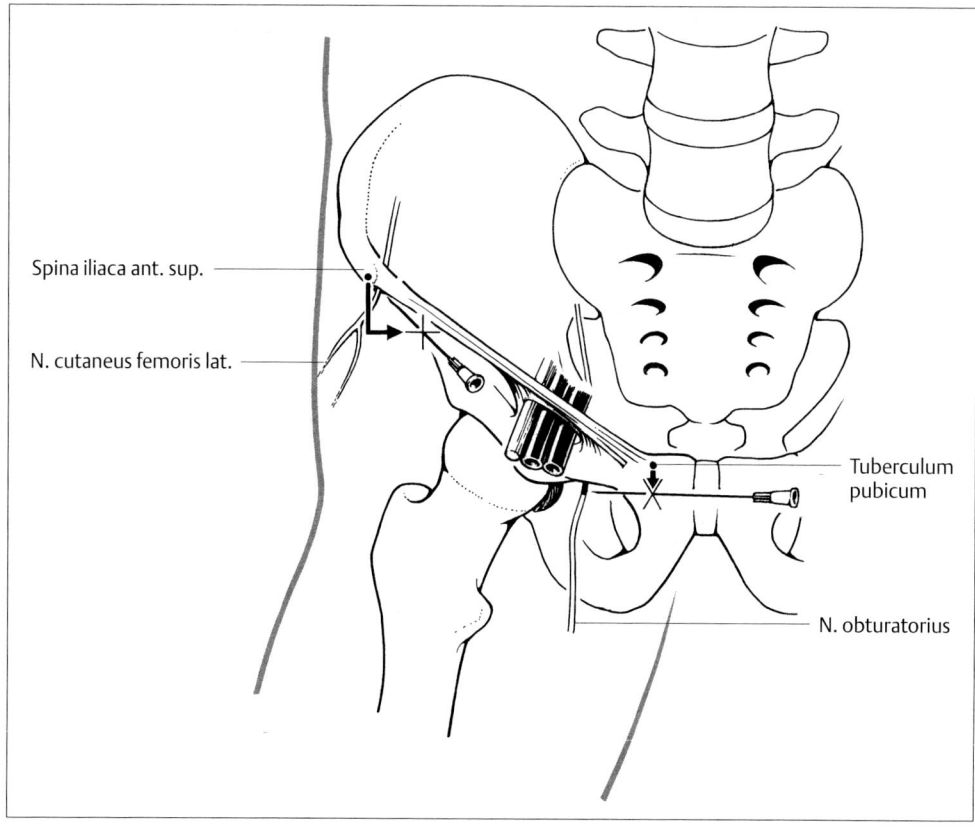

Abb. 72   Injektion an den N. obturatorius und an den N. cutaneus femoris lateralis.

Injektion an den N. cutaneus femoris lateralis (L2 – L3)

Dieser sensible Nerv versorgt die Haut am lateralen Oberschenkel.

Indikation: insbesondere Meralgia paraesthetica.

Material: Nadel 40 × 0,4 mm, 5 ml Procain 1 %.

Lagerung: Patient liegend.

Einstichstelle: je ca. 2 cm medial und kaudal der Spina iliaca anterior superior (evtl. Druckpunkt). Hier wird eine Quaddel gesetzt.

Einstichrichtung: infiltrierend in Richtung Spina iliaca anterior superior (im Winkel von ca. 45° in die Tiefe).

Einstichtiefe: ca. 3 cm.

Injektion in und an die A. femoralis	*Indikationen:* akute und chronische arterielle Durchblutungsstörungen. Da hier meist der Begleitspasmus – verursacht durch den Sympathikus – für die Krankheitserscheinungen verantwortlich ist, empfiehlt sich gleichzeitig eine Injektion an den lumbalen Grenzstrang. Die Durchblutungsstörungen umfassen auch arteriosklerotische Erkrankungen und diabetische Angiopathien. Weitere Indikationen sind: Phlebitis, Ulcus cruris, Morbus Sudeck, Wadenkrämpfe, entzündliche Erkrankungen am Bein, Erfrierungen, Verbrennungen usw.

Material: Nadel 20 × 0,4 mm (bei schlanken Patienten), sonst 40 × 0,4 mm, 5 ml Procain 1 %.

Lagerung: Patient liegend.

Einstichstelle: In der Inguina wird die A. femoralis zwischen Zeige- und Mittelfinger gefasst.

Einstichrichtung: senkrecht zur Haut (und zur Arterie).

Einstichtiefe: vorerst peri-, dann intraarteriell.

20.16 Untere Extremität – Knieregion

Indikationen/ Allgemeines	Degenerative Erkrankungen, Reizzustände des Sehnen-Band-Apparats, soweit nicht durch massive Bandinsuffizienz bedingt. Frische und alte Verletzungen (soweit keine Operationsindikation vorliegt). Entzündliche Erkrankungen (z. B. chron. Polyarthritis, Kristallarthritis, seronegative Spondarthritis).

Hüftleiden zeigen sich zu Beginn oft in Form von Knieschmerzen. Nachbargelenke (auch Iliosakralgelenke, Lendenwirbelsäule) sind demnach auch hier je nach Situation mit einzubeziehen. Beispielsweise findet sich nach Badtke bei medialen Kniegelenkbeschwerden ohne direkt erkennbare Ursache oft eine Blockierung im Lendenwirbelsäulenbereich L3/L4 und bei Beschwerden im lateralen Kniebereich eine Blockierung der Segmente L5/S1 [5].

Bei fehlendem Erfolg nach lokal/segmentaler Therapie (und Ausschluss eines Meniskusleidens, einer Osteochondrosis dissecans usw.) ist auch hier die Störfeldsuche anzuschließen.

Quaddeltherapie	Als erste Maßnahme ist eine Quaddelreihe oft schon hilfreich: zirkulär um den Gelenkspalt, entlang des medialen und lateralen Seitenbandapparats sowie um den Rand der Patella. Eine Quaddel wird auch in der Poplitealfalte in der Mitte gesetzt. Siehe **Abb. 73**.

Abb. 73 Quaddeltherapie im Kniegelenkbereich.

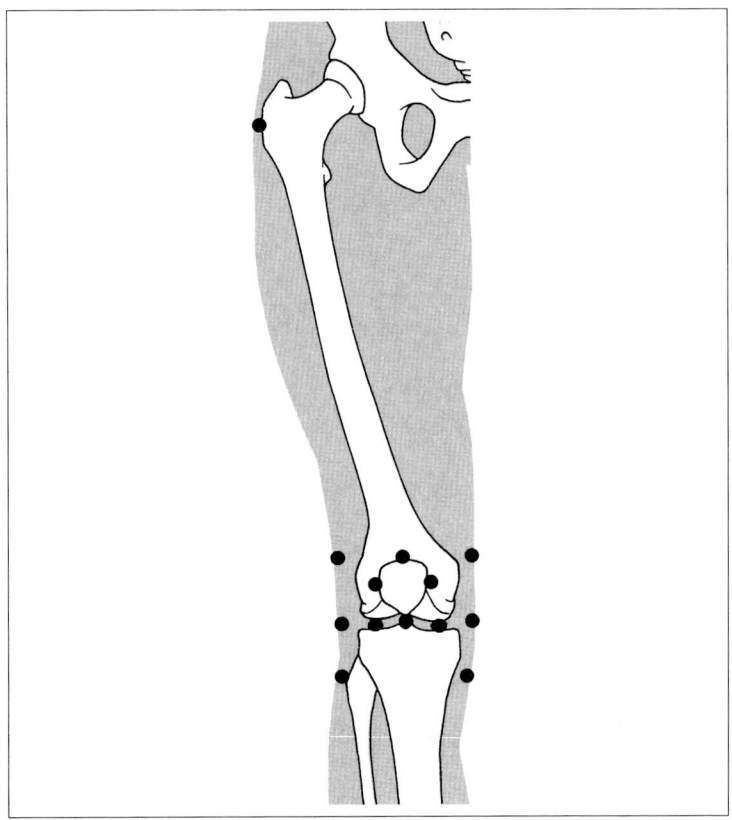

Tiefere Injektionen im Bereich von Seitenbandapparat und Pes anserinus

Erfolgen dann je nach festgestellten Druckdolenzen.

Injektion in das Kniegelenk

Wir beschränken uns auf die Beschreibung der lateralen Injektion.

Material: Nadel 40 × 0,4 mm, 4 – 5 ml Procain 1 %. Bei gleichzeitiger diagnostischer Punktion dickere Nadel verwenden.

Lagerung: Rückenlage, Knie gestreckt. Die Patella wird von medial her nach lateral gedrückt.

Einstichstelle: Knapp unterhalb des lateralen Patellarands am Übergang vom oberen zum mittleren Patelladrittel wird die Einstichstelle mit einer Quaddel markiert.

Einstichrichtung: parallel zur Hinterfläche der Patella.

Einstichtiefe: ca. 2 – 3 cm.

Abb. 74 Injektion in das Kniegelenk.

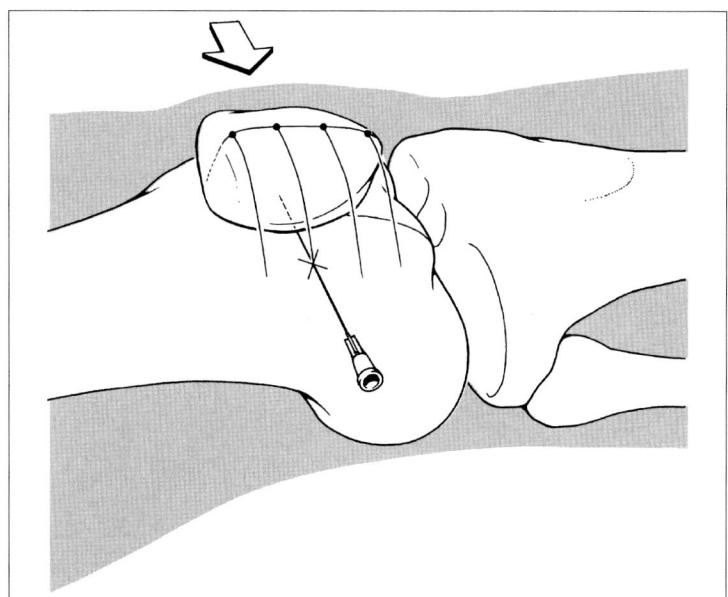

20.17 Untere Extremität – Fuß-/Zehenregion

Indikationen/ Allgemeines

Degenerative und entzündliche Veränderungen, Überlastungsbeschwerden, alte oder frische Traumen (je nach Situation kann die Neuraltherapie alleinige oder adjuvante Therapie sein). Chronische Reizzustände sind oft störfeldbedingt, falls keine andere Ursache gefunden wurde. Trotz Untersuchung der Statik und des Sehnen-Band-Apparats sind Beschwerden der Sprunggelenke oft schwierig einzuordnen.

Quaddeltherapie des oberen und unteren Sprunggelenks

Ungefähr auf Höhe des entsprechenden Gelenkspalts. Aus dem oben letztgenannten Grund empfiehlt sich in vielen Fällen der Beginn mit diesem Vorgehen. Gleichzeitig kann ein präperiostales Depot (nach Knochenkontakt 1 mm zurückziehen) an die größte Vorwölbung des Malleolus medialis und lateralis gesetzt werden (besonderer Reichtum an vegetativen Fasern). Falls bei weiter unklaren Beschwerden keine Besserung auftritt oder sich sogar ein reproduzierbares Reaktions- oder retrogrades Phänomen zeigt, kann bereits die Störfeldsuche angeschlossen werden (falls andere Ätiologien ausgeschlossen wurden).

Abb. 75 Quaddelthera-
pie im oberen und unteren
Sprunggelenkbereich.

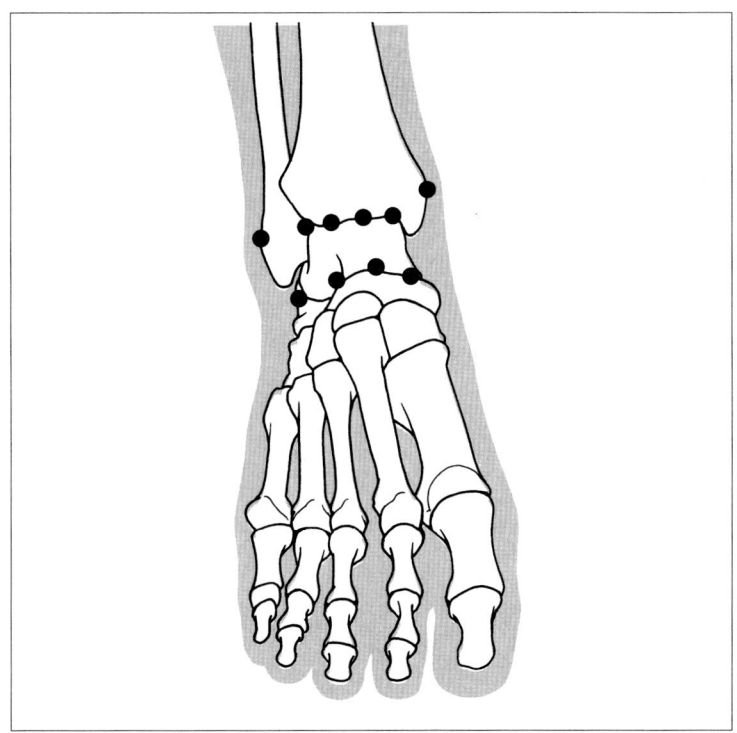

Abb. 75 Quaddeltherapie im oberen und unteren Sprunggelenkbereich.

Injektion an die Achillessehne

Bei der **Peritendinitis der Achillessehne** kann bds. entlang der Achillessehne eine Quaddelreihe gesetzt werden. In der Tiefe kann die Achillessehne umspritzt werden (nicht **in**, nur **um** die Sehne injizieren). Zusätzlich dürfen selbstverständlich konservativ orthopädische Maßnahmen nicht vergessen werden.

Injektion in das obere Sprunggelenk

Es existieren 2 gleichwertige Zugänge, vgl. **Abb. 76** und **77**.

Ventro-medialer Zugang

Material: Nadel 40 × 0,4 mm, 2 – 3 ml Procain 1 %.

Lagerung: Patient in Rückenlage, Fuß in mittlerer Plantarflexionsstellung.

Einstichstelle: Ca. 1 cm kranial der Spitze des Malleolus medialis sowie 2 – 3 cm medio-ventral findet sich auf Höhe des Gelenkspalts eine Vertiefung. Hier liegt die Einstichstelle (knapp medial der Sehne des M. tibialis anterior).

Einstichrichtung: etwas nach kranial, tangential zum ventralen Bereich der Talusrolle.

Abb. 76 Injektion in das obere Sprunggelenk, ventro-medialer Zugang.

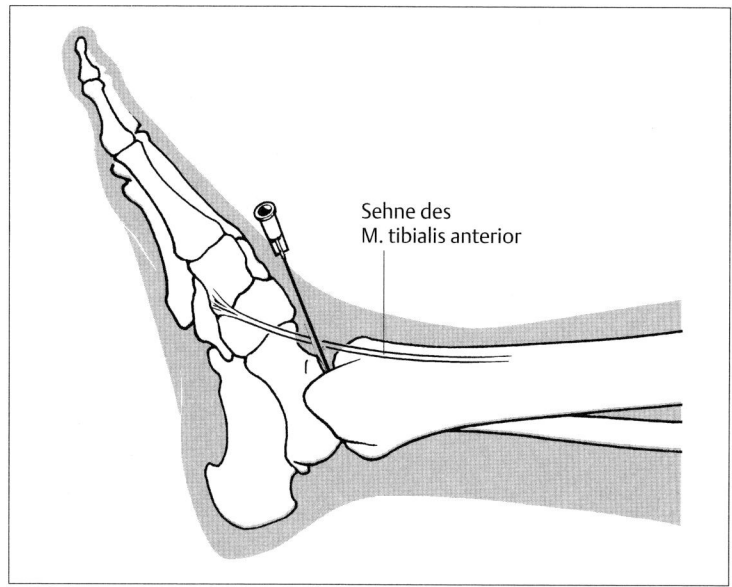

Sehne des
M. tibialis anterior

Einstichtiefe: ca. 1,5 – 2,5 cm.

Oft genügt jedoch bereits die wiederholte vorsichtige Infiltration des medialen und lateralen Bandapparats sowie der Gelenkkapsel mit der 20 × 0,4 mm-Nadel.

Ventro-lateraler Zugang

Material: wie beim ventro-medialen Zugang.

Lagerung: wie beim ventro-medialen Zugang.

Einstichstelle: zuerst von der Spitze des lateralen Malleolus aus 2 cm nach kranial, dann nach ventro-medial (2 – 3 cm) bis an die vordere Begrenzung des Malleolus lateralis. Durch passives Plantar- und Dorsalflektieren des Fußes kann der Gelenkspalt in dieser Vertiefung noch besser palpiert werden. Hier ist die Einstichstelle (markieren mit Quaddel). Sie liegt lateral des M. extensor digitorum longus.

Einstichrichtung: etwas nach kranial, tangential zum ventralen Bereich der Talusrolle.

Einstichtiefe: ca. 1,5 – 2,5 cm.

Abb. 77   Injektion in das obere Sprunggelenk, ventro-lateraler Zugang.

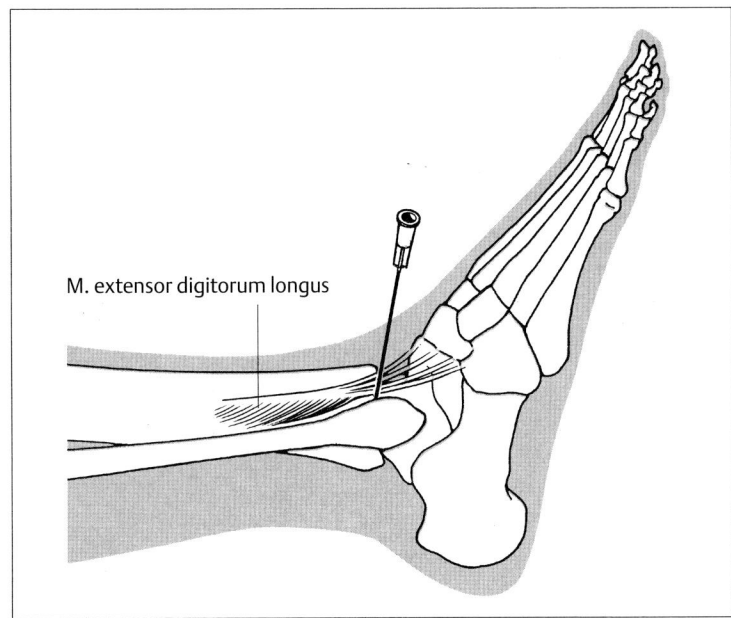

M. extensor digitorum longus

Injektion in die Zehengelenke

Hier gilt prinzipiell dasselbe bezüglich Indikation und Technik wie an den Fingergelenken.

Injektion an den distalen Bereich des N. tibialis

Im distalen Bereich versorgt dieser Nerv vor allem die Haut und die kurzen Flexoren der Planta pedis. Er zweigt sich unterhalb des Malleolus medialis in 2 Äste auf (N. plantaris medialis und lateralis).

Indikation: Parästhesien, Neuralgien in diesem Bereich, insbesondere beim Tarsaltunnelsyndrom.

Material: Nadel 40 × 0,4 mm, 5 ml Procain 1 %.

Lagerung: Bauchlage, der Fuß ragt locker über das Bettende hinaus.

Einstichstelle: Hinter dem Malleolus medialis tastet man die pulsierende A. tibialis posterior. Knapp dorsolateral davon liegt der Nerv. Der Einstichort liegt 2 cm oberhalb der Spitze des Malleolus medialis.

Einstichrichtung: senkrecht zur Tibiarückfläche.

Einstichtiefe: bis Parästhesien, dann 1 mm zurückziehen. Bei fehlenden Parästhesien bis ungefähr auf Höhe der pulsierenden Arterie. Die gleichzeitige Umflutung des periarteriellen sympathischen Geflechtes ist ebenfalls therapeutisch wirksam.

Abb. 78   Injektion an den N. tibialis.

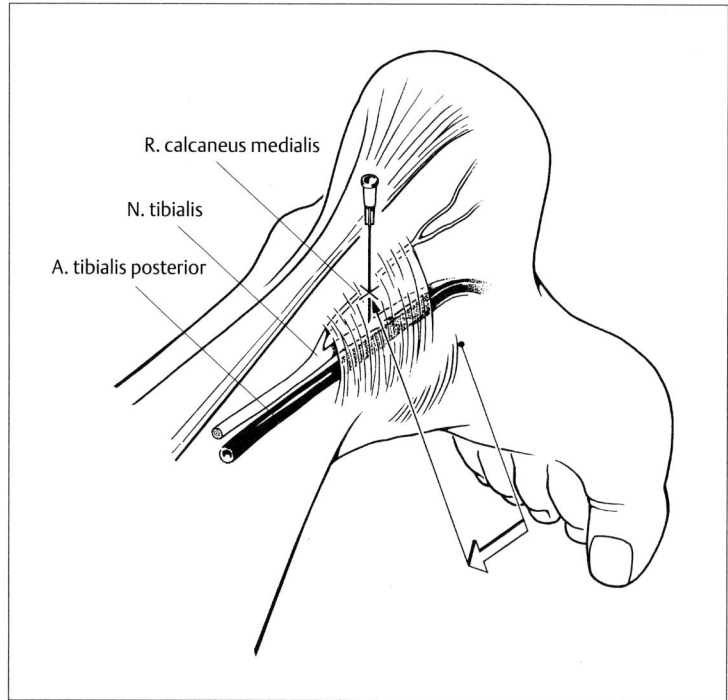

R. calcaneus medialis

N. tibialis

A. tibialis posterior

20.18 Segmentale Neuraltherapie innerer Organe und des urogenitalen Bereichs

Allgemeines/Übersicht

Bei dieser Art Neuraltherapie müssen wir uns die segmentale (und übersegmentale) Verschaltung von Haut, Muskulatur und innerem Organ vor Augen halten. Kenntnis der weiteren neurovegetativen Verschaltungen (Projektionszonen) und Besonderheiten der Reaktionsweise der immer mitreagierenden Muskulatur (pseudoradikuläre Symptomatik, kinetische Ketten usw.) sind Voraussetzungen für eine erfolgreiche Therapie. Die Prinzipien sind in Teil I dargestellt. Nach präziser Anamnese und Untersuchung beginnen wir zunächst mit den einfachsten Injektionen (zum Beispiel Quaddeltherapie im Segment). Die Injektion an die entsprechenden Ganglien bedeutet oft eine wesentliche Verstärkung der Wirkung. Die nachfolgenden Abbildungen zeigen Beispiele für eine Quaddeltherapie in den entsprechenden Hautsegmenten der inneren Organe. Die Quaddeln sind nicht „stur" zu platzieren. In speziell dolenten Gebieten setzen wir mehr Quaddeln. Selbstverständlich suchen wir auch nach Myogelosen, Triggerpunkten, Narben usw. und therapieren diese ebenfalls. Weitere Injektionen bei der Segmentbehandlung (Ganglien, Nerven usw.) sind in den vorangegangenen Kapiteln dargestellt. Es hat sich zudem bewährt, auf der Seite der Erkrankung zusätzlich 1 ml Procain 1 % in die Vena cubitalis und an deren vegetatives Geflecht zu injizieren.

Übersicht [aus 7, 11, 16, 19, 20]

Organ	Rückenmarksegmente		
	Thorakal-/Lumbal- und Sakralsegmente	**Schultersegmente C3/C4**	**Trigeminusbereich**
Herz	Th 1 – Th 6 links	C3, C4 links	Trigeminus I, II, III, links
Lunge, Bronchien	Th 3 – Th 9 bds.	C3, C4 bds.	(Trigeminus I, II, III)
Ösophagus	Th 5, Th 6 bds.		(Trigeminus I, II, III)
Magen	Th 5 – Th 9 links	C3, C4 links	Trigeminus I (II, III) links
Dünndarm und Colon ascendens	Th 9 – L1	(C3, C4)	(Trigeminus I, II, III)
Colon descendens und Rektum	Th 12 – L3 und S2 – S5		
Leber und Gallenblase	Th 7 – Th 11 rechts	C3, C4 rechts	Trigeminus I rechts
Pankreas	Th 8 links	C3, C4 links	
Milz	Th 8, Th 9 links	C3, C4 links	
Niere und Ureter	Th 9 – L2 gleichseitig	(C3, C4 gleichseitig)	
Harnblase	Th 11 – L2 bds. und S2 – S5 bds.		
Uterus, Adnexe bzw. Hoden, Nebenhoden	Th 11 – L3 und S2 – S5 (Uterus)		

Bei fehlendem Erfolg oder gar bei einem Reaktionsphänomen muss ein Störfeld gesucht werden.

Segmentreflektorischer Bereich innerer Organe

- Über die hier angegebenen Schwerpunktsegmente hinaus können zusätzlich Nachbarsegmente betroffen sein.
- Bei Erkrankung eines inneren Organs muss nicht der gesamte in der Tabelle angegebene Segmentbereich des entsprechenden Organs betroffen sein.
- Als Faustregel kann gelten, dass viele **innere Organe dreifach reflektieren:**
1. **in den Thorakalsegmenten** (Teile der distalen Darm- und Harnwege auch in den Lumbal- und Sakralsegmenten): vermittelt über die Segmentreflektorik des Sympathikus.
2. **in den Nacken-/Schultersegmenten C3/C4** (vermittelt durch vegetative Afferenzen entlang des N. phrenicus).

3. **im Trigeminusbereich** (vermittelt durch vagale Afferenzen aus den Eingeweiden, die Verbindungen zu Kerngebieten des Trigeminus aufweisen).

Das spinale Kerngebiet des Trigeminus reicht bis in die oberen Zervikalsegmente C2, evtl. C3. Es bestehen Verbindungen zu Vorderhornzellen des oberen Zervikalmarks, sodass bei Erkrankungen innerer Organe – neben solchen des Trigeminuseinzuggebiets – auch Verspannungen und Blockierungen im oberen HWS-Bereich keine Seltenheit sind.

Die Projektionssymptome sind allgemein: Spontan- oder Druckschmerz, Hypersensibilität, lokal erhöhter Hautturgor, erhöhter Tonus und Verkürzung in der entsprechenden Muskulatur usw.

Segmentale Neuraltherapie des Herzens

Indikationen: insbesondere als adjuvante Therapie bei koronarer Herzkrankheit, Herzinsuffizienz, Endo-, Myo- und Perikarditis, Herzrhythmusstörungen. Cave: Konventionell-medizinische Abklärungen und Therapien nicht unterlassen. Zur Stabilisierung eignet sich die Neuraltherapie ausgezeichnet (vgl. „segmentreflektorischer Komplex").

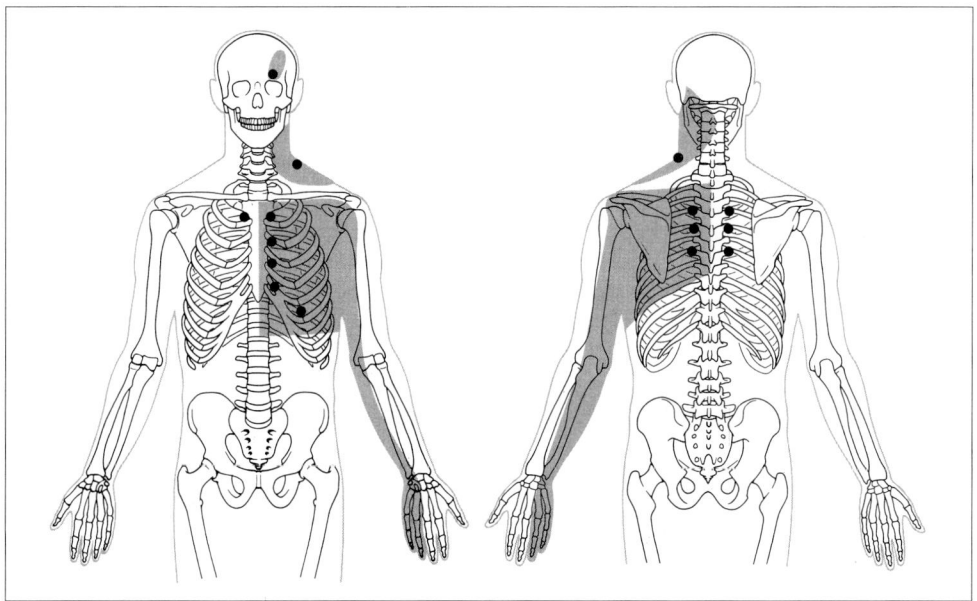

Abb. 79   Häufige Projektionszonen bei Erkrankungen des Herzens und Quaddeltherapie (ventral und dorsal).

Therapie:

- 1 ml Procain 1 % intra- und perivenös (V. cubitalis links).
- Quaddeltherapie paravertebral beidseits in den Dermatomen Th 1 – Th 6 sowie parasternal links.
- Quaddeln im Bereich C3/C4 links (Vorderrand Trapezius) und evtl. Infiltration im Bereich des linken N. supraorbitalis.

- Triggerpunkte und Narben im Segment ebenfalls infiltrieren.
- Druckdolente Dornfortsätze im HWS- und BWS-Bereich sind ebenfalls zu infiltrieren, dasselbe gilt für druckdolente Sternokostalgelenke.
- Bei ungenügendem Ansprechen Ganglion stellatum abwechslungsweise rechts und links (nicht gleichzeitig in derselben Sitzung).
  Bei Rhythmusstörungen ist primär das rechte Ganglion stellatum zu therapieren, bei Durchblutungsstörungen primär das linke Ganglion stellatum.
- bei fehlendem Erfolg: Störfeldsuche und -therapie.

Segmentale Neuraltherapie der Lunge

Indikationen: insbesondere als adjuvante Therapie bei akuter und chronischer Bronchitis, Asthma bronchiale, Pneumonie, Strahlenpneumonitis, Pleuritis, Lungenemphysem, Lungenfibrose, Lungenkontusion, Lungenembolie (Ganglion stellatum!). Eine Indikation ist ebenfalls die Testung des Lungensegments als Störfeld.

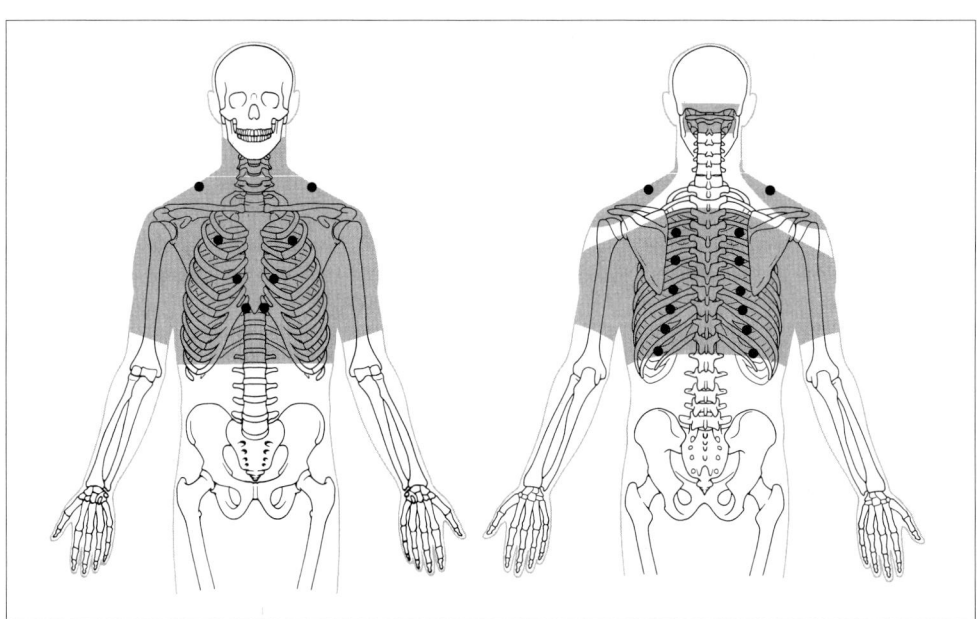

Abb. 80   Häufige Projektionszonen bei Erkrankungen der Lunge und Quaddeltherapie (ventral und dorsal).

Therapie:

- je ½ – 1 ml Procain 1 % intra- und paravenös bds. in die V. cubitalis.
- Quaddeltherapie paravertebral und parasternal über beiden Lungen.
- Quaddeln ebenfalls im Areal C3/C4 (Vorderrand des M. trapezius).
- Narben im Segment, Triggerpunkte und alte Rippenbrüche sind ebenfalls zu infiltrieren.
- Ganglion stellatum abwechselnd rechts und links (nie gleichzeitig).
- bei fehlendem Ansprechen: Störfeldsuche und -therapie.

Segmentale Neuraltherapie des Leber-/Gallenblasen-bereichs

Indikationen: akute und chronische Hepatitis, andere Erkrankungen der Leber und Gallenwege verschiedenster Ätiologie, Koliken usw.

Therapie:

- 1 ml Procain 1 % intra- und paravenös (V. cubitalis rechts).
- Quaddeln paravertebral beidseits in den Dermatomen ca. Th 7 – Th 11, ventral über dem rechten Rippenbogen sowie im Segment C3/C4 im Bereich des Vorderrands des M. trapezius rechts.
- Infiltration des rechten N. supraorbitalis.
- Triggerpunkte und Muskelhartspannzüge im Segment müssen mitbehandelt werden.
- Dasselbe gilt für Narben im Segment.
- Injektion an die **Vogler'schen Periostpunkte:** Durch Quaddeln hindurch werden druckdolente Stellen am Rippenbogen bis ans Periost infiltriert (Vogler beobachtete, dass solche Druckdolenzen am rechten und/oder linken Rippenbogen bei Oberbaucherkrankungen gehäuft auftreten).
- Injektion in die sog. **„Magengrube":** 3 Querfinger unterhalb des Proc. xyphoideus wird vorerst eine Quaddel gesetzt. Dann wird senkrecht durch die Quaddel hindurch bis präperitoneal infiltriert (bei Normalgewichtigen mit der 20 × 0,4 mm-Nadel).
- Insbesondere bei akuten Erkrankungen können zusätzlich die segmental zugehörigen Interkostalnerven rechts infiltriert werden.
- Eine Verstärkung der Wirkung wird erreicht durch die zusätzliche Injektion ans Ganglion coeliacum (von der rechten Seite her).
- bei fehlendem Erfolg: Störfeldsuche und -therapie.

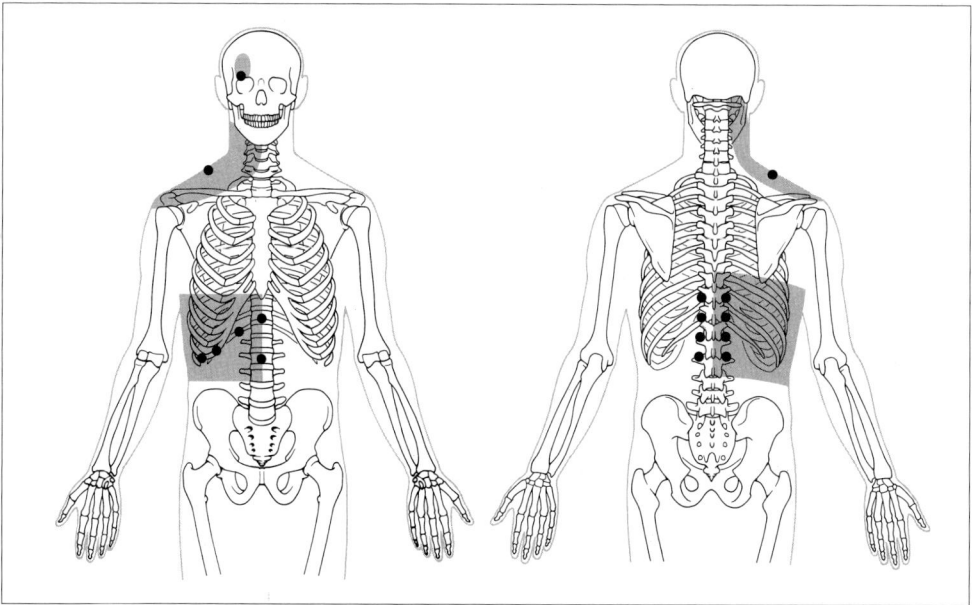

Abb. 81   Häufige Projektionszonen bei Erkrankungen im Leber-/Gallenblasenbereich und Quaddeltherapie (ventral und dorsal).

Segmentale Neuraltherapie bei Erkrankungen des Magens

Indikationen: Magenmotilitätsstörungen, akute und chronische Gastritis, Dumpingsyndrom, adjuvante Therapie bei Ulkus.

Therapie:

- 1 ml Procain 1 % in und an die linke V. cubitalis.
- Quaddeln paravertebral beidseits in den Dermatomen Th 5 – Th 9, ventral über dem linken Rippenbogen sowie zwischen Xyphoid und Umbilikus. Eine zusätzliche Quaddel empfiehlt sich im Segment C3/C4 (Vorderrand des M. trapezius links).
- Infiltration des linken N. supraorbitalis.
- Triggerpunkte und Narben im Segment mitbehandeln.
- Insbesondere bei akuten Erkrankungen können zusätzlich die segmental zugehörigen Interkostalnerven links infiltriert werden.
- Bei Druckdolenz Infiltration der Vogler'schen Periostpunkte (siehe oben) am linken Rippenbogen.
- Injektion in die sog. „Magengrube".
- Eine Verstärkung der Wirkung wird erreicht durch die zusätzliche Injektion ans Ganglion coeliacum (von der linken Seite her).
- bei fehlendem Erfolg: Störfeldsuche und -therapie.

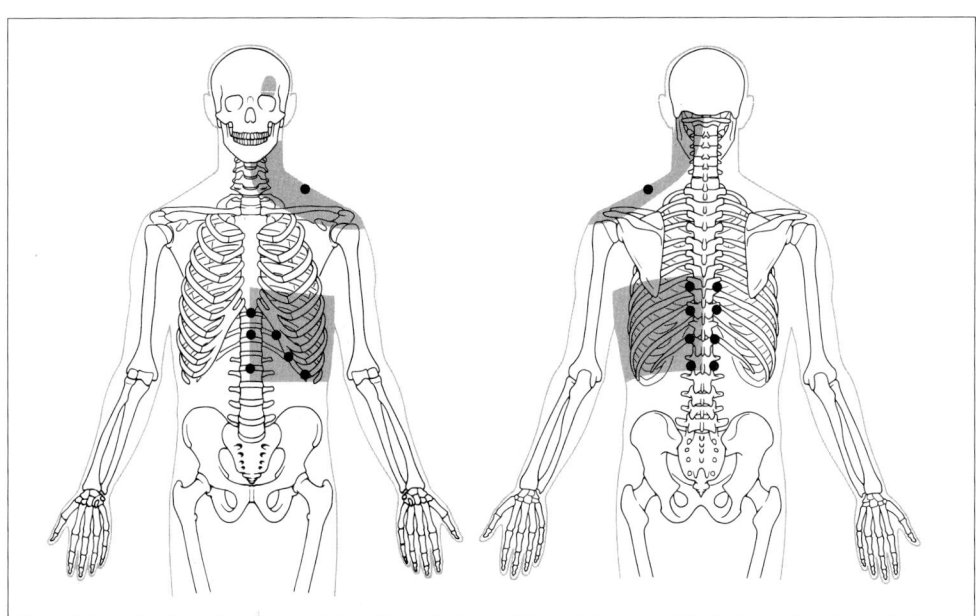

Abb. 82   Häufige Projektionszonen bei Erkrankungen des Magens und Quaddeltherapie (ventral und dorsal).

Segmentale Neuraltherapie des Pankreas

Indikationen: insbesondere akute und chronisch rezidivierende Pankreatitis. Im Circulus vitiosus Schmerz – Entzündung – Schmerz spielt der Sympathikus die Hauptrolle (siehe entspr. Kapitel in Teil I). Nicht nur der akute Schub kann insbesondere mit der Injektion an das Ganglion coeliacum ausgezeichnet behandelt werden (Schmerz **und** Entzündung), sondern auch der Langzeitverlauf wendet sich oft schlagartig zum Besseren, wie uns die Erfahrungen aus der Praxis zeigen.

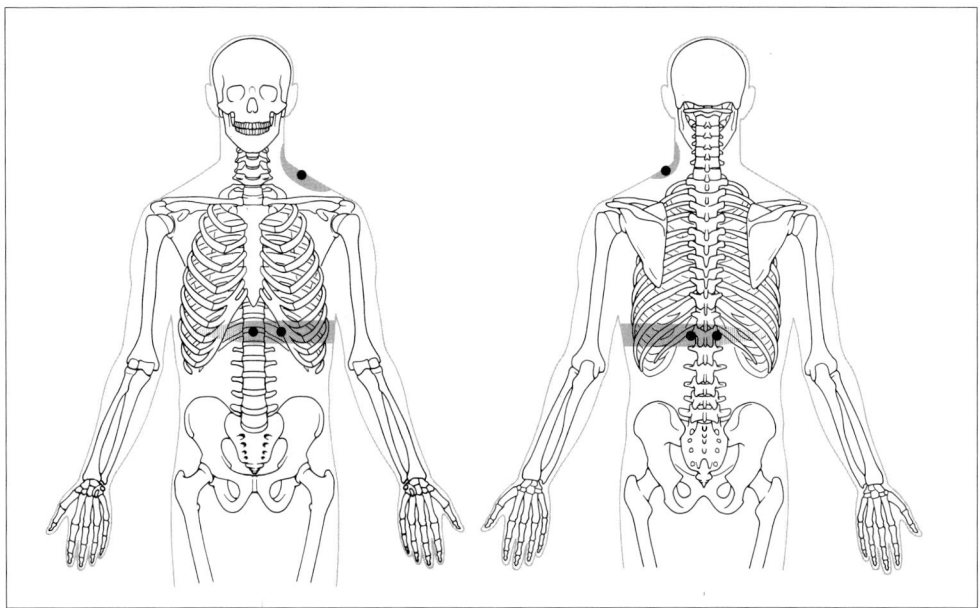

Abb. 83   Häufige Projektionszonen bei Pankreaserkrankungen und Quaddeltherapie (ventral und dorsal).

Beim Pankreaskarzinom ergeben sich insbesondere durch die wiederholte Ganglion-coeliacum-Infiltration erstaunliche Verläufe, besonders
bezüglich Schmerzen.

Therapie:

- intra- und paravenöse Injektion an die V. cubitalis links (1 ml Procain
  1 %).
- Quaddeln paravertebral dorsal bds. auf Höhe des Dermatoms Th 8
  sowie ventral im selben Dermatom (ca. in der Mitte zwischen Xyphoid und Nabel), ferner über dem linken Rippenbogen sowie im
  Segment C3/C4 (Vorderrand des M. trapezius).
- Infiltration des linken N. supraorbitalis.
- Triggerpunkte und Narben im Segment infiltrieren.
- evtl. zusätzlich Injektion an den N. intercostalis Th 8 links.
- zusätzlich Injektion in die sog. „Magengrube" (siehe oben).
- Injektion ans Ganglion coeliacum (von der linken Seite her).
- falls die Rezidivhäufigkeit nicht abnimmt: Störfeldsuche und -thera-
  pie.

**Segmentale
Neuraltherapie
des Darms**

Indikationen: Colon irritabile, Meteorismus, Divertikulose, adjuvante
Therapie bei Duodenalulzera, Morbus Crohn, Colitis ulcerosa, und inoperablen Tumoren. Paralytischer Ileus (Ganglion coeliacum).
Es dürfen natürlich keine akuten chirurgischen Indikationen verpasst
werden.

Therapie:

- 1 ml Procain 1 % intra- und paravenös (V. cubitalis).
- Quaddeltherapie im Bereich der Segmente Th 9 – L 3. Mit der einfachen Regel, die Quaddeln vorne und hinten ungefähr auf Höhe der Schmerzen oder vermuteten Läsion zu setzen, liegen wir richtig. Druckdolente Stellen in der Bauchhaut infiltrieren wir bis präperitoneal.
- Triggerpunkte der Bauch- und Rückenmuskulatur in diesen Segmenten sind ebenso wie Narben mitzubehandeln.
- Injektion in die „Magengrube" bei Erkrankung der oberen Darmabschnitte.
- Injektionen an das Ganglion coeliacum, wenn vorwiegend die oberen und mittleren Darmabschnitte betroffen sind.
- epidural-sakrale Injektion bei vorwiegend rektosigmoiden Erkrankungen.

Segmentale Neuraltherapie von Nieren und Ureter

Indikationen: Nierenkolik, Nephrolithiasis, Nephrose, adjuvante Therapie bei Pyelonephritis, Versuch bei Niereninsuffizienz.

Therapie:

- Injektion von 1 ml Procain 1 % in und an die V. cubitalis.
- Quaddeln paravertebral in den Dermatomen Th 9 – L 2 auf der erkrankten Seite oder beidseits.
- Infiltration von Triggerpunkten, Narben im Segment und über druckdolenten Dornfortsätzen im Segment.
- Bei akuten Erkrankungen kann an die Interkostalnerven Th 9 – L 2 zusätzlich injiziert werden.
- Injektion ans Ganglion coeliacum. Dabei werden beim langsam infiltrierenden Vorschieben auch die Fasern des Plexus renalis miterfasst.
- je nach Situation (Niereninsuffizienz, rezidivierende Koliken usw.) weitere Abklärungen konventionell-medizinischer Art und v. a. Störfeldsuche und -therapie nicht vergessen.

Segmentale Neuraltherapie der unteren Harnwege und des Genitalbereichs

Indikationen: Siehe Injektion in den „gynäkologischen Raum", Injektion an die Prostata.

Therapie:

- 1 ml Procain 1 % in und an die V. cubitalis.
- Quaddeltherapie im Unterbauch und über dem Sakrum. Hyperalgetische Punkte werden durch die Quaddel hindurch bis präperitoneal infiltriert.
- Narben im Segment sollen auch infiltriert werden.

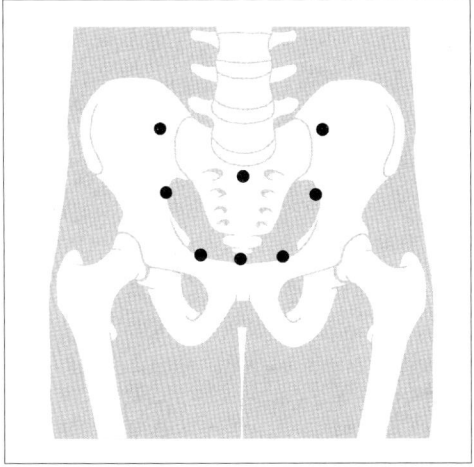

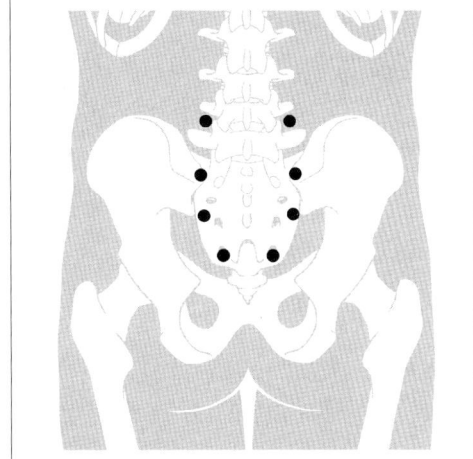

Abb. 84 Quaddeltherapie im Unterbauchbereich.   **Abb. 85** Quaddeltherapie über dem Sakrum.

- Bei Bewegungsapparat-Beschwerden des lumbosakralen Übergangs, der Iliosakralgelenke muss hier ebenfalls behandelt werden (vgl. Segmentreflektorik).
- Bei einer Pelvipathia vegetativa (nach Ausschluss organischer Ursachen und nach Versagen der einfachen Injektionen) hilft oft eine Injektion in den „gynäkologischen Raum" oder eine epidural-sakrale Injektion.

Injektion in den „gynäkologischen Raum"

Unter diesem Begriff wird das von einem vegetativen Nervengeflecht (Plexus uterovaginalis, Plexus vesicalis) überzogene Gebiet von Uterus, Adnexen und Harnblase verstanden.

Indikationen: Wechseljahrbeschwerden, Menometrorrhagien, zyklusabhängige Kopfschmerzen, unspezifischer Fluor vaginalis, Sterilität, Schmerzen im kleinen Becken wie „Pelvipathia vegetativa", Blasenfunktionsstörungen, chronische Zystitis usw. Selbstverständlich müssen insbesondere akute Infektionen und maligne Prozesse ausgeschlossen sein. In der Regel verstärkt sich der Effekt dieser Injektion bei gleichzeitiger Neuraltherapie der Schilddrüse, insbesondere bei Wechseljahrbeschwerden.

Material: Nadel 60×0,6 mm (80×0,6 mm bei adipösen Patientinnen, bei schlanken 40 x 0,4 mm), 4 ml Procain 1 % auf jeder Seite.

Lagerung: Patientin auf dem Rücken liegend. Cave: Kurz vor der Injektion muss die Blase entleert worden sein!

Einstichstelle: Das Pecten ossis pubis wird palpiert. Der Injektionsort liegt ca. 3½ Querfinger lateral der Mittellinie (d. h. der Symphyse). Dies entspricht dem Punkt ca. 2 Querfinger medial der pulsierenden A. femoralis.

Abb. 86 Suprapubische Injektion in den sog. „gynäkologischen Raum" resp. an die Prostata.

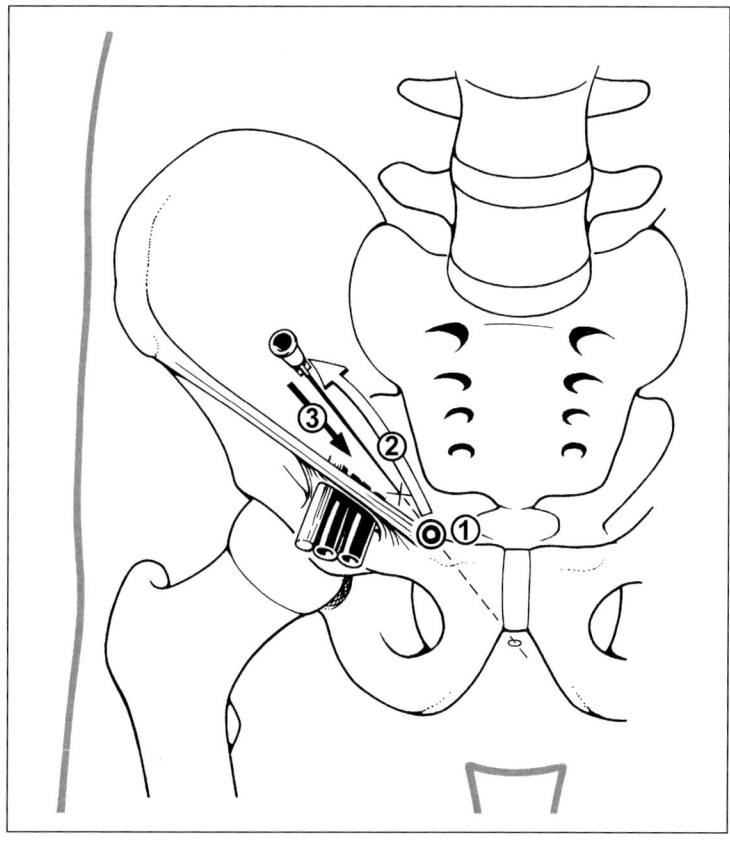

Abb. 87 Suprapubische Injektion in den sog. „gynäkologischen Raum."

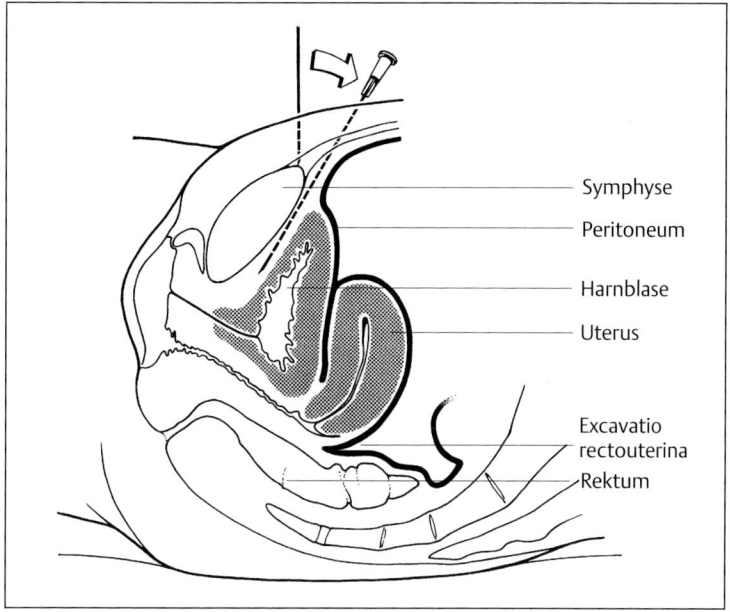

Symphyse

Peritoneum

Harnblase

Uterus

Excavatio rectouterina

Rektum

Einstichrichtung: Zunächst wird hier über einer Quaddel senkrecht eingestochen bis zum Knochenkontakt am Oberrand des Pecten ossis pubis. Hier wird ca. 0,5 ml Procain deponiert (nach leichtem Zurückziehen der Nadel). Nun wird die Haut und damit die Nadel etwas nach kranial verschoben. Die Richtung der Nadel wird nun geändert: nach medio-kaudal (gedachte Linie vom Einstichpunkt zum After). Sie gleitet nun ins extraperitoneal gelegene prä- und paravesikale Bindegewebe, welches reichlich Ausläufer des Plexus uterovaginalis enthält.

Einstichtiefe: je nach Dicke des subkutanen Fettgewebes 4–6 cm.

Hinweise

- Es existiert auch eine transvaginale Technik. Im Rahmen dieses Handbuchs soll nur die oben dargestellte suprapubische Technik beschrieben werden.
- *Komplikationen:* Eine versehentliche Punktion der Harnblase verläuft i.d.R. harmlos. Ein Druckgefühl über einige Tage kann durch ein Hämatom im kleinen Becken bedingt sein. Ein Druckgefühl und/oder Dysurie über einige Tage direkt nach der Injektion lässt auch an ein sog. Reaktionsphänomen denken, weswegen eine Störfeld-diagnostik eingeleitet werden muss [7].
- Erfolgt der Einstich zu weit lateral oder kranial, kann es durch Punktion der A. epigastrica superficialis oder A. epigastrica inferior zu einem ausgedehnten Bauchdeckenhämatom kommen. Bei korrekter Technik kann die Nadel kaum in den intraperitonealen Raum gelangen.

Injektion an die Prostata

Indikationen: unspezifische Prostatitis, Prostatahyperplasie, Miktionsbeschwerden, Impotenz usw.

Bezüglich *Material* und *Technik* gelten die gleichen Regeln wie bei der *suprapubischen Injektion* bei der Frau. Es sei nochmals erwähnt, dass unbedingt die Harnblase vor der Injektion entleert werden muss. Beim Einstich in die Prostata gibt der Patient einen kurzen Schmerz in der Glans penis an. Eine kurzzeitige, leichte Makrohämaturie kann durchaus vorkommen und ist harmlos. Der Patient sollte aber vorher informiert werden und nach dieser Injektion immer genügend trinken.

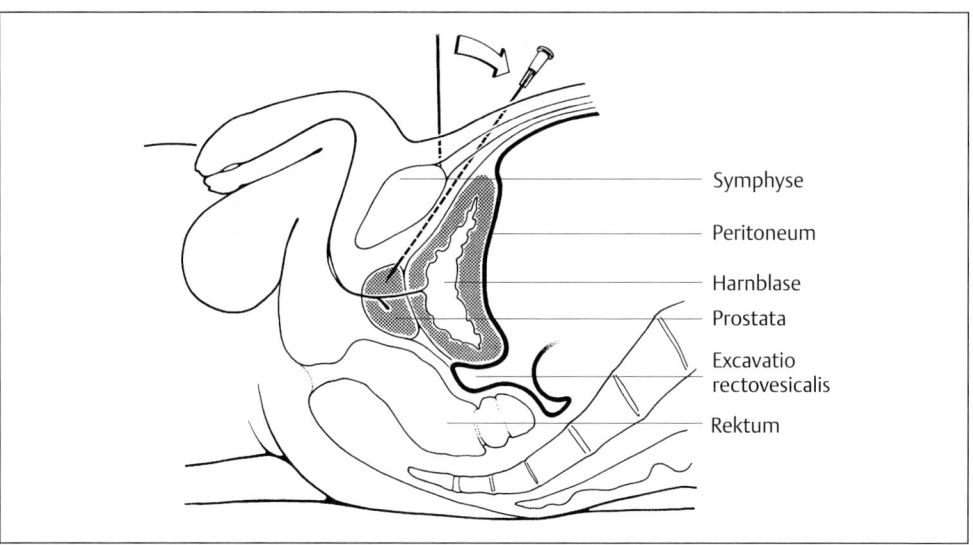

Abb. 88   Suprapubische Injektion an die Prostata.

Therapievorschläge häufiger Krankheits-
bilder von A – Z

Wichtige Vorbemerkungen:

In Kürze wird in diesem Abschnitt das neural-therapeutische Vorgehen bei *häufigen Krankheitsbildern* vorgeschlagen. *Auch wenn nicht jedes Mal darauf hingewiesen wird, so ist stets zu beachten, dass bei chronischen Krankheiten, insbesondere bei nicht raschem Ansprechen auf die lokal/segmentale Therapie, immer die Störfeldsuche durchgeführt werden muss.*

Die Injektionstechniken wurden im vorangegangenen Kapitel dargestellt.

In vielen Fällen kann die Neuraltherapie als alleinige Therapie angewandt werden. In anderen Fällen ist sie eine sinnvolle Ergänzung zur konventionell-medizinischen Therapie oder zu anderen regulativen Verfahren.

Die im Folgenden dargestellte „rezeptartige" Darstellung lokal/segmentaler Neuraltherapie bei bestimmten „Diagnosen" darf niemals dazu verleiten, die Individualität (es gibt keine zwei gleichen Patienten) nicht zu berücksichtigen. Dies soll am Beispiel „Colitis ulcerosa" veranschaulicht werden (mit dieser Bezeichnung wird eigentlich keine Diagnose, sondern ein Symptom beschrieben):

Patient A:	vorwiegend Funktionsstörung im „segmentreflektorischen Komplex"
Patient B:	verlagerter Weisheitszahn als Störfeld
Patient C:	Strumektomienarbe als Störfeld und psychosozialer Stress
Patient D:	Grundsystembelastung durch Amalgam und apikale Ostitis des 3. Zahns oben rechts als Störfeld

(Oft sind mehrere Störfelder am Krankheitsgeschehen beteiligt.)

Nur bei Patient A werden wir mit lokal/segmentaler Therapie Erfolg haben. Bei den anderen Patienten wird nur die Störfeldtherapie und evtl. zusätzliche Grundsystementlastung (siehe Teil I) dauerhaft Erfolg bringen.

Die Systeme, über welche die Neuraltherapie vorwiegend wirkt, sind das Grundsystem nach Pischinger und Heine sowie das vegetative Nervensystem. Die ubiquitäre Verteilung von Grundsystem und Sympathikus bringt es mit sich, dass die Liste von Krankheiten, die mit der Neuraltherapie nach Huneke behandelt werden können, äußerst groß und vielfältig ist. Man erinnere sich wieder an den Satz, dass praktisch jede chronische Krankheit störfeldbedingt sein kann.

Die Domäne der Neuraltherapie liegt sicher im Bereich von Schmerzzuständen und Funktionsstörungen.

Es folgen nun einige Therapievorschläge häufiger Krankheitsbilder. Im Rahmen dieses Buchs wurde bewusst zwecks besserer Übersicht auf eine Vollständigkeit verzichtet. Nochmals soll wiederholt sein, dass die Reaktionen des Patienten nach erfolgter erster Therapie exakt erfragt und richtig interpretiert werden müssen (siehe Kapitel „Phänomene"). *Gegebenenfalls ist die lokal/segmentale Therapie abzubrechen und eine Störfeldsuche einzuleiten.*

Abszess
Um- und Unterspritzung (danach Inzision und Ausräumung) bewirkt ein deutlich rascheres Abheilen der infektiösen Entzündung. Die Gründe, weshalb Entzündungen nach Lokalanästhesie rascher abheilen, sind in Teil I dargelegt.

Abwehrschwäche
Aus kybernetischer Sicht und aus Sicht des belasteten Grundsystems ist jede Therapie oder Eliminierung eines Störfelds mit einer Steigerung der Regulationsfähigkeit und Steigerung der unspezifischen Abwehr verbunden. Nach Dosch [20] können wir zusätzlich auf reflektorischem Weg die Milz stimulieren: Quaddeln auf Höhe der 10. Rippe ventral und dorsal.

Allergie und toxisches Geschehen/ Insektenstiche, Schlangenbisse
Die Grundsystembelastung durch Störfelder, Schwermetalle, elektromagnetische Schwingungen usw. kann ab einem bestimmten Grad verschiedenartige individuelle Symptome er-

geben („Fass voll"). Eine der vielen Möglichkeiten der Symptomatik bei Grundsystembelastungen ist die Allergie. Die Testung ergibt dann z. B. die Diagnose „allergisch auf Gräser, bestimmte metallische Legierungen usw." Im Prinzip sind solche Beschreibungen keine Diagnosen, sondern nur Symptome einer Grundsystembelastung. Nach Entlastung des Grundsystems zum Beispiel mittels Störfeldtherapie kann die Allergiesymptomatik wieder verschwinden.

Bei den verschiedensten Allergieformen (auch bei der Anaphylaxie) und beim toxischen Geschehen lohnt es sich, nicht nur die materielle, humorale Seite zu betrachten, sondern auch die informative, energetische:

Experimente von Siegen (Unterdrückung des Sanarelli-Shwartzman-Phänomens mittels Lokalanästhetikum), von Fleckenstein (Verhinderung des allergischen Schocks mittels Procain), von Speranski (Tetanustoxin zusammen mit Procain injiziert löst keine Krankheit aus) zeigen auf, dass nicht die eigentliche Materie eines Mikroorganismus, Allergens oder Toxins die Krankheitserscheinungen verursacht, sondern deren fehlerhafte Information und verheerende Reizbeantwortung im vegetativen System mit allen Folgereaktionen.

Werden quantenphysikalische Prinzipien in biologische Systeme integriert, so kann man sich auch vorstellen, dass je nach Toxin oder Allergen eine spezifische minimale Fotonenemission stattfindet, welche aufgrund von Autokatalyse und Divergenz eine verheerende Störung (Information und Reizbeantwortung) im Vegetativum bewirkt.

Wenn wir nun in der Praxis die Eintrittspforte eines Toxins in den ca. ersten 15 Minuten [21, 33] unterspritzen, zeigen viele Erfahrungen, dass die krankmachende Wirkung ausbleibt oder stark gemildert wird [20, 21], obwohl das Allergen oder Toxin systemisch vorhanden ist. Diesbezüglich sind viele Fallbeispiele von giftigen Schlangenbissen aus Südamerika bekannt. Da jedoch die Patienten selten genügend rasch in der Praxis sein können, muss selbstverständlich gleichzeitig die konventionelle Therapie erfolgen (z. B. Schockmaßnahmen, Antihistaminika, Antiserum usw.).

Sind wir jedoch allein auf das Procain angewiesen (Wüste, Expedition usw.), unterspritzen wir so rasch wie möglich die Eintrittspforte und geben je nach Situation zusätzlich eine Injektion an den zugehörigen Grenzstrang. Dies kann lebensrettend sein und kann bei der verblüffenden Einfachheit mit der oben dargelegten Theorie erklärt werden.

Amputationsstumpfschmerzen
Infiltration der Narbe, des Knochens sowie äußerst vorsichtig, mit dünnster Nadel und langsam die Umgebung des Nervenstumpfs infiltrieren, welcher dann durch Diffusion erreicht wird. Zusätzliche Injektionen an und in die A. axillaris und das Ganglion stellatum an der oberen Extremität, an den lumbalen Grenzstrang sowie in und an die A. femoralis an der unteren Extremität sind oft zusätzlich notwendig (Möglichkeit des sympathisch unterhaltenen Schmerzes). Bei fehlendem Langzeiterfolg: Störfeldsuche und -therapie, denn die Amputation kann als Zweitschlag gewirkt haben. Bei Phantomschmerzen: Zusätzlich wird die der maximalen Schmerzzone symmetrisch an der gegenseitigen, vorhandenen Extremität gelegene Zone infiltriert (Symmetrieprinzip).

Analfissur
Vorsichtiges, langsames, mehrmaliges direktes Unterspritzen, evtl. zusätzliche Injektion epidural-sakral.

Angina pectoris
Siehe koronare Herzkrankheit.

Angstzustände
Neben Gesprächstherapie können Injektionen an die Schilddrüse, „Dornenkranz" sowie eine Injektion in die „Magengrube" oft verblüffend gut helfen. Cave: Bei fehlenden offensichtlichen psychosozialen Gründen kann auch hier ein Störfeld die Angstzustände „triggern"!

Apoplexie
Der Embolus oder die Blutung bewirken nur einen Teil der neurologischen Ausfälle. Oft werden diese vor allem durch sekundäre re-

flektorische Zirkulationsbehinderungen verursacht. Durch möglichst **frühzeitiges** neuraltherapeutisches Eingreifen (Ganglion stellatum, Injektionen unter die Kopfschwarte) beim frischen Insult können die neurologischen Dauerschäden vermindert werden. Das Anspritzen des Ganglion stellatum auf der Seite des Insultes, d. h. auf der Gegenseite des Hemisyndroms, bewirkt in der Frühphase oft eine schlagartige Verbesserung der neurologischen Situation [33]. Beim älteren Insult (nach mehreren Tagen) erreichen wir dieses Resultat nicht mehr. Dennoch kann auch hier durch die neuraltherapeutische Triggerpunkt-Infiltration und evtl. zusätzliche Ganglionstellatum-Injektion sowie Injektionen unter die Kopfschwarte oft eine länger dauernde Verbesserung der spastisch-paretischen Peripherie erreicht werden. Physiotherapeuten bestätigen dann jeweils ein verbessertes Arbeiten in der Rehabilitationsphase.

Arteriitis temporalis

Bei dieser meist im Zusammenhang mit Polymyalgia rheumatica auftretenden Erkrankung, deren Ätiologie konventionell-medizinisch unbekannt ist, lindern wir die lokalen Symptome **und** Entzündungszeichen mit Procain-Injektionen um die A. temporalis. Die Ätiologie im neuraltherapeutischen Sinn ist oft ein Störfeld (insbesondere Tonsillen und Zahn-Kiefer-Bereich).

Arthritis

Punktion des Ergusses, Analyse, je nach Situation steht die konventionell-medizinische Behandlung im Vordergrund. Als adjuvante Therapie eignen sich Quaddeln um das Gelenk, Injektionen an die Gelenkkapsel sowie intraartikulär.

Arthritiden „unklarer Ätiologie" sind oft störfeldbedingt! Siehe auch **R**heumatische Erkrankungen.

Arthrose

Quaddeln über dem Gelenkspalt, Injektionen über druckdolenten Sehnenansätzen bis präperiostal, Aufsuchen und Infiltrieren von Triggerpunkten, gereizter Bursae, Injektionen an die Gelenkkapsel und evtl. ins Gelenk. Oft helfen auch Injektionen an den entsprechenden Grenzstrangabschnitt die Trophik zu verbessern und den muskulären Spannungszustand längerdauernd zu vermindern. Je nach Untersuchungsbefund müssen Nachbargelenke (zum Beispiel Iliosakralgelenk bei Koxarthrose) und der entsprechende Wirbelsäulenabschnitt mitbehandelt werden.

Die Praxis zeigt, dass bereits mit einfachen neuraltherapeutischen Injektionen (vier bis fünf Sitzungen im Abstand von je einer Woche) beispielsweise bei einer Koxarthrose monatelange Schmerzremissionen erreicht werden können. Der Verbrauch von nicht steroidalen Antirheumatika sinkt bei diesen Patienten erheblich und damit auch das Auftreten von Nebenwirkungen. Bei fehlendem Erfolg und strukturell/statisch nicht eindeutig erklärbarem Ausmaß der Schmerzen: Störfeldsuche!

Das Vorgehen bei den einzelnen Gelenken ist im Kapitel „Injektionstechniken" dargestellt.

Asthma bronchiale

Quaddeln über dem Thorax ventral und dorsal. Procain in und an die V. cubitalis, evtl. zusätzlich ans Ganglion stellatum.

Autoimmunerkrankungen

Suche nach Störfeldern und weiteren Grundsystembelastungen. Siehe als Beispiele **R**heumatische Erkrankungen, **C**olitis ulcerosa.

Bechterew-Erkrankung

Segmentale Neuraltherapie der betroffenen Wirbelsäulenabschnitte und der Iliosakralgelenke. Störfelder können den Verlauf beeinflussen.

Cluster headache

Siehe unter **K**opfschmerzen

Colitis ulcerosa

Ein milderer Verlauf kann erreicht werden durch Quaddeln im Unterbauch und lumbosakral. An druckdolenten Stellen der Bauchhaut gehen wir senkrecht infiltrierend durch die Quaddel hindurch bis präperitoneal.

Bei der häufigeren, aufsteigenden rektosigmoiden Form empfiehlt sich die zusätzliche epidural-sakrale Injektion, bei selteneren Befall des proximalen Kolons die Injektion ans Ganglion coeliacum.

Oft kann eine definitive Heilung nur durch eine Entlastung des Grundsystems (z. B. Amalgambelastungen, Störfelder) erreicht werden. Denn bei Grundsystembelastungen sind dann beispielsweise psychische Stresssituationen nur noch der letzte „Tropfen", der das Fass zum Überlaufen bringt mit Symptomen wie „Nahrungsmittelallergie", Blut und Schleim im Stuhl usw.

Colon irritabile
Es gilt dasselbe Prinzip wie bei der Colitis ulcerosa beschrieben. Zusätzliche Injektion an die Schilddrüse. Eine äußerst dankbare Indikation für die Neuraltherapie.

Commotio, Contusio cerebri
Injektionen unter die Kopfschwarte, 1 ml Procain 1 % intravenös (V. cubitalis), Quaddeln über der Halswirbelsäule sowie Injektion ans Ganglion stellatum (rechts und links, jedoch niemals gleichzeitig: bei Procain mindestens 1 Stunde Abstand, bei Lidocain zwei bis drei Stunden).

Es resultiert dadurch eine Verminderung des Hirnödems und den Patienten geht es oft in kurzer Zeit in eindrücklicher Art besser.

Crohn'sche Krankheit
Auch hier gelten dieselben Prinzipien wie bei der Colitis ulcerosa beschrieben. Da die Läsionen hier vor allem im terminalen Ileum zu finden sind (und nicht vorwiegend rektosigmoidal wie bei der Colitis ulcerosa), hat die Injektion ans Ganglion coeliacum hier die größere Bedeutung als die epidural-sakrale Injektion.

Depression
Bei reaktiven Depressionen können die Symptome oft mit folgenden Injektionen deutlich gemildert werden: Schilddrüse, bei Frauen zusätzlich in den sog. „gynäkologischen Raum", 1 ml Procain 1 % intravenös. Evtl. zusätzlich

Quaddeln parasternal und Injektion in die „Magengrube". Zusammen mit einer Gesprächstherapie kann oft auf ein Antidepressivum verzichtet werden.

Bei den sog. „endogenen" Depressionen ohne äußere Ursache kann ein Störfeld ursächlich sein. Deshalb sollten wir als Neuraltherapeuten niemals gewisse „Diagnosen", „Etiketten" als definitiv ansehen. Kaum Erfolg werden wir bei genetisch determinierten Psychosen haben.

Auch bei schweren Depressionen hat Hausammann bedeutende Erfolge mit der wiederholten Injektion an das Ganglion cervicale superius erzielt (in Vorbereitung zur Publikation, persönl. Mitteilung).

Distorsion
Quaddeln um das entsprechende Gelenk sowie Infiltration loco dolenti und an die Bandansätze verhindern die schmerzhaften, reflektorisch via Sympathikus ausgelösten vasomotorischen Dystrophien.

Dupuytren'sche Kontraktur
Das narbige Gewebe kann durch direkte, wiederholte Infiltrationen mit Procain weicher gemacht werden. Ursächlich kann neben genetischer Disposition (hier werden wir – wie bei den äthylisch bedingten Kontrakturen – mit der Neuraltherapie wenig erfolgreich sein) auch eine Reizung des Halssympathikus vorliegen. Es empfehlen sich (auch prä- und postoperativ) Injektionen ans Ganglion stellatum und an den N. ulnaris. Diese Injektionen erscheinen um so logischer, wenn man bedenkt, dass die Dupuytren'sche Kontraktur zum Beispiel auch als Spätfolge nach Myokardinfarkt (als Reflexdystrophie-Syndrom) auftreten kann.

Auch ein Störfeld kann bei den Gewebsveränderungen mitspielen. Die narbige Dupuytren'sche Kontraktur kann evtl. ihrerseits wieder Störfeld für andere Krankheiten sein.

Dysmenorrhöe
Nachdem durch eine gynäkologische Untersuchung organische Ursachen ausgeschlossen wurden, können als einfachste Maßnahme

Quaddeln im Unterbauch und über dem Sakrum gesetzt werden. Eine noch bessere Wirkung erzielen wir mit der wiederholten Injektion in den „gynäkologischen Raum". Bei starken Kreuzschmerzen injizieren wir in die Iliosakralgelenke, in hartnäckigen Fällen kann sogar eine epidural-sakrale Injektion vorgenommen werden. Durch eine oder mehrere dieser Maßnahmen (je nach individuellem Beschwerdebild) kann der segmentreflektorische Circulus vitiosus oft über viele Monate durchbrochen werden. Ist dies nicht der Fall, denke man an ein Störfeld.

Dystonie, vegetative

Rasche Ermüdbarkeit, Schlafstörungen, Konzentrationsstörungen, Schwindel, Herzklopfen, Stuhlunregelmäßigkeiten, Kreislaufregulationsstörungen, sexuelle Störungen usw. sind oft störfeldbedingt („Erstschlag"). Aufgepfropfte psychosoziale Probleme können dann die Symptomatik noch deutlich im Sinne eines „Zweitschlags" verstärken. Das Störfeld beeinflusst durch seine langdauernden minimalen Impulse die kybernetischen Regelkreise, die nicht mehr nach dem Prinzip der Ökonomie arbeiten können. Auch andere (exogene) elektromagnetische Schwingungen können die vernetzten Regelkreise labilisieren. Durch das Erkennen solcher Zusammenhänge – neben der Berücksichtigung psycho-sozialer Faktoren – können oft Psychopharmaka eingespart werden. Finden wir kein Störfeld, so lassen sich die Symptome durch Procain 1% intravenös sowie in die Schilddrüse wenigstens vorübergehend lindern, bei Wiederholung in günstigen Fällen mit Verlängerung des beschwerdeärmeren Intervalls.

Ekzem

Kann auf energetische Überlastung des Grundsystems („Überlaufen des Fasses") zurückzuführen sein. Bei entsprechendem Auffinden und Therapieren eines oder mehrerer Störfelder kann unter Umständen eine Heilung herbeigeführt werden. Bei akuten lokalisierten Dermatitiden helfen subkutane Unterspritzungen und wiederholte Injektionen an den zugehörigen Grenzstrang.

Enzephalitis

Als Adjuvans zur konventionell-medizinischen Therapie Injektionen ans Ganglion stellatum (oder Ganglion cervicale superius) rechts und links im Abstand von einer (Procain) oder mehreren Stunden (Lidocain). Dadurch wird eine wesentlich bessere Hirndurchblutung erreicht, was für jeden infektiösen Verlauf günstig ist. Zusätzliche Injektionen unter die Kopfschwarte sowie 1 ml Procain 1% in die V. cubitalis.

Epicondylitis humeri radialis und ulnaris

Die alleinige Infiltration loco dolenti mit dem Lokalanästhetikum wird kaum Erfolg bringen. Stets sind Halswirbelsäule, Triggerpunkte im Schultergürtel- und Vorderarmbereich mitzubehandeln. Günstig ist eine gleichzeitige Injektion ans Ganglion stellatum. In vielen Fällen gelingt ein Dauererfolg nur über das Störfeld.

Epididymitis

Auch für die konventionelle Medizin trotz Antibiotika und Antiphlogistika ein schwer beherrschbares Leiden. Sogar renommierte konventionell-medizinische Therapiebücher (Hadorn) haben den günstigen Einfluss der Lokalanästhetika auf Schmerz *und* Entzündung (!) erkannt und empfehlen die wiederholte lokalanästhetische Umflutung des Nebenhodens bei anderweitiger Therapieresistenz. Falls dies die Heilung noch nicht herbeiführt, wird die epidural-sakrale Injektion mit 5 ml Procain 1% empfohlen. Berücksichtigung von Störfeldern bei hartnäckigen Verläufen.

Epilepsie

Vererbte Formen sind auch mit der Neuraltherapie nicht heilbar. Die Unterscheidung, ob eine „genuine" oder erworbene Form vorliegt, ist oft nicht einfach. Deshalb lohnt sich nach Dosch [20] die Störfeldsuche und -therapie in jedem Fall. Es ist wichtig, bei unklarer Anamnese alle Narben, inklusive Impfnarben, und die Tonsillen anzuspritzen sowie die Zähne abzuklären usw. Mittels wiederholter Injektionen unter die Kopfschwarte kann möglicherweise unabhängig von der Ätiologie die Anfallshäufigkeit vermindert werden.

Die posttraumatische Epilepsie eignet sich ausgezeichnet, neuraltherapeutisch mittels Injektion in die Narbe und an das Ganglion stellatum angegangen zu werden. Allerdings muss auf allfällige fehlende Stücke im Schädelknochen nach Trauma und/oder Operation geachtet werden, denn nach Kontakt des Lokalanästhetikums mit Liquor oder Gehirnsubstanz kann sofort ein Krampfanfall ausgelöst werden.

Erbrechen

Als symptomatische Therapie sind Procain 1%, 1 ml intravenös sowie eine Injektion in die Magengrube äußerst wirksam. Beim Auftreten im Rahmen eines Schwindels/Innenohrproblems oder auf Reisen kombinieren wir die genannten Injektionen mit einer Infiltration an das Mastoid beidseitig, an das „Tor des Ohres" vor dem Tragus sowie in die Schilddrüse.

Erfrierungen

Ein äußerst dankbares Gebiet für die Neuraltherapie mit logischem Therapieansatz („medikamentöse Sympathektomie"). In erster Linie injizieren wir an die zuständigen Ganglien, an das periarterielle sympathische Geflecht sowie intraarteriell. Für die obere Extremität bedeutet dies: Ganglion stellatum, in und um die A. axillaris. Untere Extremität: lumbaler Grenzstrang, in und an die A. femoralis. Bei Befall der Akren kann auch eine Finger- resp. Zehenbasisanästhesie (nach Oberst) wiederholt mit geringen Dosen gesetzt werden.

Erysipel

Auf den ersten Blick schwer verständlich verhindert das frühzeitige lokale Umspritzen sowie in schwereren Fällen eine Injektion an den zuständigen Grenzstrang das Fortschreiten des Erysipels und begünstigt dessen Rückgang in verblüffender Art. Man erinnere sich an den Satz von Ricker [87], dass nicht die Bakterien selbst die Krankheit verursachen, sondern deren zugehörige Störung im vegetativen System, welche schlussendlich in einer Durchblutungsstörung (perivasaler Sympathikus) mit entsprechenden Folgereaktionen mündet. In Teil I wurde kurz aufgezeigt, dass solche Aussagen sogar auf eine quantenphysikalische Grundlage gestellt werden können.

Selbstverständlich muss in bedrohlichen Fällen (zusätzlich) ein Antibiotikum verabreicht werden.

Fazialislähmung

Falls keine Ursache gefunden wird:

- Periphere Fazialislähmung (auch der Stirnast ist betroffen): Injektionsserie von ca. 5- bis 7-mal innerhalb von zwei bis drei Wochen: Ganglion stellatum oder Ganglion cervicale superius der befallenen Seite, ebenfalls gleichseitig 1 ml Procain 1% in und an die V. cubitalis sowie knapp kranial und medial der Spitze des Proc. mastoideus an das Foramen stylomastoideum. Zusätzlich kann die Fazialisloge vor dem Ohr infiltriert werden.
- Zentrale Fazialislähmung (Stirnast nicht betroffen): Injektionsserie an das Ganglion stellatum.

Bei fehlendem Erfolg und unergiebigen Abklärungen: Störfeldsuche (v.a. Zähne, Nebenhöhlen, Tonsillen, Narben).

Fersensporn (Kalkaneussporn)

Umflutung des Kalkaneussporns mit Procain von medial und lateral her (nicht durch die Fußsohle, da viel zu schmerzhaft). Bei fehlendem Dauererfolg empfiehlt Dosch [20] die Injektion ans gleichseitige Iliosakralgelenk. Bei dennoch persistierenden Beschwerden sollte eine Störfeldsuche angeschlossen werden (und eine Druckverteilung mittels Einlagen).

Fieber

Wie im Kapitel „Das Grundsystem nach Pischinger und Heine" dargestellt, kann Fieber durchaus einen Sinn haben (Löschung pathologischer gespeicherter Information in der Grundsubstanz). Es ist primär – falls möglich und notwendig – die Ätiologie zu behandeln. Bei trotzdem unerlässlicher Fiebersenkung kann 1 ml Procain 1% in die V. cubitalis injiziert werden.

Frakturen

Bei schlechter Frakturheilung wirken Procain-Injektionen an den Frakturspalt ausgezeichnet

(u. a. durchblutungsfördernd und einem Morbus Sudeck vorbeugend). Auch jede geheilte Fraktur ist im Störfeldgeschehen wie eine Narbe zu berücksichtigen und bei entsprechendem anamnestischem Verdacht („Zweitschlag") zu testen.

Furunkel

Das möglichst frühzeitige Umspritzen wirkt sich positiv auf Schmerz und (!) Entzündung aus. Zudem wird eine rasche Demarkation erreicht. Die Gründe hierfür sind beim Erysipel dargelegt.

Gallenblasenerkrankungen

Siehe auch „Segmentale Neuraltherapie innerer Organe". Insbesondere bei Koliken oder anderen Funktionsstörungen: Quaddeln in den Head'schen Zonen, Infiltration der Vogler'schen Periostpunkte, Injektion in die Magengrube sowie ans Ganglion coeliacum (rechts).

Ganglion (Synovialzysten v. a. im Handgelenkbereich)

Punktion, Injektion von Procain und Anlegen eines straffen Verbandes für einige Tage (Cave: Zirkulation). Falls dennoch schmerzhafte Rezidive auftreten, ist die Operation angezeigt.

Geburtshilfe

Bereits 4–6 Quaddeln lumbosakral können reflektorisch auf Schmerz und Muttermunderöffnung eine ausgezeichnete Wirkung entfalten. In speziellen Fällen zusätzlich 1 ml Procain 1 % intravenös sowie 5 ml Procain 1 % epidural-sakral. Diese Mengen Procain sind für Mutter und Kind völlig gefahrlos, unterstützen physiologische Mechanismen, verhindern in Stresssituationen einen Circulus vitiosus und sparen damit andere Medikamente ein. Mit objektiven Messmethoden hat Irrmann den Effekt einer solchen „lumbalen Reflextherapie" verifiziert und auf einem Kongress in Budapest 1980 vorgestellt [53].

Gehirntumor

Postoperativ oder bei inoperablen Tumoren: Injektionen ans Ganglion stellatum, intravenös (1 ml Procain 1 %) sowie Injektionen unter die Kopfschwarte bringen durch Verminderung des perifokalen Ödems oft eine vorübergehend deutliche Verbesserung der Hirnleistung sowie eine Linderung von Schmerzen über längere Zeit.

Gicht

Primär diätetische Maßnahmen. Bei akuten Entzündungen artikulär (Gonagra, Podagra) Abpunktieren eines allfälligen Gelenkergusses und Instillieren von Procain. Das Gebiet einer periartikulären Gicht kann ebenfalls (mit dünnster Nadel) äußerst vorsichtig und sehr langsam infiltriert werden (Effekt auf Schmerz und Entzündungsverlauf!). Zusätzlich Quaddelreihe um das betroffene Gelenk. Wenngleich man nicht in jedem Fall ohne nicht steroidale Antirheumatika auskommt, so kann doch die Dauer der Einnahme dieser Medikamente verkürzt werden.

Glaukom

Versuch einer kurzen Serie ans Ganglion ciliare, Kontrolle des Augendrucks durch den Augenarzt. Bei fehlendem Ansprechen Störfeldsuche. Beim akuten Glaukomanfall geben wir 1 ml Procain 1 % intravenös, eine Injektion ans Ganglion ciliare sowie ans Ganglion stellatum. Dadurch wird der Augendruck absinken, bis die spezialärztliche Therapie beginnen kann. Vor allem fernab jeder Zivilisation haben wir hier eine ausgezeichnete Möglichkeit, vorübergehend Schmerz und Druck zu senken.

Gonagra

Siehe unter Gicht

Gynäkologische Erkrankungen

Siehe „Segmentale Neuraltherapie des urogenitalen Bereichs".

Hämatom

Kann mit Procain umspritzt werden (Gefäßabdichtung, bessere Durchblutung der Peripherie, schnellere Resorption).

Hämorrhoiden

Der den Circulus vitiosus unterhaltende erhöhte Sphinktertonus wird beim akuten Leiden mit einer epidural-sakralen Injektion günstig beeinflusst.

Harnverhaltung

Quaddeln über dem Unterbauch und dem Sakrum wirken reflektorisch oft schon genügend. Ansonsten zusätzlich 1 ml Procain 1 % intravenös und evtl. epidural-sakrale Injektion. Cave: bei voller Blase keine suprapubische Injektion in den sog. „gynäkologischen Raum" oder an die Prostata vornehmen!

Hauterkrankungen

Siehe unter Ekzem, Allergie, Erysipel

Heiserkeit

Injektion an den N. laryngeus sup. sowie an den Oberrand des Manubrium sterni im Jugulum.

Hepatitis

Quaddeln in den Head'schen Zonen, Injektion in die Magengrube sowie an das Ganglion coeliacum (rechts) ergeben bei akuten und bei chronischen Hepatitiden ausgezeichnete Resultate!

Herpes zoster

Möglichst frühzeitiges, in der ersten Woche alle 1–2 Tage subkutanes Unterspritzen der Hautläsionen. Allein durch diese Maßnahmen sind äußerst rasche subjektive und objektive Besserungen und vor allem praktisch immer ein Verhindern der postzosterischen Neuralgie zu verzeichnen. Bei starken Schmerzen sind zusätzliche Injektionen an die zuständigen Nerven sinnvoll: Plexus brachialis, epidural-sakrale Injektion bei Befall der Extremitäten, Nn. intercostales bei Befall des Rumpfs, Injektionen am lateralen Augenwinkel sowie des N. supraorbitalis beim Zoster ophthalmicus. Bei der Herpes-Keratitis sind Injektionen ans Ganglion pterygopalatinum, Ganglion stellatum oder ans Ganglion ciliare sinnvoll. Auch an den übrigen Körperstellen können in hartnäckigen Fällen die entsprechenden Ganglien oder Grenzstrangabschnitte in die Therapie mit einbezogen werden (u.a. wegen der Möglichkeit des sympathisch-unterhaltenen Schmerzes und der sympathisch-unterhaltenen Entzündung).

Das gleiche Vorgehen empfiehlt sich bei der postzosterischen Neuralgie. Gute Resultate erzielen wir hier meist nur bei frühem Erkennen und raschem Einsetzen der Therapie. Dennoch sollte auch bei langjährigem Leiden ein Versuch unternommen werden. Manchmal kann ein Störfeld (Zweitschlag) mithelfen, die Schmerz-Symptomatik zu unterhalten.

Herzinfarkt

Als adjuvante Therapie zur Verminderung der sympathischen Hyperaktivität, weiterer Koronarspasmen sowie des erhöhten Sauerstoffverbrauchs würde hier eigentlich neben der intravenösen Procain- oder Lidocain-Gabe eine Injektion ans Ganglion stellatum als logische Maßnahme erscheinen (selbstverständlich neben allen sofort einzusetzenden konventionell-medizinischen Maßnahmen). Eine sicher dankbare Injektion fernab jeder Zivilisation. Cave: Abschätzen der Blutungsgefahr bei bevorstehender Lysetherapie.

Herzrhythmusstörungen

Intravenöse Injektion von Procain oder Lidocain (1 ml 1 %): insbesondere bei ventrikulären tachykarden Rhythmusstörungen sowie als Prophylaxe von Rhythmusstörungen beim Infarkt. In diesen Notfällen unterscheidet sich die Neuraltherapie bezüglich Erstmaßnahmen prinzipiell nicht von der konventionellen Medizin. Durch Membranstabilisierung sollen Reizbildung und Reizleitung normalisiert werden.

Ganglion stellatum (rechte Seite): besonders geeignet bei supraventrikulären Tachykardien, falls andere Maßnahmen wie Valsalva-Manöver, Karotissinus-Massage usw. versagen. Kontraindikationen für diese beiden Injektionen sind: schwere Überleitungsstörungen wie AV-Block II. und III. Grads, Bradykardie, schwere dekompensierte Herzinsuffizienz.

Als sinnvoll ergänzende Therapie, auch zur medikamentösen, empfiehlt sich die Behandlung im Herz-Segment wie im Kapitel „Injektionstechniken" dargestellt (Quaddeln, Triggerpunkte, blockierte Kostovertebralgelenke, Narben usw.). Auch hier ist die Basis die wechselseitige Segmentreflektorik (Haut – Muskulatur – Achsenorgan – inneres Organ). Gerade bei Herzrhythmusstörungen unklarer

Ätiologie finden sich besonders häufig Störfelder im Zahn-Kiefer-Bereich.

Hirnödem

Als ausgezeichnete Maßnahmen begleitend zu jeder anderen Therapie erfolgen eine Injektion in und an die V. cubitalis (1 ml Procain 1 %) sowie an das Ganglion stellatum (zuerst nur eine Seite – nach 1 Stunde bei Verwendung von Procain die andere Seite). Gleichzeitig können Injektionen unter die Kopfschwarte angebracht werden. Dadurch erfolgt eine Normalisierung der Endothelschranke und durch die bessere Durchblutung eine Verminderung der Flüssigkeit im Hirngewebe.

Hüftbeschwerden

Siehe bei **A**rthrose und im Kapitel „Injektionstechniken".

Husten

Als adjuvante Therapie auch zur Verbesserung der Atemfunktion: Quaddeln über dem Lungensegment sowie 1 ml Procain 1 % intra- und paravenös.

Hyperemesis gravidarum

1 ml Procain 1 % intra- und paravenös, Injektion in die Magengrube und die Schilddrüse. Nur in sehr hartnäckigen Fällen wird die Injektion ans Ganglion coeliacum und an das Stellatum (im Wechsel, nicht gleichzeitig) notwendig.

Hypertonie

Die intra- und paravenöse Procain-Injektion (1 ml 1 %), das Setzen von Injektionen unter die Kopfschwarte sowie die Injektion in die Schilddrüse (evtl. zusätzlich abwechselnd ans Ganglion stellatum und ans Ganglion coeliacum) können die sog. „essenzielle" Hypertonie oft längere Zeit bessern. Eine dauerhafte Lösung des Problems werden wir damit nicht erreichen; manchmal erleben wir jedoch, dass die Injektion und/oder Sanierung eines schuldigen Störfelds die sog. „essenzielle" Hypertonie verschwinden lässt und ein Absetzen der Medikamente möglich wird (siehe Kapitel „Fallbeispiele").

Ileus (paralytischer)

Die Injektion ans Ganglion coeliacum hilft bei anatomischen Formen des Ileus laut Wischnewski so zuverlässig [20], dass bei Nichtansprechen auf diese Therapie nach ca. zwei Stunden das Vorliegen eines mechanischen Ileus angenommen werden muss.

Zusätzlich geben wir auch hier 1 ml Procain 1 % intra- und paravenös, eine Injektion in die „Magengrube" sowie Quaddeln an die Head'schen Zonen des Dünn- und Dickdarms.

Iliosakralgelenkaffektion (am häufigsten Blockierung)

Injektion in den oberen und unteren Gelenkabschnitt als erste Maßnahmen. Bei Rezidiven Untersuchung der Wirbelsäule, der unteren Extremitäten, der Organe des kleinen Beckens [30] usw.

Impotenz

Bei Durchblutungsstörungen können Injektionen an das sympathische Geflecht der A. femoralis sowie epidural-sakrale Injektionen helfen. Zusätzlich sind je nach Situation Injektionen an Schilddrüse und Prostata angezeigt. Troltsch [104] beschreibt die gute Wirkung der folgenden Injektion: Knapp unter der Spina iliaca anterior superior geben wir mit dünner Nadel an den M. iliacus an der Innenseite des Os ilium wenige Milliliter Procain 1 %. Die Nadel gleitet entlang dem Os ilium etwa 4 cm in die Tiefe.

Es können auch Störfelder vorliegen. Psychosoziale Stressfaktoren sind oft auch sekundär!

Insektenstiche

Sofortiges Unterspritzen der Stichstelle sowie bei bekannter Allergie an den entsprechenden Grenzstrang-Abschnitt.

Begründung: siehe unter **A**llergie.

Iridozyklitis

Setzen einer Quaddel lateral am Augenwinkel sowie Injektionen an die Nn. supra- und infraorbitales. Eine Verstärkung der Wirkung wird erreicht durch Injektionen an das Ganglion ciliare und pterygopalatinum. Häufig tritt die

Iridozyklitis im Rahmen einer rheumatischen Erkrankung (z. B. Formenkreis der seronegativen Spondarthritiden) auf. Heilbar ist sie in vielen Fällen nur über das Störfeld.

Ischialgie
Sorgfältige Anamnese und Untersuchung lassen uns unterscheiden, ob es sich um ein radikuläres oder pseudoradikuläres Syndrom (spondylogen oder beispielsweise bei einer Iliosakralgelenkblockierung) handelt. Die Therapie erfolgt dann wie im entsprechenden Kapitel „Injektionstechniken" beschrieben. Nach Reischauer [20] kommt es bei einigen Patienten mit Status nach operativ oder konservativ behandelten Ischialgien zu einer mehr oder weniger ausgeprägten „postischialgischen" Durchblutungsstörung (mit allerdings normaler Arteriographie). Claudicatio-ähnliche Beschwerden sind dann die Folge (differenzialdiagnostisch dürfen eine echte Klaudikation bei peripher arterieller Verschlusskrankheit sowie ein enger Spinalkanal nicht verpasst werden).

Diese Störung spricht ausgezeichnet an auf wenige Injektionen an den lumbalen Grenzstrang auf Höhe L3.

Karpaltunnelsyndrom
Injektion in den Canalis carpi oder weiter proximal an den N. medianus wie im Kapitel „Injektionstechniken" beschrieben. Evtl. zusätzliche Injektion an das Ganglion stellatum. Auch bei diesem Leiden kann ein Störfeld vorliegen. Oft kann dank der Neuraltherapie auf eine Operation verzichtet werden.

Kausalgie
Tritt auf nach Verletzungen peripherer Nerven und manifestiert sich als brennender Schmerz. Dieser kann durch verschiedene Reize (taktile, psychogene, optische, akustische, thermische usw.) ausgelöst werden. Auch trophische und vasomotorische Störungen kommen hinzu. Unterhalten wird dieser Circulus vitiosus vor allem durch sympathische und somatosensible Afferenzen. Die Kausalgie kann als Reflexdystrophie (wie der Morbus Sudeck) betrachtet werden. Entsprechend ist die logische Therapie: 1. wiederholte Injektionen an den

entsprechenden Grenzstrang-Abschnitt (obere Extremität: Ganglion stellatum, untere Extremität: lumbaler Grenzstrang), 2. wiederholte Injektionen in und an die entsprechende Arterie (obere Extremität: A. axillaris, untere Extremität: A. femoralis), 3. direkt an die verletzte Stelle (sehr vorsichtige Infiltration mit dünnster Nadel), 4. wiederholtes proximales Ausschalten des verletzten Nervs.

Kehlkopferkrankungen (Schmerzen, Schluckbeschwerden ohne fassbare Pathologie, Heiserkeit usw.)
Injektion an den N. laryngeus superior sowie an den Oberrand des Manubrium sterni. Bei Tumorschmerzen und Larynxödem helfen auch zusätzliche Injektionen an das Ganglion stellatum.

Keratitis
Injektionen an den lateralen Augenwinkel, an die Nn. supra- und infraorbitales. Evtl. zusätzliche Injektion ans Ganglion pterygopalatinum.

Kiefergelenkerkrankungen
(z. B. Costen-Syndrom)
Injektion an die Gelenkkapsel und ins Gelenk. Evtl. Abklärung des „Bisses" durch den Zahnarzt.

Klimakterische Beschwerden
Injektion in die Schilddrüse und den „gynäkologischen Raum" sowie intra- und paravenös (V. cubitalis 1 ml Procain 1 %).

Knochennekrosen, aseptische (Os lunatum, naviculare, Morbus Osgood-Schlatter, Morbus Köhler usw.)
Procain direkt an das Periost des erkrankten Knochens (durch eine Hautquaddel hindurch). Evtl. zusätzlich in und an die zuführende Arterie und an den entsprechenden sympathischen Grenzstrang (resp. Ganglion).

Kokzygodynie
Infiltrationen direkt ans Os coccygis, auch ventral an das Ganglion impar. Zusätzlich sind epidural-sakrale Injektionen oft hilfreich. Bei fehlendem Erfolg: Störfeldsuche.

Kollaps

Im Tierversuch wurde bestätigt [20], dass Procain intravenös (1 ml 1 %) eine gute kreislaufregulierende und zudem gefäßabdichtende Wirkung besitzt.

Konjunktivitis

Eine Quaddel am lateralen Augenwinkel hilft oft schon verblüffend gut bei nicht infektiöser Konjunktivitis (auch bei infektiöser als adjuvante Maßnahme). Evtl. zusätzliche Injektion an den N. supraorbitalis.

Kopfschmerzen

Vielen Arten von Kopfschmerzen liegt ein Störfeld zugrunde („Erstschlag"). Solcher Art labilisierte Regelkreise sind empfindlich für „Zweitschläge" (weitere Störfelder, Wetterwechsel, psychischer Stress, exogene elektromagnetische Schwingungen usw.). Dadurch können Kopfschmerzen manifest werden.

A Einteilung

● Vasomotorische Kopfschmerzen

1. Cephalaea vasomotorica (Spannungskopfschmerz): dumpfer Schmerz, zeitweise pulsierend. Kaum Begleitsymptome. Auslösend psychische Spannungen, Wetterwechsel, Alkohol, Nikotin usw. Auch nach Commotio cerebri kommt diese Art Kopfweh vor. Als „Erstschlag" kann ein Störfeld vorliegen.
2. Migräne: meist einseitig, oft pochend, mit Nausea, Erbrechen. Verstärkung durch Licht und Lärm. Tachykardie, Schwitzen, Bauchkrämpfe, Oligurie während und Harnflut nach dem Anfall sind weitere Zeichen der Fehlsteuerung des Sympathikus und der damit verbundenen Durchblutungsstörung. Auslöser sind oft dieselben wie beim Spannungskopfschmerz. Vorübergehende neurologische Ausfälle wie Flimmerskotome (ophthalmische Migräne), Augenmuskelparesen (ophthalmoplegische Migräne), Aphasie, Parästhesien, Hemiparesen, Jackson-Anfälle („Migraine accompagnée") oder Schwindel, Ataxie, Dysarthrie, Tinnitus (Migräne des Basi-

larisgebiets) werden unter dem Überbegriff der *Komplizierten Migräne* zusammengefasst [75].

3. Cluster headache (Erythroprosopalgie, Horton-„Neuralgie"): migräneähnlicher Kopfschmerz v. a. in der Orbital- und Supraorbitalregion. Dauer 20 Minuten bis 2 Stunden. Es ist immer dieselbe Seite betroffen [75]. Rötung des betroffenen Auges und der entsprechenden Gesichtshälfte sowie verstopfte Nase und Tränenfluss sind Zeichen der einseitigen Störung des vegetativen Nervensystems, insbesondere eines Reizzustands des Ganglion pterygopalatinum.

● Kopfschmerzen bei organischen vaskulären Krankheiten: **A**poplexie (siehe dort) und **A**rteriitis temporalis (siehe dort).
● Kopfschmerzen bei intrakranieller Raumforderung (Tumor, Abszess, Subduralhämatom).
● Zervikozephalsyndrom: bei degenerativen Halswirbelsäulenveränderungen, Triggerpunkten der Nackenmuskulatur, Schleudertrauma der Halswirbelsäule.
● Kopfschmerzen bei internistischen Erkrankungen (Infekte, Nephropathie, Hepatopathie, Hypertonie usw.).
● Kopfschmerzen bei Erkrankungen von Organen im Trigeminusgebiet (ORL-Bereich, Zähne, Augen).
● **N**euralgien (siehe dort).

B Therapie

Als Basisbehandlung: 1 ml Procain 1 % in und an die Vena cubitalis sowie Injektionen unter die Kopfschwarte und individuelle Schmerzpunkte am Schädel. Der Langzeitverlauf kann oft mit wiederholten Injektionen ans Ganglion stellatum der betroffenen Seite gebessert werden. Bei gleichzeitigen Nackenverspannungsschmerzen (insbesondere bei degenerativen Veränderungen, Triggerpunkten, Halswirbelsäulen-Schleudertrauma) empfehlen sich Injektionen an die okzipitalen Sehnenansatzstellen, in die Triggerpunkte sowie Quaddeln paravertebral beidseitig der Halswirbelsäule. Eine druckdolente A. temporalis wird umspritzt, ebenso druckdolente Nervenaustrittsstellen. Den Narben im Segment, den Zähnen, Tonsillen und Nebenhöhlen ist je nach Anamnese und Befund größte Bedeutung beizumessen. Solche und andere Störfelder sind insbesondere bei funktionellen Kopfschmerzen überaus häufig. So spritzen wir beispielsweise bei einer Migräne, deren Bestehen zeitlich mit einer Sectio zusammenfällt, an die Sectio-Narbe und in den „gynäkologischen Raum". Bei Migräne im Zusammenhang mit der Menstruation erfolgt die Injektion in den „gynäkologischen Raum" sowie an die Schilddrüse.

Beim Cluster headache ist die Injektion an das Ganglion pterygopalatinum angezeigt. Dieses Ganglion kann seinerseits irritiert sein durch Störfelder (häufig Zähne). Aus pathophysiologischer Sicht gibt es keine kausalere Therapie.

Bei Kopfschmerzen infolge hirnorganischer Störungen (vaskulär, Raumforderungen usw.) erfolgt die Neuraltherapie adjuvant zu den konventionell-medizinischen Therapien.

Koronare Herzkrankheit

Quaddeltherapie im Herzsegment, Behandlung der entsprechenden Wirbelsäulenabschnitte und Triggerpunkte sowie des Ganglion stellatum, wie im Kapitel „Injektionstechniken" dargestellt. Diese adjuvante Therapie bringt oft eine wesentliche Verbesserung der Koronardurchblutung und dürfte längerfristig zur Verhinderung von Koronarspasmen beitragen. Erklärungsgrundlage sind die reflektorischen Verschaltungen von Haut, Muskulatur und innerem Organ.

Krebserkrankungen

Aus regulationsmedizinischer Sicht ist die „Entgleisung" im Grundsystem und die damit verbundene Störung der kybernetischen Regelkreise ein wesentlicher Faktor in der Krebsentstehung. Da das Grundsystem (neben anderen Faktoren) durch Störfelder belastet wird, können wir die vorsichtige Hypothese aufstellen, dass die neuraltherapeutische Störfeldbehandlung der verschiedensten funktionellen Störungen möglicherweise als eine Prophylaxe der Krebsentstehung angesehen werden kann. Hierzu erinnern wir uns wieder an die – kybernetisch betrachtete – Reihenfolge in der

Krankheitsentstehung: gestörte Information – gestörte Regulation – gestörte Funktion – gestörte Struktur. Eine bereits bestehende Krebserkrankung ist mit der Neuraltherapie nicht heilbar. Die insbesondere durch die Segmentreflektorik hervorgerufenen Schmerzen und durch perifokale Ödeme bedingten Funktionsausfälle können jedoch mit der Neuraltherapie ausgezeichnet gelindert werden (Grenzstrang- und Ganglieninjektionen, Infiltrationen von Triggerpunkten, Nerven usw.). Damit kann den Patienten zumindest über eine gewisse Zeit zu einer besseren Lebensqualität verholfen werden.

Lateralsklerose, amyotrophe

Quaddeln paravertebral beidseits entlang der ganzen Wirbelsäule sowie wiederholte Injektionen an das Ganglion stellatum. Störfeldsuche und -therapie.

Lebererkrankungen

Siehe Kapitel „Segmentale Neuraltherapie innerer Organe".

Lumbago, Lumbovertebralsyndrom

Als Basisbehandlung Quaddeln paravertebral beidseits sowie Infiltrationen an die Dornfortsätze und die Ligg. interspinalia. Aufsuchen und Infiltrieren von Triggerpunkten. Je nach Untersuchungsbefund müssen die Iliosakralgelenke, der M. piriformis usw. behandelt werden. Ausgezeichnet wirkt oft eine epidural-sakrale Injektion. Bei Verdacht auf ein Facettensyndrom infiltrieren wir die entsprechenden kleinen Wirbelgelenke.

Lungenembolie

Falls nicht der seltene Fall eines großen Embolus in einem zentralen Gefäß auftritt, ist es praktisch nie die mechanische arterielle Obstruktion, die eine lebensbedrohliche Situation entstehen lässt, sondern die reflektorischen Gefäßspasmen. Diese können die ganze Lunge erfassen (divergentes Schaltprinzip des Sympathikus). Aus diesem Grunde ist die logische und primär lebensrettende Maßnahme die Injektion an das Ganglion stellatum (dessen Fasern das ganze obere Körperviertel versorgen). Der Geübte benötigt für diese Injektion höchstens zwei Minuten, dadurch werden keine konventionell-medizinischen Maßnahmen verzögert. Zudem wird das Gewebe mit der feinen 20×0,4 mm Nadel nicht traumatisiert, sodass gleichzeitig mit der Antikoagulation begonnen werden darf. Es gibt kein logisches Argument, diese segensreiche Injektion auf den Intensivstationen nicht einzuführen. Der erfahrene Neuraltherapeut kann dem Patienten diese Injektion schon vor dem Krankentransport verabreichen, ohne dass dadurch eine Zeitverzögerung auftritt.

Lungenerkrankungen

Das Vorgehen (als alleinige oder adjuvante Therapie) ist im Kapitel „Injektionstechniken" beschrieben.

Luxationen

Injektionen an die Gelenkkapsel erleichtern die Reposition bereits erheblich. Zusätzlich können Sehnenansätze infiltriert werden.

Magenerkrankungen

Siehe „Segmentale Neuraltherapie innerer Organe". Häufig als adjuvante Therapie.

Menière-Erkrankung

Im Anfall: 1 ml Procain 1% in die V. cubitalis. Dazu Injektion an das Mastoid sowie eine Quaddel vor dem Tragus („Tor des Ohres"). Gleichzeitig empfiehlt sich auch eine Injektion an das Ganglion stellatum. Bei Rezidiven: Störfeldsuche.

Meralgia paraesthetica

Bei Druck (Adipositas, Bauchgurt) oder Diabetes, Äthylabusus auftretende Irritation des N. cutaneus femoris lateralis. Parästhesien in seinem Versorgungsgebiet (Oberschenkelaußenseite) treten auf. Siehe Kapitel „Injektionstechniken".

Metatarsalgie (Morton-Neuralgie)

Irritation des 3. plantaren Interdigitalnervs (zwischen 3. und 4. Zehe) infolge Spreizfuß. Die Therapie besteht im Verordnen von Einlagen mit deutlicher retrokapitaler Abstützung sowie Injektionen (oft genügen 1–3 ml) von dorsal her (Procain 1%).

Migräne

Siehe unter **K**opfschmerzen

Multiple Sklerose

Die Praxis und auch Berichte vieler Neuraltherapeuten zeigen, dass, wenn der zweite Schub abgelaufen ist, die Krankheit kaum mehr zu heilen ist, auch durch Beseitigung oder Therapie aller vermuteten Störfelder nicht. Es kann dann hiermit höchstens der Verlauf gemildert werden. Können wir jedoch bereits frühzeitig nach dem 1. Schub potenzielle Störfelder therapieren oder beseitigen, besteht eine Heilungschance. Zusätzlich müssen auch andere Grundsystembelastungen eliminiert werden wie z.B. pathogene exogene elektromagnetische Schwingungen oder Amalgam. Muss Letzteres nach Testung entfernt werden, darf dies nur äußerst vorsichtig und mit Begleittherapie geschehen (Gefahr des Zweitschlags). Zudem muss ein genügend langes Zeitintervall zwischen der Sanierung der einzelnen Quadranten eingehalten werden. Patienten, die an erheblichen neurologischen Defiziten leiden, sind oft äußerst schmerzgeplagt und weisen einen deutlich spastischen Muskeltonus mit schmerzhaften Triggerpunkten und pseudoradikulärer Schmerzausstrahlung auf. Eigene Erfahrungen zeigten, dass die alleinige Triggerpunkt-Behandlung bei diesen Patienten den Schmerz nur für unbefriedigend kurze Zeit bessert. Injiziert man jedoch gleichzeitig z.B. bei einem hartnäckigen Zervikobrachialsyndrom ans Ganglion stellatum, kann der Schmerz oft für viele Wochen verschwinden und die Schmerzmedikamente können entsprechend abgesetzt werden. Ob dies zusätzlich an der durchblutungsfördernden Wirkung liegt, welche die Stellatum-Injektion auch im Zentralnervensystem und nicht nur in der Muskulatur und anderen Geweben hat, bleibt offen. Injektionen epidural-sakral können manchmal die Blasen- und Darmfunktion etwas bessern und die Spastizität der Beine vorübergehend vermindern.

Mykosen

Massiver, wiederholter Befall von Haut und Schleimhäuten kann auf eine Dysregulation im Grundsystem mit nachfolgend gestörter Abwehrlage hindeuten. Neben vielen anderen

Faktoren (Ernährung, Antibiotika usw.) können bei der energetischen Grundsystembelastung Störfelder eine Rolle spielen.

Nabelerkrankungen

Dosch betont [20], dass der Nabel die erste Narbe des Menschen ist. Ekzeme, Asthma usw. im Säuglings- und Kleinkindesalter müssen an die potenzielle Störfeldmöglichkeit der Nabel-Narbe denken lassen.

Nasennebenhöhlenerkrankungen

Die Injektionen an die Nervenaustrittspunkte und an den Boden der Kieferhöhle wirkt bei akuter Sinusitis bereits derart gut auf Schmerz und Entzündung, dass die zusätzliche Injektion ans Ganglion pterygopalatinum nicht immer notwendig wird. Dieselben Injektionen sind auch bei chronischer Sinusitis angezeigt. Zudem können zusätzlich mit Procain getränkte Wattestäbchen in die Nase eingeführt werden, was zu einer zusätzlichen Schleimhautabschwellung führt. Die Nasennebenhöhlen sind häufig Störfeld!

Nephrolithiasis

Neben genetischer Disposition und Diätfehler können auch hier Störfelder eine Rolle spielen.

Die *Nierenkolik* wird wie folgt behandelt: Quaddeln in den entsprechenden Segmenten ventral und dorsal, insbesondere über den Zonen der stärksten Schmerzen. Durch die Quaddeln hindurch wird ein allfälliger muskulärer Hartspann infiltriert. Wie immer bei der Segmenttherapie sollte eine intra- und perivenöse Injektion von 1 ml Procain 1 % erfolgen (auf der Seite der Kolik). Die zusätzliche Injektion ans Ganglion coeliacum (Verbindung mit dem Plexus renalis) hat eine ausgezeichnete schmerzlindernde, spasmolytische und regulierende Wirkung. Zusätzlich kann noch eine Injektion an die Interkostalnerven Th 10, Th 11, Th 12 und an den Spinalnerv L1 gegeben werden. In den meisten Fällen wird dies jedoch nach korrekter Injektion ans Ganglion coeliacum nicht mehr nötig sein.

Neuralgien

Diese anfallsweise auftretenden starken Schmerzen im Ausbreitungsgebiet sensibler peripherer Nerven sind ätiologisch oftmals unklar. Am häufigsten ist die *Trigeminusneuralgie*. Oft werden die Schmerzepisoden durch Kauen oder Sprechen ausgelöst. Als erste lokal/segmentale Maßnahme bietet sich die Injektion an die Nervenaustrittsstellen an (N. supra- und infraorbitalis, N. mentalis). In verzweifelten Fällen, wenn auch die unten stehenden Abklärungen nichts erbracht haben, kann die wiederholte Injektion ans Ganglion Gasseri versucht werden, auch Injektionen ans Ganglion stellatum sind oft hilfreich (sympathisch-unterhaltener Schmerz). Vorher ist jedoch noch die exakte Untersuchung und Testung des Zahn-Kiefer-Bereichs notwendig. Wichtig ist auch die Berücksichtigung von Narben, auch der Zahnextraktionsnarben. Testinjektionen sind ebenfalls an die Nasennebenhöhlen und Tonsillen zu geben. Ganz allgemein sind Störfelder häufig „schuld" an dieser Erkrankung.

Bei der *Sluder-Neuralgie* wird ein chronischer Reizzustand des Ganglion pterygopalatinum bei rezidivierenden Nasennebenhöhlenentzündungen angenommen. Oft hilft hier die wiederholte Injektion an dieses Ganglion sowie an die Nervenaustrittspunkte (N. supra- und infraorbitalis).

Die *postzosterische Neuralgie* (z. B. im Interkostalbereich) ist bei sehr langer Dauer (über 1 Jahr) auch für die Neuraltherapie ein Problem, außer man hat das Glück, ein die Schmerzen verschlimmerndes Störfeld („Zweitschlag") zu finden. Ansonsten lohnt sich trotzdem ein Versuch, an den entsprechenden Nerv zu injizieren sowie Quaddeln und subkutane Infiltrationen im Gebiet der stärksten Schmerzen zu setzen. Zudem beim oberen Körperviertel Injektion an das Ganglion stellatum. Schöne neuraltherapeutische Erfolge ergeben sich, wenn die Neuralgie noch nicht lange besteht (höchstens wenige Wochen).

Die *Glossopharyngeusneuralgie* zeigt sich mit Schmerzen einseitig im Rachen, der Tonsillargegend, dem Gaumen und Zungengrund, zeitweise Ausstrahlungen ins Ohr und in die Zähne. Prodromi: visköser Speichel, Geschmacksstörungen. Triggerzone ist oft die Tonsillengegend (rezidivierende Entzündungen, Tonsillektomienarbe). Verlagerte Weisheitszähne sind ebenfalls zu beachten. Der erste therapeutische Schritt besteht in wiederholten Injektionen an die Tonsillenpole oder in die Tonsillektomienarben. Mit der Injektion ans Ganglion cervicale superius (in hartnäckigen Fällen) wird gleichzeitig der N. glossopharyngeus mit erfasst.

Weitere Neuralgien (z. B. *N. occipitalis major, N. cutaneus femoris lateralis, N. laryngeus sup.* werden mit wiederholten Injektionen an diese Nerven (siehe Kapitel „Injektionstechniken") behandelt.

Nierenerkrankungen

Liegt nicht eine Analgetika-Nephropathie, ein genetisches Nierenleiden oder eine chronische Pyelonephritis infolge rezidivierender aufsteigender Infekte (zum Beispiel bei vesikoureteralem Reflux) vor, so finden sich oft Störfelder („quantenphysikalische", „nervale" Wirkung), viel seltener Herde („stoffliche" Wirkung durch Bakterien/Toxine/Antikörper). In solchen Fällen ist eine Sanierung von Störfeld oder Herd angezeigt.

Bei einer Nierenkolik wirkt die Injektion an das Ganglion coeliacum sofort schmerzlindernd und spasmolytisch (siehe Seite 173).

Ansonsten bietet sich die (adjuvante) segmentale Neuraltherapie an zur Verhinderung von pathologischen viszero-viszeralen und anderen Reflexen. Oft ergibt sich dadurch mindestens eine verbesserte Zirkulation. Siehe Kapitel „Injektionstechniken", Segmentale Neuraltherapie von Niere und Ureter.

Ödeme

Vorerst abklären, ob die Ursache nicht kardial, renal, postthrombotisch, lymphogen usw. bedingt ist. Ödeme können auch störfeldbedingt sein. Die eindeutigsten Erfolge stellen sich langanhaltend ein bei perifokalen Tumorödemen, Morbus Sudeck usw., indem wir an das

entsprechende Ganglion oder den entsprechenden Grenzstrangabschnitt injizieren, begleitet von einer intra- und periarteriellen Injektion der zum Ödem ziehenden Arterie.

Hirnödem: siehe dort.

Ohrenerkrankungen

Basisinjektionen bei fast allen Ätiologien: Quaddel vor dem Tragus, Injektion ans Mastoid. Auch bei infektiösen Erkrankungen als adjuvante oder alleinige (Virusotitiden) Therapie. Bei Innenohrproblemen (Tinnitus, Schwindel) zusätzlich Injektion an das Ganglion stellatum.

Osteomyelitis

Als adjuvante Therapie Hautquaddeln um den Herd, präperiostales Procain-Depot im Erkrankungsbereich (das Gegenargument der „Keimverschleppung" dürfte nach Studium der Kapitel in Teil I widerlegt sein). Zusätzlich an das entsprechende Grenzstrangganglion (u. a. verbesserte Durchblutung).

Otitis

Siehe Ohrenerkrankungen

Pankreaserkrankungen

Die segmentale Neuraltherapie ist im Kapitel „Injektionstechniken" dargestellt. Bei der akuten und chronisch rezidivierenden Pankreatitis ist die Injektion ans Ganglion coeliacum in Bezug auf Schmerz, Entzündung und Kreislaufregulation eine äußerst erfolgreiche Maßnahme. Die Nozizeptoren (sympathische Afferenzen) geben möglicherweise im Schmerzzustand selbst Entzündungssubstanzen ab (siehe Teil I). Die Coeliacum-Injektion ist deshalb die logische Therapie. Zudem scheint sie auf die neuronalen Strukturen eine „programmierende" Wirkung zu haben, denn wiederholte Injektionen ans Ganglion coeliacum setzen die Rezidivrate langfristig deutlich herab (sofern beispielsweise mittels ERCP ein Steinleiden oder andere Ursachen ausgeschlossen wurden). Dies zeigen die Verläufe in der Praxis. In diesem Zusammenhang ist es nochmals interessant, sich mit dem neuralen Gedächtnis, welches auch in der Peripherie zu existieren scheint, auseinanderzusetzen (siehe hierzu folgende Stichworte: Pawlow, Speranski, Relationspathologie von Ricker, Solitonen).

Im 1994 (8. Auflage) erschienenen konventionell-medizinischen *Lehrbuch der Therapie* [46], ist Folgendes zu lesen: „Die Plexus-coeliacus-Blockade kann eine wochen- bis monatelange Schmerzlinderung erzeugen". Zudem wird Procain intravenös zur Schmerzlinderung empfohlen.

Parkinsonismus
Liegt eine nigro-striäre Dopaminverarmung vor, muss selbstverständlich substituiert werden. Dennoch bringen in vielen Fällen wiederholte Injektionen unter die Kopfschwarte und evtl. ans Ganglion stellatum oder cervicale superius eine weitere Verbesserung der neurologischen Symptome.

Parodontose
Ursache abklären, zahnhygienische Maßnahmen. Wiederholte Procain-Injektionen ins Zahnfleisch bringen sofort eine bessere Durchblutung und oft lang anhaltende Besserungen.

Peripher arterielle Verschlusskrankheit (PAVK)
Gehtraining, Verminderung der Risikofaktoren. Neuraltherapeutisch: Injektionen an den lumbalen Grenzstrang sowie in und an die Aa. femorales. Äußerst effektive Injektionen auch beim akuten, vom Spasmus begleiteten, Verschluss (eigene Beobachtungen [33]).

Pelvipathia vegetativa
Bei dieser häufigen, nach Ausschluss organischer Ursachen mit üblichen therapeutischen Mitteln kaum beeinflussbaren und oft zu wiederholten Laparoskopien, CT oder MR-Untersuchungen führenden Krankheit greift die Neuraltherapie direkt an den Strukturen der Fehlsteuerung an: dem vegetativen Nervensystem [20, 37, 51, 59, 110].

Quaddeln über dem Unterbauch und dem Sakrum sind die erste Maßnahme. Je nach Auffinden von Druckschmerzpunkten infiltrieren wir bis präperitoneal. Dann erfolgt die Injektion in den „gynäkologischen Raum". In und an die Aa. femorales, den lumbalen Grenzstrang

und epidural-sakrale Injektionen sind weitere Möglichkeiten der Segmenttherapie. Versagt diese, muss an ein Störfeld oder bei offensichtlichen Konfliktsituationen an eine psychische Ursache gedacht werden.

Periarthropathia
Siehe bei **A**rthrose. Dasselbe Vorgehen wie dort, auch wenn der Periarthropathie unter Umständen keine Arthrose zugrunde liegen sollte. Intraartikuläre Injektionen sind selten notwendig.

Phantomschmerzen
Vorerst vorsichtig in alle Narben (auch bis an den Knochenstumpf) der Amputationsstelle injizieren. Bei der oberen Extremität zusätzlich in und an die A. axillaris sowie an das Ganglion stellatum. Bei der unteren Extremität in und an die A. femoralis sowie an den lumbalen Grenzstrang. An der noch vorhandenen Extremität suchen wir nach druckdolenten Stellen und infiltrieren diese. Zudem versuchen wir den Phantomschmerz anamnestisch möglichst genau zu lokalisieren und therapieren diese Stelle symmetrisch an der noch vorhandenen, gegenseitigen Extremität. Auch ein Störfeld („Erst"- oder „Zweitschlag") kann das Schmerzgeschehen beeinflussen.

Phlegmone
Es gelten die gleichen Überlegungen wie beim **E**rysipel.

Pleuritis
Quaddeln über der maximalen Schmerzzone. Zusätzlich Injektionen an die Interkostalnerven im betroffenen Gebiet und an das gleichseitige Ganglion stellatum. Dies ist nicht nur eine ausgezeichnete Schmerztherapie, sondern wird als adjuvante Therapie die Entzündung und den Infekt rascher abklingen lassen (siehe Teil I).

Pneumonie
Es gelten dieselben Überlegungen und Therapiemöglichkeiten wie bei der Pleuritis. Niemals eine dringend notwendige Antibiotikatherapie hinauszögern!

Podagra

Siehe Gicht

Polyarthritis

siehe Rheumatische Erkrankungen

Prostataerkrankungen

Chronische Prostatitis, „Prostatodynie", Prostatahyperplasie usw.: suprapubische Injektion an die Prostata. Zusätzlich können Quaddeln über dem Unterbauch und dem Sakrum gesetzt werden. Bei nervlich angespannten Patienten erfolgt auch eine Schilddrüseninjektion. Bei zusätzlichen funktionellen Harnentleerungsstörungen wirkt auch eine epidural-sakrale Injektion.

Psychische Erkrankungen

Insbesondere depressive Stimmungslagen unklarer Ätiologie, psychovegetative Beschwerden (sofern nicht offensichtliche psychosoziale Belastungen vorliegen) sind oft störfeldbedingt. Sekundenphänomene in diesem Bereich gehören zu den schönsten und verblüffendsten Erlebnissen in der Praxis.

Bisher galten Psychosen „endogener" Art als mit der Neuraltherapie nicht beeinflussbar. Allerdings hat Hausammann (persönliche Mitteilung, in Vorbereitung zur Publikation) auch bei schwersten Depressionen bedeutende Erfolge mit der wiederholten Injektion an das Ganglion cervicale superius erzielt.

Psychoorganisches Syndrom (POS)

Oftmals Verbesserung der Orientiertheit und des Kurzzeitgedächtnisses durch wiederholte Injektionen unter die Kopfschwarte.

Quincke-Ödem

1 ml Procain 1 % intra- und perivenös sowie an das Ganglion stellatum.
Tritt bei Grundsystembelastungen auf, unter anderem durch Störfelder. Das auslösende Agens ist dann nur noch der „Zweitschlag", der das Fass zum Überlaufen bringt.

Raynaud-Syndrom

Injektionen an das entsprechende Grenzstrangganglion sowie in und an die zuführende Arterie. Störfeldsuche.

Reizblase

Injektion in den „gynäkologischen Raum" resp. an die Prostata. Zusätzlich Schilddrüseninjektion sowie Quaddeln über dem Unterbauch und über dem Sakrum. In hartnäckigen Fällen sind auch epidural-sakrale Injektionen angezeigt.

Rheumatische Erkrankungen

Bei den verschiedensten entzündlich rheumatischen Erkrankungen deckt die Forschung immer mehr pathogenetische Bausteine auf, die jedoch therapeutisch weiterhin lediglich unterdrückende Maßnahmen zur Folge haben. Den Neuraltherapeuten interessiert vor allem die Ätiologie (das Störfeld).

Es darf die Forderung aufgestellt werden, dass ohne Testung und Therapie insbesondere des Tonsillen- und Zahn-Kiefer-Bereichs die Entstehung beispielsweise einer chronischen Polyarthritis nicht einfach hingenommen werden darf. Die Störfeldsuche muss möglichst frühzeitig begonnen werden. Sind die morphologischen Veränderungen bereits stark ausgeprägt, dann besteht die Möglichkeit, dass das Krankheitsgeschehen autonom „weiterläuft", das heißt vom Störfeld abgekoppelt (Speranski, siehe Teil I).

Mittels kombinierter Segment-Störfeld-Therapie wurden bei chronischer Polyarthritis gute Erfolge dokumentiert [50].

Lindernde, adjuvante Maßnahmen sind neuraltherapeutische Injektionen mit Procain an und in die betroffenen Gelenke. Quaddeln um die Gelenke sind bereits sehr wirksam.

Das neuraltherapeutische Vorgehen bei Periarthropathien, Arthrosen/degenerativen Veränderungen, Triggerpunkten, pseudoradikulären Syndromen usw. ist in den entsprechenden Kapiteln beschrieben.

Schilddrüsenerkrankungen

Indikationen, Kontraindikationen und Technik sind im Kapitel „Injektionstechniken" beschrieben.

Schlaflosigkeit

Wiederholte Injektionen unter die Kopfschwarte, in die Schilddrüse sowie 1 ml Procain 1 % intra- und perivenös helfen oft, die Situation in den Griff zu bekommen und einen Benzodiazepin-Abusus zu verhindern. Liegen keine offensichtlichen psychosozialen Probleme vor, muss an die Möglichkeit eines unterschwelligen „endogenen" (Störfeld) oder „exogenen" (z. B. Nähe eines Senders usw.) Elektromagnetismus gedacht werden. Gerade ein Störfeld im Sinne eines „Erstschlags" kann die kybernetischen Regelkreise labilisieren und „vegetative" Störungen wie Schlaflosigkeit verursachen. Dies gilt auch für andere Grundsystembelastungen wie Amalgamunverträglichkeit usw.

Schlangenbiss

Siehe Allergie/toxisches Geschehen usw.

Schleudertrauma der Halswirbelsäule

Quaddeln paravertebral, Infiltration der okzipitalen Sehnenansätze, Injektionen an die Dornfortsätze, Injektionen in die Triggerpunkte. Auch ohne entsprechende Anamnese bringt eine Injektion an die Tonsillen oft eine schlagartige Verbesserung der Beweglichkeit und Verminderung der Symptome (vgl. Schaltmechanismen, Teil I). Oft bringen Stellatum-Infiltrationen entscheidende Besserungen. Bei sehr hartnäckigen Fällen muss daran gedacht werden, dass das Schleudertrauma lediglich der Zweitschlag war bei vorher unterschwellig belasteter Halswirbelsäule infolge Störfeld.

Schock

Neben den üblichen konventionell-medizinischen Maßnahmen haben 1 – 2 ml Procain 1 % intra- und perivenös eine ausgezeichnete kreislaufregulierende Wirkung. Anaphylaktischer Schock siehe Allergie/toxisches Geschehen usw.

Schulterschmerzen

Siehe unter „Injektionstechniken": obere Extremität.

Schwindel

Falls keine Ursache gefunden wird, geben wir beim otogenen Schwindel eine Injektion ans Mastoid, eine Quaddel am „Tor des Ohres" vor dem Tragus und injizieren evtl. zusätzlich ans Ganglion stellatum. Muskelverspannungen im Nackenbereich sind mitzubehandeln. Bei Verdacht auf diffuse altersbedingte zerebrale Durchblutungsstörung helfen oft wiederholte Injektionen in die Kopfschwarte („Dornenkranz") langanhaltend.

Bei fehlendem Erfolg, insbesondere beim otogenen Schwindel: Störfeldsuche!

Singultus

Intravenöse Injektion (1 ml Procain 1 %) und Injektion in die Magengrube (wiederholen je nach Bedarf). In sehr hartnäckigen Fällen kann an das Ganglion coeliacum injiziert werden.

Sinusitis

Siehe unter Nasennebenhöhlenerkrankungen und im Kapitel „Injektionstechniken".

Spannungskopfschmerz

siehe unter Kopfschmerzen

Sterilität

Oft verblüffende Ergebnisse nach Injektionen in den sog. „gynäkologischen Raum," die Schilddrüse, je nach Situation Störfeldtherapie. Hier zeigt sich einmal mehr das kybernetische Ineinandergreifen von nervalen und hormonalen Regelkreisen.

Sudeck-Syndrom

Diese Reflexdystrophie „benützt" sowohl auf afferentem als auch auf efferentem Weg vorwiegend den Sympathikus. Dieser ist denn auch das hauptsächliche therapeutische „Angriffsziel": obere Extremität: Ganglion stellatum sowie in und um die A. axillaris. Untere Extremität: lumbaler Grenzstrang sowie in und um die A. femoralis. Allfällige Operations- oder andere Narben sind ebenfalls zu unterspritzen (Unterbindung unterschwelliger nozizeptiver Reize). Oft vorbestehendes Störfeld, und das auslösende Ereignis ist lediglich der „Zweitschlag".

Die Neuraltherapie stellt hier *die* kausale Behandlung dar, und im Frühstadium kann damit der Circulus vitiosus schlagartig „die Richtung ändern".

Tarsaltunnelsyndrom

Wiederholte Injektionen an den N. tibialis (siehe Kapitel „Injektionstechniken").

Tendovaginitis

Wiederholte Injektionen von Procain in die Sehnenscheiden, neuraltherapeutische Behandlung der Nachbargelenke und stereotype Belastungen vermeiden. Dadurch sind oft nur sehr kurze Ruhigstellungen erforderlich.

Thrombophlebitis (oberflächliche)

Quaddeln über den entzündeten Gebieten als adjuvante Therapie (Procain hat neben der reflektorischen Wirkung eine pharmakologische gefäßabdichtende und antiphlogistische Wirkung und wirkt zudem einer Stase entgegen).

Tietze-Syndrom

Schmerzhafte (verdickte) Strukturen im Bereich der Sternokostalgelenke. Wiederholte Umspritzung mit Procain, Behandlung im „segmentreflektorischen Komplex" mit besonderer Berücksichtigung der Wirbelsäule.

Tinnitus

Dieselben Prinzipien wie bei der Menière'schen Erkrankung.

Tonsillitis

Bei akuter Tonsillitis niemals in die Tonsillen spritzen (Gefahr des Tonsillarabszesses!). Eine gute Wirkung (wie z. B. auch nach Zahnextraktionen) auf Schmerz und Entzündung als adjuvante Therapie hat eine Quaddel im Kieferwinkel sowie im Bereich des Lymphabflusses am Hals.

Die Injektion an die Tonsillenpole (oder in die Narben bei Tonsillektomierten) im Rahmen der Störfelddiagnostik gehört zu den wichtigsten Tätigkeiten eines Neuraltherapeuten, sind doch die Tonsillen neben dem Zahn-Kiefer-Bereich das häufigste Störfeld.

Tortikollis

Quaddeln paravertebral beidseits, ebenfalls an Ansatz und Ursprung des M. sternocleidomastoideus, palpatorisches Suchen und Injizieren von Triggerpunkten. Eine Injektion an den N. accessorius auf der betroffenen Seite ist oft sehr hilfreich. Ansonsten Injektion ans Ganglion stellatum und/oder an die Tonsillen (oft außerordentlich erfolgreich, auch wenn kein Störfeldverdacht besteht; dies geht aus den in den vorangegangenen Kapiteln dargestellten Schaltmechanismen hervor).

Der neurogene Torticollis spasticus wird im Prinzip gleich behandelt, wegen der zerebralen Ursache zusätzlich Injektionen unter die Kopfschwarte.

Trigeminusneuralgie

Siehe unter Neuralgie

Triggerpunkte

(und davon ausgehende pseudoradikuläre Syndrome) sind in Teil I abgehandelt.

Wir injizieren direkt intramuskulär in die aktiven Triggerpunkte und setzen Quaddeln über der Referred-Pain-Zone. Die Wirbelsäule ist bei Rezidiv mitzutherapieren. Kommt es auch dann relativ rasch zu Rezidiven, müssen wir das segmentreflektorisch zugehörige Organ untersuchen und je nach Befund therapieren (Quaddeln im Segment, Ganglion). Bei fehlendem Erfolg: Störfeldsuche.

Trismus (Kiefersperre)

Injektion an und in die Kiefergelenke. Zusätzlich Quaddel vor dem Tragus („Tor des Ohres") beidseits. Nur bei ungenügendem Erfolg infiltrieren wir noch die Ansätze des M. masseter oder als Ultima Ratio in den Bereich des Ganglion gasseri (Ganglion oticum, N. mandibularis).

Ulcus cruris varicosum

Über gestauten oder entzündeten Varizen werden Quaddeln gesetzt. Alle Narben im Segment werden wie immer mitbehandelt. Die arterielle und venöse Durchblutung wird zudem verbessert durch Injektionen an den lumbalen Grenzstrang, durch eine epidural-sakrale Injektion oder in und um die A. femoralis.

Schlussendlich ist es auch hier unser Ziel, den Sympathikus in dem Sinne „umzuprogrammieren", dass die Venen besser tonisiert werden. Welche der letztgenannten Injektionen wir wählen, wird individuell entschieden (Begleitprobleme?), denn mit all den genannten Injektionen erreichen wir sympathische Afferenzen und Efferenzen. Die Neuraltherapie ist eine adjuvante Therapie, selbstverständlich gelten die üblichen Therapieregeln (Kompression, Débridement) auch. Sehr erfolgreich ist das wiederholte lokale Umspritzen des Ulkus mit feinster Nadel (Procain).

Urtikaria

Grundsystemüberlastung durch Störfelder, evtl. Schwermetalle, exogenem Elektromagnetismus, Fehlernährung, psychischem Stress usw. Der letzte „Schlag" bringt das Fass (Grundsystem) zum Überlaufen (Zweitschlag!). Eine sorgfältige Anamnese ist hier besonders wichtig.

Varizen

Siehe unter Ulcus cruris varicosum. Unter anderem Quaddeln in der Haut über den Varizen, die nach einigen Wiederholungen sich (reflektorisch) minimal verkleinern können (Verbesserung des lokalen Sympathikotonus). Über schmerzhaften Venenpunkten [2] soll ebenfalls eine Quaddel gesetzt und subkutan infiltriert werden.

Vasomotorische Kopfschmerzen

Siehe unter Kopfschmerzen

Verbrennungen

Neben den üblichen Maßnahmen wirken intravenöse Procain-Injektionen schmerzstillend, gefäßabdichtend, als Schockprophylaxe sowie temperatursenkend [20]. Kleinere Flächen können um- und unterspritzt werden [20]. Feuchte Procain-Verbände [7].

Wirbelsäulenerkrankungen

Das Vorgehen ist bei den „Injektionstechniken" beschrieben.

Zahnerkrankungen

Siehe Kapitel „Untersuchung" und „Injektionstechnik"

Zerebrovaskulärer Insult

Siehe Apoplexie

Zervikalsyndrom

Individuelles Vorgehen wie bei den „Injektionstechniken" beschrieben. Versagt die segmentale Therapie, ist oft eine Tonsilleninjektion hilfreich (nicht nur bei Störfeldverdacht, sondern auch aufgrund der in den vorangegangenen Kapiteln dargestellten Schaltmechanismen). Siehe auch Hinweise bei Schleudertrauma.

Zystitis/Reizblase

Rasch regulierend auf Schmerz und Entzündung wirkt das Vorgehen wie bei Reizblase beschrieben. Dadurch kann oft auf Antibiotika verzichtet werden (Cave: individuelle Beurteilung!).

21 Fallbeispiele

Ein paar Beispiele aus der Praxis sollen die außerordentliche Vielseitigkeit, Ganzheitlichkeit und Individualität der Neuraltherapie nach Huneke demonstrieren. Immer wieder überrascht die meist rasche und klare Antwort des Organismus auf die richtigen Injektionen dieser Regulationstherapie. Die Beispiele sollen ebenso zeigen, dass die Neuraltherapie sowohl bei akuten als auch bei chronischen Erkrankungen anwendbar ist. Sie ist nicht nur bei funktionellen Störungen einsetzbar, sondern auch bei schweren Erkrankungen (insbesondere dort, wo konventionell-medizinisch keine eigentlichen Therapiemöglichkeiten bestehen).

21.1 Lokale Therapie (loco dolendi)

Aktiver Triggerpunkt

Wegen eines myeloproliferativen Syndroms beim Hämatologen in Behandlung, wurde die knapp 70-jährige Patientin dort wegen eines massiven, unklaren Schmerzes paravertebral thorakal rechts abgeklärt (inklusive Skelett-Szintigramm), ohne pathologischen Befund. Wegen Therapieresistenz auf Schmerzmittel kam die Patientin in die Praxis. Es fand sich ein *aktiver Triggerpunkt* im M. erector spinae. Die zweimalige intramuskuläre Injektion mit Procain direkt in den Triggerpunkt ergab eine Beschwerdefreiheit über viele Monate. Rezidiv ein- bis zweimal pro Jahr wegen kyphotischer Fehlhaltung. Aus diesem Grunde wird seither bei den (seltenen) Rezidiven auch die Wirbelsäule mitbehandelt.

21.2 Segmenttherapie

Chronische Hepatitis C

Ein 53-jähriger Mann kam in die Sprechstunde mit folgenden Beschwerden: Müdigkeit, Abgeschlagenheit, ungewollter Gewichtsverlust seit ca. 2 Jahren, am stärksten in den letzten zweieinhalb Monaten (2½ kg). Die erhöhten Leberwerte und die palpatorische Hepatomegalie veranlassten mich zu weiteren Abklärungen: es fand sich eine chronisch aktive Hepatitis C (mit knotigem Umbau). Der Patient ließ auf Rat der Spezialisten des Universitätsspitals eine Interferon-Therapie durchführen, leider ohne Erfolg. Seine Prognose wurde nach nochmaligen ausgiebigen Tests im Universitätsspital als infaust bezeichnet. Kurz vor Beginn der Neuraltherapie ließ ich nochmals einige Laborwerte als Kontrollparameter für den Verlauf anfertigen; die GPT betrug 706 IU/l, GOT 284 IU/l, der Spontan-Quick-Wert lediglich 50 %. Alle 6 Wochen injizierte ich ans Ganglion coeliacum (in dieser infausten Situation trotz des niedrigen Spontan-Quick-Werts), therapierte ferner mittels Quaddeln im Leber-Segment, präperitoneal in die „Magengrube" sowie 1 ml Procain 1 % intra- und perivenös. Die Leberwerte verbesserten sich kontinuierlich: Die Werte zwei Jahre später betrugen GPT 267 IU/l, GOT 114 IU/l, der Spontan-Quick-Wert 92 %! Parallel dazu fühlte sich der Patient stetig besser, nahm an Gewicht zu und arbeitet weiter zu 100 %. Zu erwähnen ist noch, dass parallel zur Neuraltherapie keine weiteren Therapien irgendwelcher Art erfolgen. Auch jetzt geht es dem weiterhin voll arbeitenden Patienten ausgezeichnet und die Laborwerte haben sich stetig noch weiter verbessert.

Frischer zerebrovaskulärer Insult

Die 74-jährige Patientin wurde in die Praxis gebracht, da seit dem Vortag der rechte Arm weder bewegungs- noch gebrauchsfähig war. Der Neurostatus ergab ein armbetontes Hemisyndrom rechts. Ein Positionsversuch war rechts nicht durchführbar. Es musste am ehesten ein ischämischer zerebrovaskulärer Insult angenommen werden, anamnestisch seit 20 Stunden weder Progredienz noch Regredienz. Kardiopulmonal kompensiert, regelmäßiger Puls. Die Injektion an das Ganglion stellatum links mit Procain (auf der Seite des Insults, d. h. auf der Gegenseite des Hemisyndroms) ergab eine deutliche, sofortige Besserung des neurologischen Befunds: Der Positionsversuch war nun prüfbar, es fand sich lediglich noch eine leichte Pronationstendenz rechts und ein leichtes Absinken. Dieser klar verbesserte Zustand hielt auch während der weiteren Abklärungs- und Überwachungszeit in der Klinik dauerhaft bis heute an.

(Das Resultat der *frühzeitigen* Stellatum-Injektion bei dieser Erkrankung könnte auf folgenden Mechanismen beruhen: Herabsetzung von Gefäßspasmen, bessere Durchblutung und Abtransport von Abbauprodukten und nekrotischem Material, Normalisierung der Endothelschranke, Verminderung des Drucks auf das umliegende Nervengewebe durch Verringerung des perifokalen Ödems.)

Paralytischer Ileus

Ein Treppensturz mit Wirbelkompression und retroperitonealem Hämatom führte bei einer 87-jährigen Frau reflektorisch zu einem paralytischen Ileus (Zusatzfaktoren: zu wenig Flüssigkeit, zu wenig Ballaststoffe). Sie schilderte folgende Probleme: seit 7 Tagen kein Stuhlgang, fehlende Winde, geblähtes Abdomen, zunehmende Schmerzen. Auskultatorisch „Totenstille", mäßige Druckdolenz ohne Abwehrspannung der Bauchdecken, bei der Rektalpalpation eine leere Ampulle. Es erfolgten Injektionen ans Ganglion coeliacum, präperitoneal in die sog. Magengrube, an die Wirbelsäule in den Bereich der Wirbelkompression sowie Quaddeln in die Segmentzonen des Dünn- und Dickdarms. Nach wenigen Stunden berichtete die Patientin telefonisch, sie hätte mehrere Male Stuhlgang mit großen Portionen gehabt. Tags darauf fanden sich in der Kontrolle bei der beschwerdefreien Patientin normale Darmgeräusche. Laut Wischnewski [20] wirkt die Injektion an das Ganglion coeliacum bei atonischen Formen des Ileus derart zuverlässig, dass bei Nichtansprechen dieser Therapie nach ein bis zwei Stunden das Vorliegen eines mechanischen Ileus angenommen werden kann.

Zervikale Spinalkanalstenose/ Schleudertrauma

Der 1937 geborene Patient wurde von seinem Hausarzt in die neurochirurgische Klinik des Universitätsspitals überwiesen. Es wurden dort folgende Diagnosen gestellt: zervikale Spinalkanalstenose C4/5 und C5/6, aufgepfropft Skiunfall mit Beschleunigungstrauma der Halswirbelsäule Grad II – III ein halbes Jahr vorher. Seither spontane Kribbelparästhesien in beiden Händen, verstärkte Symptomatik bei Kopfinklination, dabei verspürte der Patient „Stromstöße" bis in die Finger beidseits. Progredienz der Symptomatik.

Vorgesehen war eine dekompressive chirurgische Intervention (Smith-Robinson plus Verplattung der Segmente C4 – C6). Neurologische Ausfälle fehlten, weswegen Assistenz- und Oberarzt dem Hausarzt folgendes Prozedere vorschlugen (wortwörtlich): „Versuch einer konservativen neuraltherapeutischen Intervention bei Dr. L. Fischer, Nachkontrolle auf unserer neurologisch-neurochirurgischen Poliklinik in drei Monaten und allfällige Neu-Evaluation der Operationsindikation bei zunehmender Symptomatik am 11.9.1998".

Ich therapierte vorerst lokal mit Einbezug der Intervertebralgelenke, Triggerpunkte im Bereich der verspannten Muskulatur, danach injizierte ich auch ans Ganglion stellatum links (mit typischem Horner'schem Symptomenkomplex), da ich zusätzlich einen Reizzustand dieses Ganglions vermutete. Nach insgesamt fünf Konsultationen war der Patient absolut beschwerdefrei, im Bericht der Kontrolluntersuchung vom September 1998 des Uni-Spitals steht wortwörtlich: „Wegen klinisch fehlenden neurologischen Ausfällen wurde schließlich auf die Intervention verzichtet zugunsten einer konservativen Neuraltherapie. Unter dieser Behandlung, welche am 17.8.1998 abgeschlossen wurde, wurde der Patient beschwerdefrei." Ende des Jahres erhielten wir eine Karte in die Praxis, es gehe immer noch ausgezeichnet und er arbeite weiterhin voll als Metzger. Man mag auch hier einen Kostenvergleich anstellen, denn die Operation war eigentlich für den Juni 98 geplant wegen Progredienz der Beschwerden über viele Monate.

Claudicatio spinalis/Status nach Dekompressionsoperation

Im Juli 2000 wurde mir ein 52-jähriger Patient vom Hausarzt zugewiesen wegen invalidisierender Schmerzen lumbosakral links und im Bereich der linken Wade. Bei Spinalkanalstenose L4/L5 und plurisegmentaler Spondylose sowie Spondylarthrose der LWS mit Claudicatio spinalis wurde am 6.11.1998 eine Dekompressions- und Stabilisationsoperation durchgeführt. Initial ging es dann nach der Operation auch recht gut. Nun seit einem halben Jahr kontinuierliche Verschlechterung mit invalidisierenden Schmerzen: Gehen und Stehen sind wieder stark schmerzhaft, das Sitzen bessere die Schmerzen sofort. Einerseits bestehen die Schmerzen im lokalen lumbalen Bereich, andererseits strahlen sie über das linke Gesäß, den linken Trochanterbereich sowie an die Wadenaußenseite links aus.

Der Husten-, Nies- und Press-Schmerz war negativ, die Blasen- und Darmfunktion normal. Es fand sich eine leichte Torsionsskoliose, ein massiver Hartspann paravertebral lumbal links mehr als rechts, Zehen- und Fersengang beidseits möglich. Minimal abgeschwächte Dorsalextension gegen Widerstand der Großzehe links. Taktile Sensibilität normal, Reflexe seitengleich nur schwach auslösbar, Lasègue links 55°, rechts 80°.

Insgesamt habe ich den Patienten dreimal gesehen: Beim ersten Mal injizierte ich an die lumbalen Wurzeln L5 und S1, daraufhin trat eine Besserung der Schmerzausstrahlung im Bein auf. Er konnte danach immerhin eine halbe Stunde auf der rechten Seite liegen, was vorher nicht möglich gewesen war. Auch mit dem Gehen gab es bereits Fortschritte: Vor der Neuraltherapie waren die ersten Meter schmerzhaft, nun tritt der Schmerz deutlich später und weniger intensiv auf. Bei kühlerem Wetter beklagte der Patient noch einen kälteren linken Fuß, dies ließ mich an eine Mitbeteiligung des Sympathikus denken und ich injizierte bei der zweiten Konsultation an den lumbalen Grenzstrang links. Daraufhin trat eine „ganz wesentliche zusätzliche Besserung" auf. Nun sei auch der krampfartige Schmerz im Bereich der linken Wade nochmals in viel geringerem Maß vorhanden, er konnte nun auch durchschlafen. Beim dritten und letzten Mal erfolgte noch eine epidural-sakrale Injektion. Daraufhin wurde der Patient andauernd beschwerdefrei. Hier lag wahrscheinlich eine gemischt radikulär/spondylogen pseudoradikuläre Symptomatik vor, welche ihrerseits durch den Sympathikus mit unterhalten wurde.

Lumboglutäales Schmerzsyndrom

Im Oktober 1999 wurde mir der 56-jährige Patient vom Rheumatologen zugewiesen: Lumboglutäales Schmerzsyndrom rechts zufolge degenerativer Veränderungen, muskulärer Dysbalance, Triggerpunkten, segmentalen Funktionsstörungen. Differenzialdiagnostisch radikuläres Irritationssyndrom L4 rechts durch kleinvolumige foraminale Diskushernie L4/L5 rechts. Lokale Kortikosteroid-Infiltrationen durch den Rheumatologen, Physiotherapie, Chirotherapie usw. zeigten keine Wirkung. Der Neurostatus war normal, es fand sich eine s-förmige Torsionsskoliose der Wirbelsäule, die Iliosakralgelenke waren nicht eindeutig blockiert, hingegen deutlicher Hartspann im Bereich des M. erector spinae beidseits sowie Triggerpunkte im Bereich des rechten M. piriformis und im Bereich der Mm. glutaeii.

Ich therapierte mittels Quaddeln im Bereich des lumbosakralen Übergangs, tief intramuskulär in die erwähnten Triggerpunkte, ebenfalls Quaddeln entlang des Tractus iliotibialis sowie eine tiefe Infiltration ins rechte Iliosakralgelenk. In der dritten Sitzung erfolgte dann auch die Infiltration der Wurzeln L4 und L5 rechts. Der Patient war nach wenigen Sitzungen völlig beschwerdefrei.

21.3 Störfeldtherapie

Hypertonie
Narbe als Störfeld

Die 60-jährige Patientin kam erstmals in die Praxis zur Kontrolle ihrer essenziellen *Hypertonie*, die sie zuvor in der Medizinischen Poliklinik abklären ließ. Es fand sich keine Ätiologie, und die Hypertonie wurde als „essenziell" bezeichnet. Die Patientin stand seither unter einem ACE-Hemmer (täglich 20 mg Enalapril). Dadurch ergaben sich Blutdruckwerte um 130–150 systolisch und 85–105 diastolisch.

Immer noch unter derselben antihypertensiven Medikation sah ich die Patientin zwei Jahre später wegen Periarthropathia coxae bei weit fortgeschrittener Koxarthrose links. Die Blutdruckwerte waren unverändert. Das Hüftleiden wurde mittels segmentaler Neuraltherapie behandelt, die Narbe im Unterbauch (Hysterektomie) ebenfalls unterspritzt. Sofort sank der Blutdruck anhaltend auf Werte um 115/65 und die Antihypertensiva wurden abgesetzt bis zum heutigen Tag. Die detailliertere Anamnese ergab, dass die oben beschriebene Unterleibsoperation kurz (2–3 Monate) vor Auftreten der Hypertonie stattfand. Die Narbe ist somit als Störfeld zu betrachten („Zweitschlag") und der sofortige, bis heute anhaltende Blutdruckabfall als Sekundenphänomen nach Huneke. Die Werte blieben bis heute – ohne teure Medikamente – stabil. Zweimal wurde die Narbe noch nachgespritzt. Die Koxarthrosebeschwerden sind mit segmentaler Neuraltherapie (nur etwa 10 Konsultationen pro Jahr) sehr gut kompensiert. Dieses Beispiel zeigt die Ganzheitlichkeit dieser Therapie, die Überraschungen, die man dabei erlebt und die Wichtigkeit der exakten Anamnese.

Vegetative Dystonie
Funktionelle Hyperthyreose
Narbe und „gynäkologischer Raum" als Störfeld

Eine 45-jährige, von ihrem Hausarzt überwiesene Patientin wies folgende Beschwerden auf: Nervosität, depressive Stimmungslage, Herzklopfen, Tachykardien; bei den somatischen Abklärungen ergab sich kein eindeutig pathologischer Befund. Die Beschwerden begannen direkt nach der Geburt (Sectio) des ersten Kindes.

Die Procain-Injektion in den „gynäkologischen Raum", in die Schilddrüse sowie in die Sectio-Narbe ergab ein Sekundenphänomen nach Huneke mit sofortigem, anhaltendem Wegfall der Beschwerden für mehr als ein halbes Jahr. Die Patientin beschrieb, sie habe sich direkt nach der Therapie wie „in einem anderen Körper" gefühlt. In den Wochen und Monaten, die auf dieses Sekundenphänomen folgten, sei „alles anders geworden, die Familie kann es kaum begreifen, die depressive Stimmung, das Herzklopfen, die Nervosität sind weg" und sie könne wieder „besser mit Leuten umgehen".

Dies ist ein Beispiel dafür, dass ein Störfeld die kybernetischen Regelkreise labilisiert hat, das Prinzip der Ökonomie ist nicht mehr gewährleistet, der Organismus muss unnötige Arbeit aufwenden. Pathomorphologische Befunde fehlen (noch), und oft werden solche Patienten mit unspezifischen Diagnosen wie „vegetative Dystonie", „psychosomatische Beschwerden" klassifiziert. Psychopharmaka oder langwierige, erfolglose Psychotherapien werden den Patienten dann oft in Unkenntnis des regulationsmedizinischen Denkens verordnet. Bei dieser Patientin lautet die „richtige Diagnose": multiple Regulationsstörungen ausgehend vom Störfeld Sectionarbe und dem „gynäkologischen Raum".

Migräne
Narbe als Störfeld

Mit Injektionen an zwei Fingerkuppennarben konnte ein vom Hausarzt zugewiesener 58-jähriger Mann von einer jahrelangen Migräne befreit werden, nachdem auch die lokale Neuraltherapie und die Probeinjektion an andere vermutete Störfelder versagt hatten.

Rheumatoide Arthritis
Tonsillen als Störfeld

Eine 34-jährige Patientin suchte mich auf wegen Schwellungen und Schmerzen im Bereich der Fingergrundgelenke und der proximalen Interphalangealgelenke (insbesondere Digitus II rechts). Klinisch und serologisch hat der Hausarzt eine beginnende rheumatoide Arthritis diagnostiziert und verordnete vorerst die regelmäßige Einnahme von nicht steroidalen Antirheumatika. Bereits bei der ersten Konsultation injizierte ich an die Tonsillenpole, noch vor Abklärung des Zahn-Kiefer-Bereichs. Seit dieser Injektion nahm die Patientin keine Medikamente mehr, die Schwellungen und Schmerzen waren nach wenigen Wochen verschwunden (nach anfänglich progredientem Verlauf bis zum Zeitpunkt der Tonsilleninjektion). Insgesamt habe ich die Patientin nur zweimal gesehen. Nach einem Jahr berichtete die Patientin über folgenden Verlauf: Die Rheumaserologie sei wieder negativ geworden (Kontrolle Hausarzt), sie habe überhaupt keine Beschwerden mehr.

Anzumerken ist hier, dass es sich hier um eine beginnende rheumatoide Arthritis handelte. Hätte man mit der Tonsillen-Injektion ein bis zwei Jahre zugewartet, hätte sich das Krankheitsgeschehen möglicherweise vom Störfeld „abgekoppelt", zudem wären wahrscheinlich bereits irreversible strukturelle Veränderungen aufgetreten. Deshalb haben wir umso bessere Chancen solche Krankheiten zu heilen, je früher wir eingreifen.

Schulterschmerz
Zahn-Störfeld

Eine 40-jährige Patientin therapierte ich zunächst mit lokal/segmentaler Neuraltherapie an der linken Schulter wegen „Periarthropathia humeroscapularis chronica tendinotica". Daraufhin keine Besserung; sofort Schmerzen im Bereich des 5. Zahns unten links (sog. *retrogrades Phänomen*, siehe Kapitel „Neural-

therapeutische Phänomene"). Dort fand sich eine Parodontose, aus zahnärztlicher Sicht kein weiterer pathologischer Befund. Wiederholtes Anspritzen des Zahns mit Procain besserte nicht nur den Zahnfleischbefund, sondern brachte die vorher jahrelangen Schulterschmerzen nach wenigen Wochen definitiv zum Verschwinden (oft brauchen die Strukturen wie verkürzte Muskeln, alterierte Sehnen, geschrumpfte Gelenkkapseln einige Zeit, um sich zu regenerieren. Deshalb kann es manchmal sinnvoll sein, Störfeld- und Segmenttherapie zu kombinieren).

Nacken-Schultergürtel-Schmerzen
Tonsillen als Störfeld

Bei einer 52-jährigen Patientin mit jahrelangen, massiven *Nacken-Schultergürtel-Verspannungsschmerzen* (rheumatologische Abklärungen blieben ohne pathologischen Befund) brachten physiotherapeutische Maßnahmen, Massagen und später lokal/segmentale Neuraltherapie nur eine Verschlimmerung der Beschwerden (**Reaktionsphänomen**). Die Injektion an die Tonsillen (die skeptische Patientin glaubte schon nicht mehr an Hilfe) ergab ein **Sekundenphänomen nach Huneke** mit langanhaltender, völliger Beschwerdefreiheit (positive Rückmeldung nach mehr als einem Jahr).

Nacken-Schultergürtel-Schmerzen
Zahn-Störfelder

Die 48-jährige Patientin sah ich wegen starken Nacken-Schultergürtel-Schmerzen bei fast normaler Beweglichkeit und ohne neurologische Reiz- oder Ausfallserscheinungen. Vorangegangene physiotherapeutische und medikamentöse Maßnahmen waren praktisch ohne Wirkung. Die lokale Neuraltherapie ergab initial ein Reaktionsphänomen, konnte den Zustand jedoch nicht bessern. Erst die Injektion an verschiedene Zahn-Störfelder (Granulom, wurzelbehandelte Zähne, Parodontitis usw.) brachte eine monatelange Schmerzfreiheit (im Sinne eines Sekundenphänomens nach Huneke). Selbstverständlich muss längerfristig der Zahn-Kiefer-Bereich zahnärztlich saniert werden, ansonsten werden wahrscheinlich immer wieder Rezidive auftreten.

Nackenschmerzen
Zahn-Störfeld

Der 29-jährige Patient kam in die Praxis mit folgenden Beschwerden: Seit einem Jahr sei er dauernd in ärztlicher Behandlung wegen brennend-stechenden Schmerzen links mehr als rechts hinter dem Ohr und im Nacken. Deswegen sei er von verschiedenen Spezialisten abgeklärt worden. Der Neurostatus bei der Erstkonsultation war normal, die Halswirbelsäule frei beweglich. Deutliche Druckdolenz der Adler-Langer'schen Punkte auf Höhe C3. Die lokal/segmentale Neuraltherapie im Nackenbereich sowie im Bereich des Mastoids brachte keinen Erfolg (lediglich Reaktionsphänomen). Erst die Injektion an einen verlagerten Weisheitszahn unten links ergab ein Sekundenphänomen nach Huneke mit Schmerzfreiheit über mehrere Wochen, ein Zustand, wie ihn der Patient seit Jahren nicht mehr erlebt habe. Selbstverständlich muss auch hier die Sanierung durch den Zahnarzt oder Kieferchirurgen erfolgen, nicht zuletzt auch deshalb, weil der erwähnte Zahn Druck gegen den Nachbarzahn ausübt.

Chronische Herpes-Keratitis
Kombinierte Störfeld-Segment-Therapie

Der 39-jährige Patient wurde mir von der Augenärztin zugewiesen zur Neuraltherapie bei therapieresistenter Herpes-Keratitis links. Bereits bis zum 20. Lebensjahr rezidivierende Herpes-Keratitiden, die Schübe sind damals jeweils rasch und komplikationslos abgeklungen. Nun seit eineinhalb Jahren nach einem Luftwegsinfekt chronische, ausgeprägte herpetisch bedingte Keratitis dendritica mit deutlicher Infiltration des vorderen Stromabereichs. Leider war auch die optische Achse mit einbezogen, sodass der Patient dauernd an Symptomen litt. Therapiemaßnahmen mit Acyclovir-Augensalbe konnten die Entzündung nicht beseitigen, lokale Steroide beruhigten zwar die Situation, jeder Therapieabsetzversuch, auch nach noch so sorgfältigem Ausschleichen, führte regelmäßig zu deutlich stärkerer Entzündung. Die Augenklinik des Universitätsspitals empfahl eine Kurbehandlung mit Acyclovir systemisch während vier Monaten, dadurch trat ebenfalls keine Besserung auf. Da konventionell-medizinisch keine weiteren Therapiemöglichkeiten bestanden, wies die Augenärztin mir den Patienten zwecks Neuraltherapie zu.

In Abständen von je ca. zwei Wochen injizierte ich an die Tonsillen, an die Nn. supra- und infraorbitales, ans Ganglion pterygopalatinum, ans Ganglion ciliare (mit der üblichen Mydriasis) sowie ans Ganglion stellatum (mit dem typischen Horner-Symptomenkomplex). Daraufhin verschwand die Entzündung, die Kontrolle bei der Augenärztin ergab ruhige Narbenverhältnisse und auch nach drei Jahren (Rückmeldung) war der Patient immer noch rezidivfrei.

Mit diesen wenigen Fallbeispielen – es ließen sich unzählige weitere anfügen – soll lediglich ein Eindruck über die interessanten neuraltherapeutischen Phänomene in der Praxis entstehen. Es soll nochmals verdeutlicht werden, dass es nicht zwei gleiche Patienten gibt – so wie es uns auch die moderne Physik lehrt: In der Natur gibt es nicht zwei gleiche Fraktale.

Literaturverzeichnis

[1] Adler E: Störfeld und Herd im Trigeminusbereich. 4. Aufl. Heidelberg: E. Fischer; 1990.

[2] Aldag U: Neuraltherapie in der Phlebologie. Gesundes Leben. 1996 ; 2: 76–77.

[3] Aspect A: Expériences basées sur les inégalitées de Bell. J. Physique. 1981; 42: 63–80.

[4] Athenstaedt H: Pyroelectric and piezoelectric property of vertebrates. Ann. New York Acad. Sc. 1974; 238: 68–110.

[5] Badtke G, Mudra J: Neuraltherapie, Lehrbuch und Atlas. Berlin: Ullstein-Mosby; 1994.

[6] Baron R, Jänig W: Schmerzsyndrome mit kausaler Beteiligung des Sympathikus. Anästhesist. 1998; 47: 4–23.

[7] Barop H: Lehrbuch und Atlas der Neuraltherapie nach Huneke. Stuttgart: Hippokrates; 1996.

[8] Barop H: Neuraltherapie nach Huneke aus der Sicht der Relationspathologie Rickers. In: Aktuelle Beiträge zur Neuraltherapie nach Huneke. Bd. 15. Heidelberg: Haug; 1994.

[9] Becke M: Procain und die Diskussion um die Allergie. Ärztez. f. Naturheilverf. 1996; 37: 908–912.

[10] Becker A: Die kombinierte Störfeld-Segment-Behandlung in der Neuraltherapie nach Huneke. Erfahrungsheilkunde. 1978; 27: 12–15.

[11] Bergsmann O, Bergsmann R: Projektionssymptome. 2. Aufl. Wien: Facultas; 1992.

[12] Bergsmann O: Grundsystem, Regulation und Regulationsstörung in der Praxis der Rehabilitation. In: Pischinger A: Das System der Grundregulation. 8. Aufl. Heidelbreg: Haug; 1990.

[13] Bischof M: Biophotonen. Frankfurt: Zweitausendeins; 1995.

[14] Bohm D: Wholeness and the implicate order. London: Routledge and Kegan Paul; 1980.

[15] Briggs J, Peat DF: Die Entdeckung des Chaos. München: dtv; 1993.

[16] Brügger A: Die Erkrankungen des Bewegungsapparates und seines Nervensystems. Stuttgart: Fischer; 1980.

[17] Brügger A: Lehrbuch der funktionellen Störungen des Bewegungssystems. Zollikon und Benglen: Brügger; 2000.

[18] Buddecke E: Grundriss der Biochemie. Berlin: De Gruyter; 1974.

[19] Clara M: Das Nervensystem des Menschen. Leipzig: Barth; 1942.

[20] Dosch P: Lehrbuch der Neuraltherapie nach Huneke. 14. Aufl. Heidelberg: Haug; 1995.

[21] Dosch P: Procain auch gegen Schlangengift? Aktuelle Beiträge zur Neuraltherapie nach Huneke. Bd. 15. Heidelberg: Haug; 1994.

[22] Dross GH: Neuraltherapie und Procain. Ärztez. f. Naturheilverf. 1997; 2: 82–87.

[23] Eisenberg W, Remer U, Trimper S, et al.: Synergie, Syntropie, nicht-lineare Systeme. Heft 1. Dynamik und Synergetik. Leipzig: Verlag im Wissenschaftszentrum; 1995.

[24] Ernst E, Fialka V: Die Neuraltherapie im Licht neuerer Daten. Fortschr. Med. 1994; 112: 433–434.

[25] Falkenburg B: Teilchenmetaphysik, 2. Aufl. Heidelberg-Berlin-Oxford: Spektrum Akad. Verlag; 1995.

[26] Feynman RP: QED-Quantenelektrodynamik. 3. Aufl. München: Piper; 1990.

[27] Fischer L, Barop H, Maxion-Bergemann S: Health Technology Assessment (HTA). Bern: PEK, z/H Bundesamt für Gesundheit; 2005.

[28] Fischer L: Der chronische Schmerz – eine interdisziplinäre Herausforderung. Bern-Berlin-New York-Oxford: Lang; 2006.

[29] Fischer L: Die Untersuchung der Schulter in der Praxis. Praxis. 1999; 88: 1815–1824.

[30] Fischer L: Einfache Untersuchungs- und Injektionstechnik am Iliosakralgelenk. Erfahrungs-Heilkunde. 1999; 3: 159–166.

[31] Fischer L: Komplementärmedizin – unwissenschaftlich? Bulletin der Schweiz. Ärztegesellschaft für Komplementärmedizin. 1994; 1: 3–4.

[32] Fischer L: Myofasciale Trigger-Punkte und Neuraltherapie nach Huneke. Erfahrungsheilkunde. 1998; 3: 117–126.

[33] Fischer L: Neuraltherapie in der Notfallmedizin. Ärztez. f. Naturheilv. 1995; 9: 676–685.

[34] Fischer L: Pathophysiologie des Schmerzes und Neuraltherapie. Praxis. 2003; 92: 2051–2059.

[35] Fischer L: Zu den Grundlagen der Neuraltherapie: Selbstorganisation in der Biologie. In: Kongressband Jubiläumskongress Int. Gesellschaft für Neuraltherapie nach Huneke. Hrsg. von A. Reimers. Mexiko City; 2000.

[36] Forssmann WG, Heym C: Grundriss der Neuroanatomie. Berlin: Springer; 1975.

[37] Goecke H: Über Erfahrungen mit der Neuraltherapie in der Gynäkologie und Geburtshilfe. In: Gross D (Hrsg.): Therapie über das Nervensystem. Bd. 5. Stuttgart: Hippokrates; 1964.

[38] Gordh T: Blockade des N. suprascapularis. In: Eriksson E (Hrsg.): Atlas der Lokalanästhesie. Berlin: Springer; 1980.

[39] Hahn-Godeffroy JD: Procain in der Neuraltherapie nach Huneke. Der Allgemeinarzt. 1993; 15: 876–883.

[40] Handwerker HO: Einführung in die Pathophysiologie des Schmerzes. Berlin-Heidelberg-New York: Springer; 1999.

[41] Hänisch R: Segment-Störfeld. In: Dosch P (Hrsg.): Aktuelle Beiträge zur Neuraltherapie nach Huneke. Bd. 15. Heidelberg: Haug; 1994.

[42] Härtel H: Bildatlas der Herddiagnostik im Kieferbereich. Heidelberg: Haug; 1992.

[43] Haschke W: Grundzüge der Neurophysiologie unter dem Aspekt der integrativen Tätigkeit des ZNS. Jena: Gustav Fischer; 1986.

[44] Heim B: Elementarstrukturen der Materie. Einheitliche strukturelle Quantenfeldtheorie der Materie und Gravitation. Bd. 1, 2. Innsbruck: Resch; 1984.

[45] Heine H: Lehrbuch der biologischen Medizin. 2. Aufl. Stuttgart: Hippokrates; 1997.

[46] Hess T (Hrsg.): Hadorn – Lehrbuch der Therapie. 8. Aufl. Bern: Huber; 1994.

[47] Hopfer F: Phänomene bei neuraltherapeutischer Tätigkeit. Ärztef. f. Naturheilverf. 1991; 32: 684–692.

[48] Huneke F: Das Sekundenphänomen in der Neuraltherapie 6. Aufl. Heidelberg: Haug; 1989.

[49] Huneke H: Schmerz und Neuraltherapie. In: Zum 100. Geburtstag von Ferdinand Huneke. Hrsg. von Int. med. Gesellschaft für Neuraltherapie nach Huneke; 1991.

[50] Huneke H: Chronische Polyarthritis und Neuraltherapie. In: Dosch P (Hrsg.): Aktuelle Beiträge zur Neuraltherapie nach Huneke. Bd. 15. Heidelberg: Haug; 1994.

[51] Huneke J: Neuraltherapie. In: Der chronische Schmerz im kleinen Becken. Hrsg. von Beller F. Berufsverband der Frauenärzte e. V. Lulinski. Hofstetten; 1996.

[52] Imoberdorf R, et al.: Die Akutphasereaktion. In: Therapiewoche Schweiz. 1995; 11: 34–38.

[53] Irrmann M: Der Geburtsschmerz und seine Beeinflussung Alternativen zu pharmakologischen Methoden. Symposium Budapest; Mai 1980. Wissenschaftl. Information. 1981; 2: 73–93.

[54] Kahle W: Nervensystem und Sinnesorgane. Stuttgart: Thieme; 1976.

[55] Kaku M, Trainer J: Jenseits von Einstein. Die Suche nach der Theorie des Universums. Frankfurt: Insel; 1993.

[56] Kaucher E: Gegenwart und Zukunft der Menschheit neues Denken in der Medizin. Vortrag auf dem 1. Salveo Kongress. Leipzig; 1995.

[57] Kaucher E: Energie, Information und transphysikalische Wirkungsmechanismen. In: Heusser P. (Hrsg.): Energetische Medizin. Bern: Europ. Verlag der Wissenschaften; 1998.

[58] Kiene H: Komplementärmedizin – Schulmedizin. Stuttgart: Schattauer; 1994.

[59] Kieper V: Die Neuraltherapie nach Huneke in der Gynäkologie und Geburtshilfe. In: Zum 100. Geburtstag von Ferdinand Huneke. Hrsg. von Int. med. Gesellschaft für Neuraltherapie nach Huneke; 1991.

[60] Klima H: Der Organismus als offenes Netzsystem. In: Stacher A, Bergsmann O: Grundlagen für eine integrative Ganzheitsmedizin. Wien: Facultas; 1993.

[61] Kluge G, Neugebauer G: Grundlagen der Thermodynamik. Heidelberg: Spektrum; 1994.

[62] Kratky KW, Wallner F: Grundprinzipien der Selbstorganisation. Darmstadt: Wissenschaftliche Buchgesellschaft; 1990.

[63] Langer H: Die Adler-Langer'schen Druckpunkte als Mittel zur Störfeldsuche. In: Dosch P (Hrsg.): Aktuelle Beiträge zur Neuraltherapie nach Huneke. Bd. 15. Heidelberg: Haug; 1994.

[64] Lewit K: Manuelle Medizin. 6. Aufl. Leipzig: Barth; 1992.

[65] Löfström B: Die Sacralanästhesie. In: Eriksson E (Hrsg.): Atlas der Lokalanästhesie. Berlin: Springer; 1980.

[66] Lullies H, Trincker D: Taschenbuch der Physiologie. Vegetative Physiologie. Bd. I. Stuttgart: Fischer; 1974.

[67] Mainzer K: Symmetrien der Natur. Berlin: De Gruyter; 1988.

[68] Mandelbrot B: How long is the coast of Britain? Science. 1967; 156: 636.

[69] Maturana R, Varela JF: Der Baum der Erkenntnis. München: Goldmann; 1984.

[70] Melchart D, Wagner H: Naturheilverfahren, Grundlagen einer autoregulativen Medizin. Stuttgart: Schattauer; 1993.

[71] Melzack R, et al.: Trigger point and acupuncture points for pain. Pain. 1977; 3: 3–23.

[72] Melzack R, Wall PD: Pain-Mechanism. A new theory. Science. 1965; 150: 971.

[73] Meyl K: Elektromagnetische Umweltverträglichkeit. Teil 1. Villingen-Schwenningen: Indel; 1996.

[74] Monnier N: Physiologie und Pathophysiologie des vegetativen Nervensystems. Bd. 1, 2. Stuttgart: Hippokrates; 1963.

[75] Mumenthaler M: Neurologie. 6. Aufl. , Stuttgart: Thieme; 1979.

[76] Nix WA, Vom Houdenhove B: Komplexes regionales Schmerzsyndrom. In: Handbuch chronischer Schmerz. Grundlagen, Pathogenese und Therapie aus bio-psycho-sozialer Sicht. Stuttgart: Schattauer; 2003.

[77] Pauli HG: Der Mensch ist kein Baukasten. Spezialisierung in der Medizin. Neue Zürcher Zeitung. 1994; 37: 15–17.

[78] Peat DF: Synchronizität. München: Scherz; 1991.

[79] Perger F: Die therapeutischen Konsequenzen aus der Grundregulationsforschung. In: Pischinger A: Das System der Grundregulation. 8. Aufl. Heidelberg: Haug; 1990.

[80] Pietschmann H: Zum Voraussetzungsproblem der Komplementärmedizin. Forschende Komplementärmedizin. 1995; 2: 72–77.

[81] Pischinger A: Das System der Grundregulation. 8. Aufl. Heidelberg: Haug; 1990.

[82] Popp FA: Neue Horizonte in der Medizin. 2. Aufl. Heidelberg: Haug; 1987.

[83] Pothmann R: TENS-Transkutane elektrische Nervenstimulation in der Schmerztherapie. 2. Aufl. Stuttgart: Hippokrates; 1996.

[84] Prigogine I, Stengers I: Dialog mit der Natur neue Wege wissenschaftlichen Denkens. München: Piper; 1981.

[85] Raja SN, Meyer RA, Ringkamp M, et al.: Peripheral neural mechanisms of nociception. In: Wall PD, Melzack R (eds.): Textbook of pain. 4. Ed. Edinburgh-London-New York-Philadelphia-St. Louis-Sidney-Toronto: Churchill Livingstone; 1999.

[86] Rehder J: Anamnese und Diagnostik in der Neuraltherapie. In: Dosch P (Hrsg.): Aktuelle Beiträge zur Neuraltherapie nach Huneke. Bd. 15. Heidelberg: Haug; 1994.

[87] Ricker G: Pathologie als Naturwissenschaft – Relationspathologie. Berlin: Springer; 1924.

[88] Schäfer M: Physiologie und Pathophysiologie des Schmerzes. Therapeut. Umschau. 1999; 56: 426–430.

[89] Schubert M, Weber G: Quantentheorie, Grundlagen und Anwendungen. Heidelberg: Spektrum; 1993.

[90] Schwabl H, Klima H: Spontaneaus Ultraweak Photon Emission from Biological Systems and the Endogenous Light Field. Forsch Komplementärmed Klass Naturheilkd. 2005; 12: 84–89.

[91] Schwabl H: Nichtlineare Physik und Systemtheorie: Grundlagen für das Verständnis komplexer Wirkmechanismen. Schweiz. Zeitschrift für Ganzheitsmedizin. 1992; 7/8 (Suppl.): 1, 41–44.

[92] Sheldrake R: Sieben Experimente, die die Welt verändern könnten. 2. Aufl. München: Scherz; 1994.

[93] Siegen H: Theorie und Praxis der Neuraltherapie mit Impletol. Köln: Staufen; 1951.

[94] Smith CW, et al.: The emission of low intensity electromagnetic radiation from multiple allergy patients and other biological systems. In: Jezowska, et al. (eds.): Photon emission from biological systems. Singapore: World Scientific; 1987.

[95] Speranski AD: Grundlage einer Theorie der Medizin. Ins Dt. übertragen von KR Roques. Berlin: Sänger; 1950.

[96] Spiess G: Die Bedeutung der Anästhesie in der Entzündungstherapie. Med. Wschr. 1906; 8: 345–351.

[97] Stacher A, Bergsmann O: Grundlagen für eine integrative Ganzheitsmedizin. Wien: Facultas; 1993.

[98] Stettbacher MA, Stettbacher A, Kammermann D: Ganzheitliche Zahnmedizin. Das Bulletin. 1997; 4: 1–4.

[99] Thurneysen A: Liegen die Meridiane in den Muskeln? Akup.-Theor. u. Prax. 1982; 10: 217–220.

[100] Tilscher H, Eder M: Reflextherapie. 2. Aufl. Stuttgart: Hippokrates; 1989.

[101] Tölle TR, Berthele A, Schadrack J, et al.: Involvement of glutamatergic neurotransmission and protein kinase C in spinal plasticity and the development of chronic pain. In: Carli G, Zimmermann M (eds.): Towards the neurobiology of chronic pain. Amsterdam-Lausanne-New York-Shannon-Tokyo: Elsevier; 1996.

[102] Torghele K, Schwabl H, Lipp B, et al.: Elektromagnetische Bioinformation – eine Übersicht. Forschende Komplementärmedizin. 1995; 2: 133–144.

[103] Travell JG, Simons DG: Myofascial pain and dysfunction. Vol. I + II. Baltimore: Williams & Wilkins; 1982.

[104] Troltsch S: persönliche Mitteilung.

[105] Van der Zypen E.: Anatomie des sympathischen Nervensystems. VASA. Bd. 6. 1977; 2: 115–123.

[106] Van der Zypen E: Elektronenmikroskopische Befunde an der Endausbreitung des vegetativen Nervensystems und ihre Deutung. Acta anatom. 1967; 67: 431–515.

[107] Van Fraassen BC: The semantic approach to scientific theories. In: Nersession. 1987; 105.

[108] Van Wijk R, Van Wijk EPA: An Introduction to Human Biophoton Emission. Rorsch Komplementärmed Klass Naturheilkd. 2005; 12: 77–83.

[109] Waldrop MM: Complexity: The emerging science at the edge of order and chaos. New York: Simon and Schuster; 1992.

[110] Weinschenk S: Neuraltherapie bei Pelvipathie. Ärztezeitschrift für Naturheilverfahren. 1995; 36: 201–204.

[111] West BJ, Goldberger AL: Physiology in fractal dimensions. American Scientist. 1987; 7–8.

[112] Wiener N: Kybernetik oder Regelung und Nachrichtenübertragung in Lebewesen und in der Maschine. Düsseldorf: Econ; 1963.

[113] Wilson-Pauwels L, Stewart PA, Akesson EJ: Autonomic nerves. Basic science, clinical aspects, case studies. Hamilton-London: B. C.Decker Inc.; 1997.

[114] Wolf FA: Körper, Geist und neue Physik. Frankfurt: Insel; 1993.

[115] Wolff HD: Neurophysiologische Aspekte des Bewegungssystems. 3. Aufl. Berlin-Heidelberg-New York: Springer; 1996.

[116] Zimmermann M: Die Neuraltherapie im Licht neuerer Erkenntnisse der neurobiologischen Forschung. In: Neuraltherapie. Bd. 2. Stuttgart: Hippokrates; 1984.

[117] Zieglgänsberger W: Central control of nociception. In: Mountcastle VB, Bloom FE, Geiger SR (eds.): Handbook of Physiology – the nervous system. Baltimore: Williams & Wilkins; 1986.

[118] Zipf HF: Lokalanästhetika und Nervensystem. In: Gross D (Hrsg.): Therapie mit Lokalanästhetika – Funktionsstörungen des oberen Verdauungstraktes und ihre Behandlung (Therapie über das Nervensystem – Bd. 5). Stuttgart: Hippokrates; 1964.

Sachverzeichnis

Sicherheit garantiert

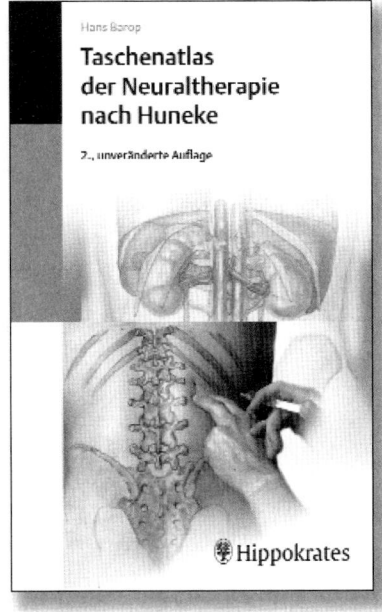
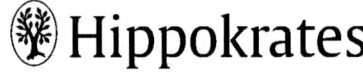